AF536367

David Lindner

Der Klang der Liebe

Ein Jahrtausendritual

Traumzeit-Verlag

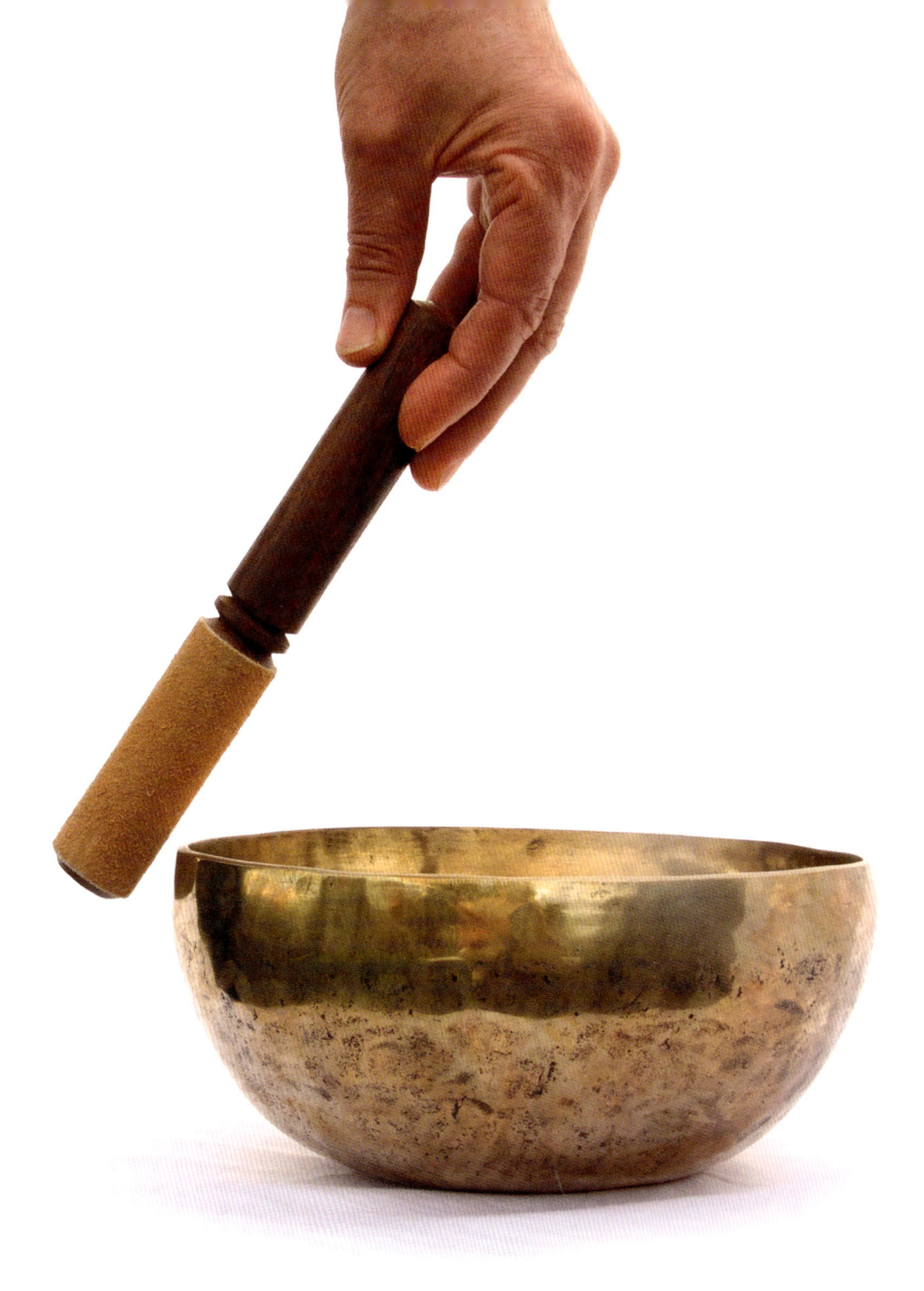

Über den Autor

David Lindner, Schriftsteller, Fachbuchautor, Verleger, Begründer der Heilsamen Klangkunst, Leiter der Akademie für Heilsame Lebenskunst, Instrumentenhändler, bildender Künstler, Filmemacher, Heiler der Herzen, Klangpionier.
David schrieb vermutlich mehr Praxisbücher über die Anwendung von Klängen als sonst ein Autor weltweit. Aufgrund der systematischen Didaktik und seiner Art, sein Wissen großzügig weiterzugeben, sind sie bei Laien wie Fachleuten wohl geschätzt. Viele seiner Klangübungen, Anwendungen und Erkenntnisse fanden Eingang in die Praxis der Klangkultur.

Die Klangprotokolle

Seit 1998 führte ich mehr als 17.000 Gespräche mit über 4000 Menschen über die Wirkungen und Anwendungen von Klängen und wertete diese im Sinne einer qualitativen Feldforschung aus. Ich verbinde die Erkenntnisse dieser Studie mit Forschungswissen aus Neurobiologie, Psychologie, anderen Disziplinen und natürlich meinen eigenen Erfahrungen als Dozent und Praktiker. Sie alle bildeten die Basis für die Entwicklung der Heilsamen Klangkunst.
Dank der Erkenntnisse aus meiner Studie weise ich klar auf die heilunterstützenden Potenziale hin, die sich aus Klangerfahrungen ergeben können. Gleichermaßen deutlich sage ich jedoch: Klang heilt nicht.

Wichtiger Hinweis: Klang heilt nicht

Wie passen diese nun scheinbar gegensätzlichen Aussagen zusammen? Es gibt einen breiten Konsens in der ganzheitlichen Heilkunde, unter Geistheilern wie auch in Teilen der Medizin, wie Heilung geschieht. Jegliche Therapien sollen dem menschlichen Organismus immer nur helfen, seine natürliche Ordnung selbst wieder herzustellen. Durch ein Medikament, eine physiotherapeutische Maßnahme, das Handauflegen eines Geistheilers, die Arbeit eines Schamanens, das Wissen einer Kräuterkundigen oder eben die Kunst eines Klangkönners wird nie die Krankheit durch Gesundheit ausgetauscht. Vielmehr helfen all diese Aktionen den im Menschen vorhandenen Kräften und Prozessen, aus ihrem Zustand der Unordnung zurück zu Ordnung und Flexibilität – kurz: Gesundheit – zu finden. Man spricht hier auch von der Stärkung oder Unterstützung der Selbstheilungskräfte. Heilversprechen zu geben, wie es einige Autoren, Dozenten oder Praktiker tun, ist nicht nur unseriös, es ist völlig zu Recht verboten.

Die Anwendung von Klangschalen kann die Selbstheilungskräfte aktivieren. Doch es ist nie der Klang an sich, der da heilt.

Also beachte: Bei Krankheit oder Krankheitsverdacht ersetzen Klangbehandlungen oder dieses Buch nicht den Besuch bei einem Arzt. Klang ist eine ergänzende Methode und/oder kann zur Gesundheitsvorsorge angewendet werden. Obwohl dieses Buch auf Basis von Forschung und Gewissen geschrieben wurde, können weder der Autor noch der Verlag für etwaige Schäden, die im Umgang mit Klangschalen entstehen, haftbar gemacht werden.

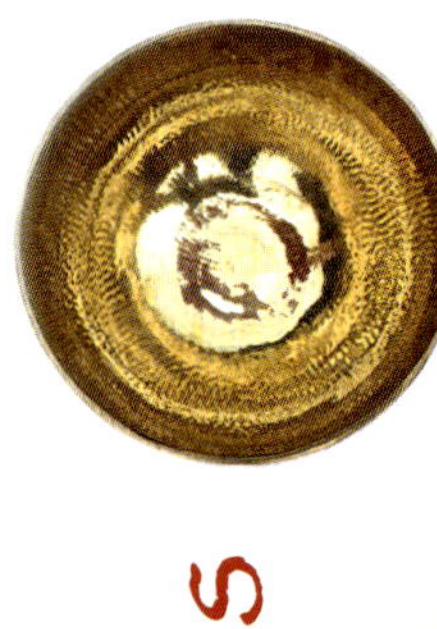

Inhaltsverzeichnis

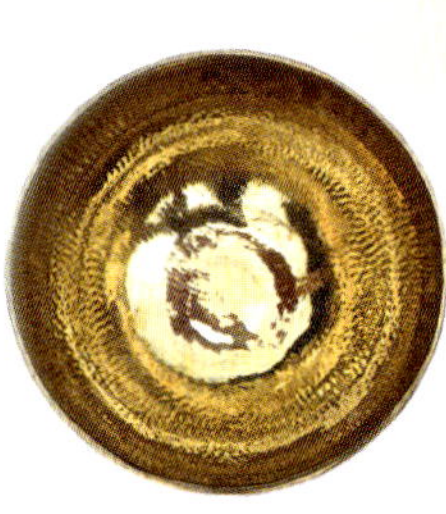

Einleitungen

Über den Autor 3
Die Klangprotokolle 3
Wichtiger Hinweis: Klang heilt nicht 3
Wie es zu diesem Buch kam 7
Die Evolution der Liebe 8
Was schon immer zusammengehörte 9
Du bist nicht alleine! 11
KinderZukunft 12
Die Legende deines Geschlechts 13
Wie Klangschalen wirken 15
Der Klang der Liebe
– Ein Jahrtausendritual auf einer Seite erklärt 16

Wissen für die Praxis

Klangphysik und ihre Wirkungen 18
Klangerfahrungen sind erinnerbar 20
Die Neurobiologie und der Klang 22
Und so geht Der Klang der Liebe 27
Der Grund, warum wir Kinder bekommen 30
Die Segnungen der Gegenwart 32
Die Evolution der Traditionen 34
Die Evolution von Heilung und Wissen 36
Die Evolution des Bildungssystems 38
Epigenetik und das Buch von der Liebe 40

Die Wahl des Instrumentes

Warum eine Klangschale? 44
Welche Art Klangschalen ist geeignet 45
Die Lebensschalen 46
Die Jahrtausendschale 48
Die Geburtsschale (Erlösungsschale) 48
Welcher Hersteller ist zu empfehlen? 48
Die Klangschalen–Beratung 48
Soll die Mutter oder der Vater
die Schale aussuchen? 49
Trick No. 1 zur Schalenauswahl 50
Trick No. 2 zur Schalenauswahl 51
Trick No. 3 zur Schalenauswahl 51
Ausprobieren! 52
Das Zubehör zu deiner Klangschale 53
Summel und Singel 53
Wann sollten Klangschalen nicht eingesetzt werden? 54
Klangverstärkung im Mutterbauch 55
Der geschützte (Klang-)Raum 57

Die praktische Seite: Klangschalen spielen und anwenden lernen

Grundlagen der Klangkunst: Dösen 58
Das Anspiel der Klangschale 59
Die Absicht beim Anspiel 59
Wo solltest du die Klangschalen anspielen? 60
Die „Weniger-ist-Mehr“-Technik 60
Nicht mit Körperschwung arbeiten 60
Der Schlüssel zum perfekten Anspiel 61
Der RaumZeitKlang-Rhythmus 62
Varianten des Anspiels mit Summel 63
Das Anspiel mit dem Singel 63
Stufe I: Sanftes Anspiel üben 64
Stufe II: Klang im Innen fühlen 64
Stufe III: Das Ohr lieben 65
Klangloser Raum, zeitlose Stille 66
Die Körperannäherung 67
Annäherung an den Babybauch 67
Alleine spielen geht auch! 68
Und wieder: RaumZeitKlang 68

Die Einladung oder das Ritual der Bereitschaft

Die Wirkung von Ritualen 71
Kinderwunsch mit Klangschalen 72
Welche Schale für diese Übungen? 74
Welche Klangmassagepositionen
bei Schwangerschaftswunsch? 74
Die Spielorte für die Zeugungschalen 75
Denkt dran: Klang bewegt! 76
Eine Seele kann sich ankündigen 76
Das Ritual der Bereitschaft 77
Einladung an eine Seele 80
Wechselseitiges Beschenken 82
Hörst du sie noch? 83
Klangübung: Ich sehe dich 83
Ankündigung über deine Träume 84
Und dann wäre da noch eine Option 85

Klangschalenspiel für ein wachsendes Leben

Die Biochemie des Klanges 87
Relaxen und Liebe verändern alles 87
Keine Angst vor Regentagen 88
Der Unterschied im Einsatz 88
Wann in der Schwangerschaft beginne ich 89
Annäherung an die Schwangere und ihr Kind 90
Wie oft solltet ihr spielen? 90
Pause 90
Besonderheit in der Anspielrichtung 90
Der Klang kommt an – garantiert! 91
Die Annährung an den Babybauch 92
Klangschalen auf dem Babybauch 93
Klangschale in Schräglage 93
Spielpositionen Becken und Beine 94
Klangschalen auf dem Rücken 95
Die schwebende Schwangere 96
Rückenbehandlung im Sitzen 96
Klangschalen „drumherum" 97
Klangschalen auf den Füßen 99
Fußbad mit Riesenschale 100
Licht. Luft. Raus! 101
Worte der Begrüßung 103
Ritualworte für eine geliebte Seele 104
Wie spreche ich diese Ritualworte? 105
Wie oft spreche ich sie? 105
Soloübungen für Schwangere 106
Der Einsatz mehrerer Klangschalen 107

Klangschalen rund um die Geburt

Zur Vorbereitung: Wünsche anmelden 108
Unterstützung durch Klang 108
Bei Gefahr einer verfrühten Ankunft 108
Die passende(n) Klangschale(n) 109
Anspielrichtung umkehren 109
Neue Anspielweise 110
Klangatmen während der Geburt 110
Überraschung! Du nervst! 110
Überfällig? Rauslocken! 111
Das Kind im Mutterleib wenden 113
Singende Geburt 113

Klangschalen im ersten Lebensjahr

Klangschalenspiel für euer Baby 115
Eine zweite Klangschale einsetzen 115
Emotionale Stabilität durch Klangpausen 116
Grundregeln des Klangspiels um den Säugling 118
Heiliger Klang: Spielen für unberührtes Land 120
Annäherung an ein Baby 121
Anspielpositionen: Rund ums Baby 122
Beispiel: Knie und Baby auf dem Arm 123
Körperkorrekturen durch Klang 123
Das erste Jahr: Attacke!!! 124
Keine Pädagogik, keine Ziele. Spaß!!! 126

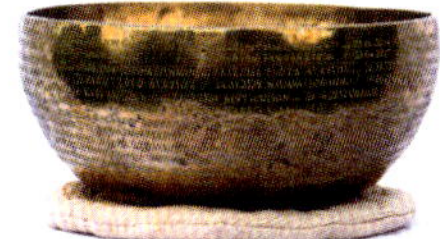

Das Jahrtausendritual vorbereiten

Die Saat nähren 129
Die besondere Stunde 130
Kinder lieben Geschichten 131
Das Märchen vom Klang der Liebe 131
Die geweihten Nächte 133
Von Helikopter- und Erd-Eltern 134
Teenager 137

Das Jahrtausendritual vollenden

Eine weitere Evolution 140
Ihr habt kein Kind: Dann erst recht! 141
Nur ein Schritt bis zur Ewigkeit 141
Der Beginn einer neuen Tradition 141
Das Jahrtausendritual vollenden 143
Das erste Fest des Jahrtausendrituals 143
Und wenn was schiefgeht? 148
Die Zukunft hat begonnen 149
Die Legende deines Geschlechts sichtbar machen 150
Die Ahnenschale ... 151
Der Gesang der Liebe 152
Impressum 154
Der Autor / Die Akademie 154
Dankbarkeit 155

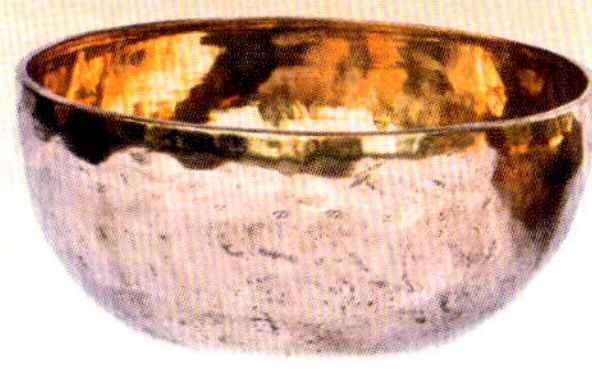

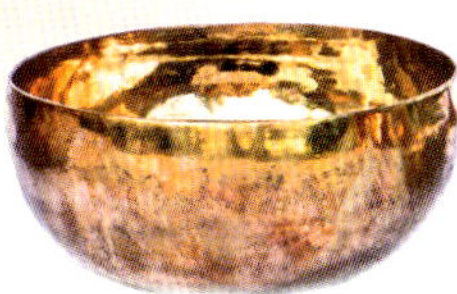

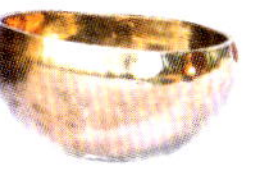

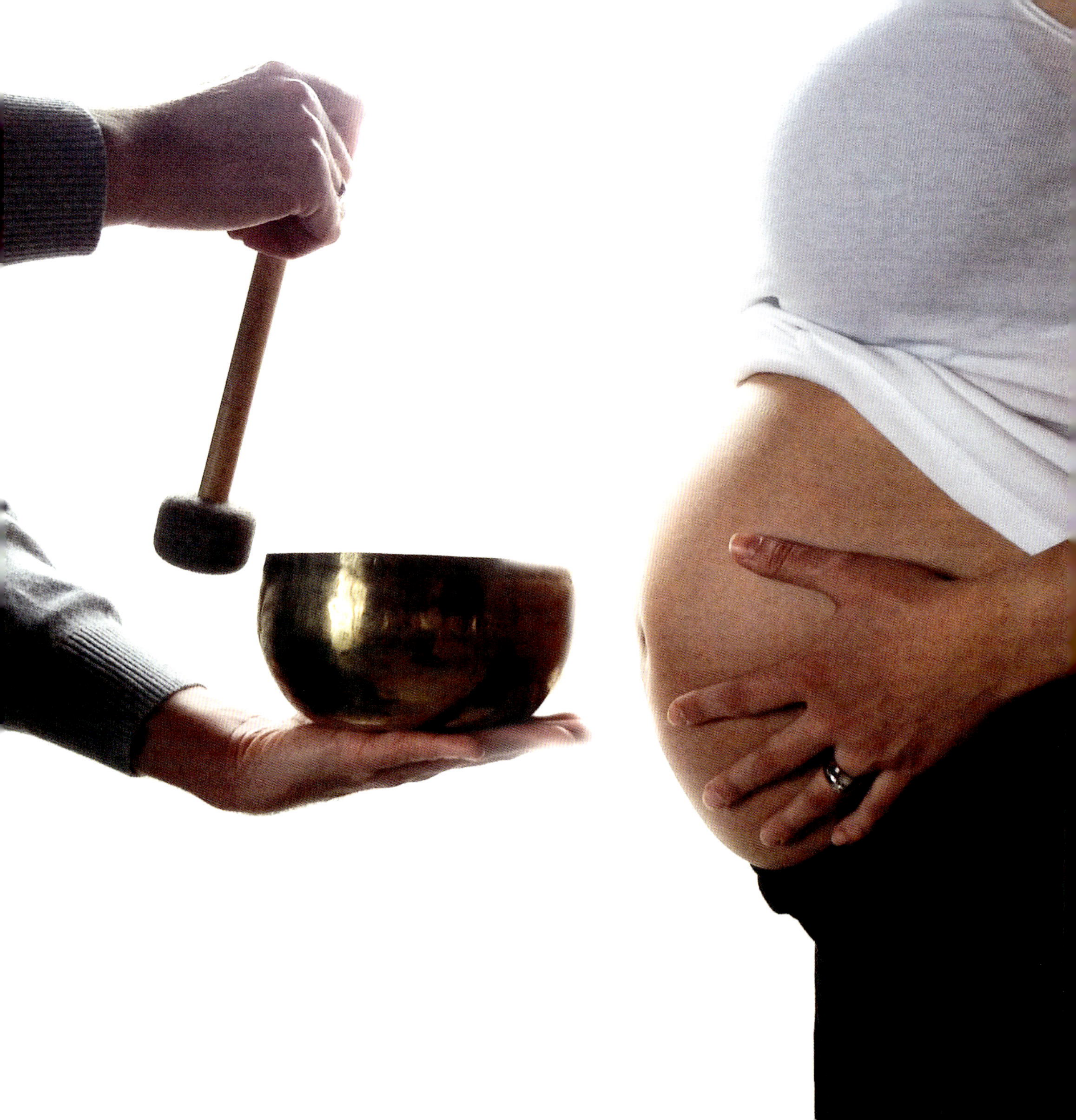

Wie es zu diesem Buch kam

Seit zwanzig Jahren forsche, seit zwölf Jahren unterrichte ich die Wirkung und Anwendung von Klängen. Seit einigen Jahren bereite ich die Auswertung meiner Studie *Die Klangprotokolle* in einer Fachbuchreihe vor. Doch noch immer fehlte mir etwas. Ich spürte den Wunsch in mir größer werden, nicht nur Bücher für ein Fachpublikum zu schreiben. Ich fühlte, dass die Evolution der Klangkultur einen Schritt vorwärts, einen Schritt mehr in die Tiefe gehen könnte.
Wie immer, wenn man gute Ideen sucht, tut man gut daran, nicht zu viel zu denken. So ging ich mit meinem Hund Socke und der Frage *»Was kann ich tun, um Klangschalen so zu den Menschen zu bringen, dass sie in ihrem Leben so eine heilsame Kraft entfalten können, wie sie sie oft bei den Teilnehmern unserer Seminare entfalten?«* gemütlich spazieren.
Es ist für mich nichts Ungewöhnliches, auf so einem Spaziergang die Idee für ein Buch zu bekommen – doch diesmal war es keine Idee. Was zu mir kam, war eine Vision. Es fühlte sich komplett anders an als alle Ideen, die ich jemals hatte – und das waren schon einige.
Es mag komisch klingen, inbesondere da ich nicht an den Gott der Christen glaube, aber ich spürte sofort, ich sah einen brennenden Busch. Ich habe über fünfzig Bücher, Filme und CDs realisiert, doch was im Frühjahr 2012 zu mir kam, fühlte sich anders an. Größer. Komplexer. Vollkommen.
Die Wucht und Kraft dieser „Vision" endete nicht mit diesem Spaziergang. In den folgenden Tagen vernetzte sich die Vision mit meinem Wissen und ich erfuhr, wie ich ihre Entfaltung zum Wohle der Menschen würde unterstützen können. So enorm war die innere Aufregung, die mich ergriff und so unerfüllbar schienen mit Anforderungen an meine Zukunft, dass ich einen gesundheitlichen Komplettzusammenbruch erlitt. Der legte mich für fast ein Jahr nahezu völlig lahm. Ich versuchte dem brennenden Busch zu erklären, dass ich nicht die richtige Person bin, um all diese Möglichkeiten zu entfalten, die ich wahrnahm. Doch er brannte nicht nur weiter – er entzündete weitere Büsche. Ich sollte also brennen …
Ich begann erst wieder heil zu werden, als ich begann, dieses Buch zu realisieren. Ein Schritt, der mich Mut kostete, denn ich musste meine Seminare an der Akademie auslaufen lassen, meine Berufung, meinen Broterwerb. Doch ich brauchte einen freien Kopf und viel Zeit. Im Frühjahr 2013 dann konnte ich mich hauptberuflich diesem Buch widmen. Ich schrieb über 350 Seiten, die ich schließlich auf die 160 vorliegenden Seiten verdichtete.
Ich vermute, es ist das erste Ratgeberbuch überhaupt, dass eine handwerklich-musische Methode mit einer neurobiologischen und einer politisch-spirituellen Botschaft verbindet. Ebenfalls vermute ich, es gibt nicht viele Bücher, in denen unter anderem eine Anleitung für ein Ritual steht, das seine Leser erst in zwanzig bis vierzig Jahren durchführen werden. Zu guter Letzt vermute ich, es gibt kaum Bücher mit Übungen, die darauf abzielen, noch in 1000 Jahren vollzogen zu werden. Auf jeden Fall ist es das erste Buch für Klangschalen rund um die Schwangerschaft.

Danke für das Feuer!

Die Vision ist durch mich, aber nicht von mir. Dieses Buch aber ist es schon. Es ist mein Geschenk an euch, Eltern und Kinder der Zukunft.

Die Evolution der Liebe

Willkommen!
Gerade in diesem Augenblick geschieht etwas Außergewöhnliches. Du fängst an, die Zukunft eines Kindes und damit die Zukunft der Menschheit auf eine Weise zu bewegen, wie es dir in diesem Moment noch nicht vorstellbar ist. Es ist dir nicht vorstellbar, weil es so etwas noch nie gegeben hat.
Du hältst ein Buch in den Händen, dass eine ganz besondere Idee und Methode in sich trägt. Eine Technik, die das Potenzial hat, die Welt deiner Familie auf Jahrhunderte, ja Jahrtausende zu prägen und zu berühren. Tatsächlich wirst du mit diesem Buch und einer kleinen Klangschale in der Lage sein, das Bewusstsein der Menschheit mit bewegen. Was dieses Buch und die Technik so außergewöhnlich machen, ist eine neuartige Verbindung von Wissenschaft und Poesie innerhalb einer Übung. So etwas konnte es noch nicht geben, ganz einfach weil unser Wissen und die Evolution der Menschheit noch nicht so weit waren.

Nichts ist ansteckender als eine große Idee. Ist sie einmal in unserem Herzen, in unseren Gedanken angekommen, dann breitet sie sich über die Welt aus. Unausweichlich.

Warum dich das interessieren könnte?
Weil es um die Zukunft unserer Kinder in Freiheit, Frieden, Kreativität und Liebe geht. Das interessiert jeden Menschen mit Herz und Verstand.

Der Klang der Liebe dient dazu, die körperliche, geistige und seelische Gesundheit sowohl eines werdenden Kindes als auch der Eltern zu stärken – weit über den Wirkungsgrad gewöhnlicher Klangübungen hinaus.
Das Jahrtausendritual schließlich vervollständigt die *Der Klang der Liebe*-Übung in einem Ritual, das das Band zwischen den Generationen neu schmieden wird.
Übung und Ritual sind Methoden, um Vertrauen, Frieden, Freiheit, Kreativität und Liebe sowohl zum Ausdruck zu bringen als auch zu fördern.
Ich bin davon überzeugt, ich werde mit den mutigen Menschen meiner Gegenwart – in diesem Augenblick – etwas beginnen, was noch in 1000 Jahren klingen wird. Denn diese Idee ist so schön, sie ist so kraftvoll – sie wird das Herz der Menschheit erobern und wandeln. Wandeln durch Liebe. Durch Hoffnung. Und durch Mut.

Die eigentliche Sensation hierbei ist, dass es sich nicht um einen esoterischen Spleen handelt, sondern um konsequent angewandtes Wissen aus Neurobiologie, Genetik, Physik, Psychologie und Klangforschung – umgesetzt in einer ebenso kinderleichten wie freudvollen Übung.

In diesem Augenblick beginnen wir zwei (oder drei, wenn du das Buch gemeinsam mit deinem Partner liest), die Evolution der Menschheit zu beeinflussen.
Das kann nicht gehen, denkst du?! Ich habe es ja gesagt: Du kannst es dir noch nicht vorstellen. In 150 Seiten kannst du es.

Wir leben in einer Zeit des Wandels. *Du* hast gerade begonnen, alles, aber auch wirklich alles zu verändern. Es ist unausweichlich.

Willkommen!

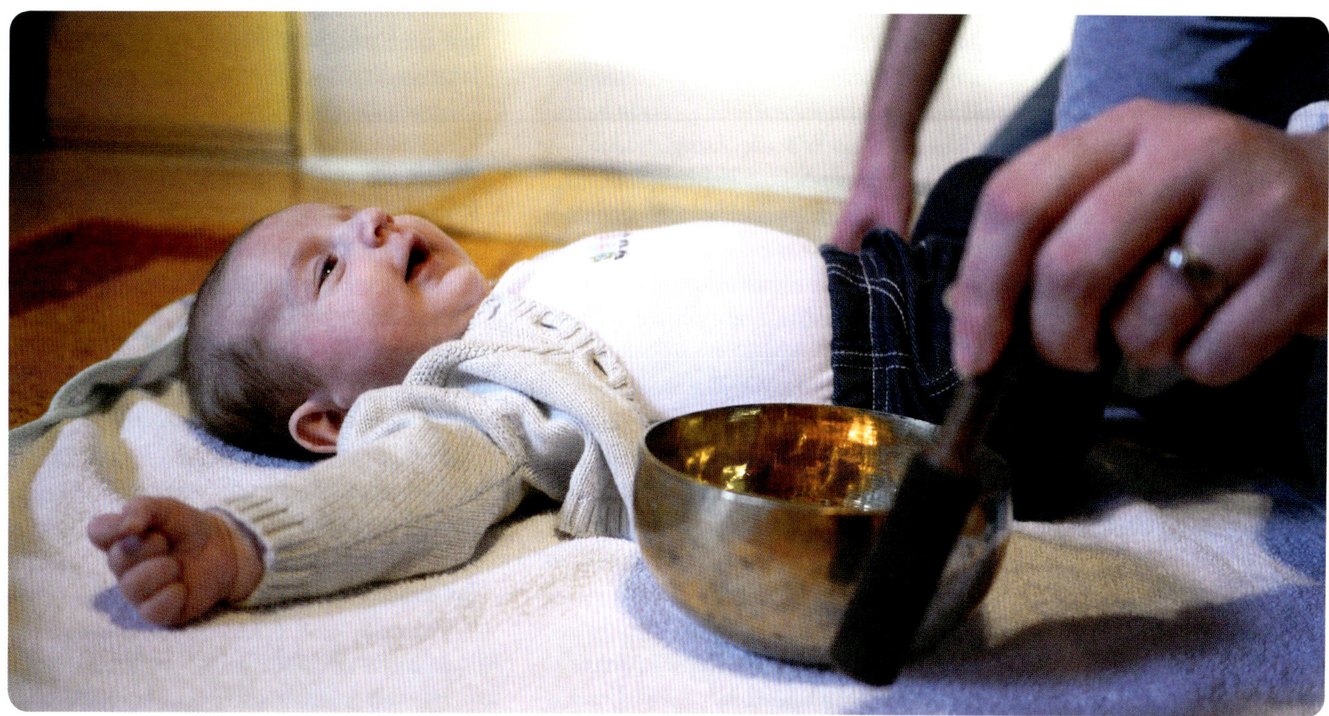

Nun kommt zusammen, was schon immer zusammengehörte

In *Der Klang der Liebe – Ein Jahrtausendritual* vereinen sich Beobachtungen, Wissens- und Erfahrungsfäden, die noch nie zuvor vereint waren:

- Neurobiologische Erkenntnisse über das Wachstum von Gehirn und Bewusstsein während der Schwangerschaft und in den ersten Lebensjahren. Entdeckungen über den Einfluss von gestern noch für unwichtig gehaltene Umwelteinflüsse auf die Zukunft des Menschen.
- Eine neue Disziplin, die Epigenetik, lehrt uns seit wenigen Jahren: Die Macht unserer Gene ist nicht annähernd so umfassend, wie die Genetik eben noch annahm. Wir können Einfluss auf unsere Gene nehmen.
- Die Beobachtung, dass im Mutterleib erlebte Musik und Klänge vom später erwachsenen Menschen erinnert, wiedererkannt werden können. Diese Erinnerungen *können* von ihm mit angenehmen Gefühlen gekoppelt werden.
- Eine Evolution in der Klangkultur des Westens. Geschmiedete Klangschalen, eben noch ein esoterisches Kuriosum, entwickeln sich von einem Wellnesssound zu einem hochpotenten Therapiegerät. Mit diesem Buch beginnt ein weiterer Schritt in der Evolution der Klangkultur.

Das Wissen rund um Aufbau und Wachstum von Leben und Geist bringt in unseren Tagen neue Zusammenhänge auf, die unser aller Leben verändern werden.

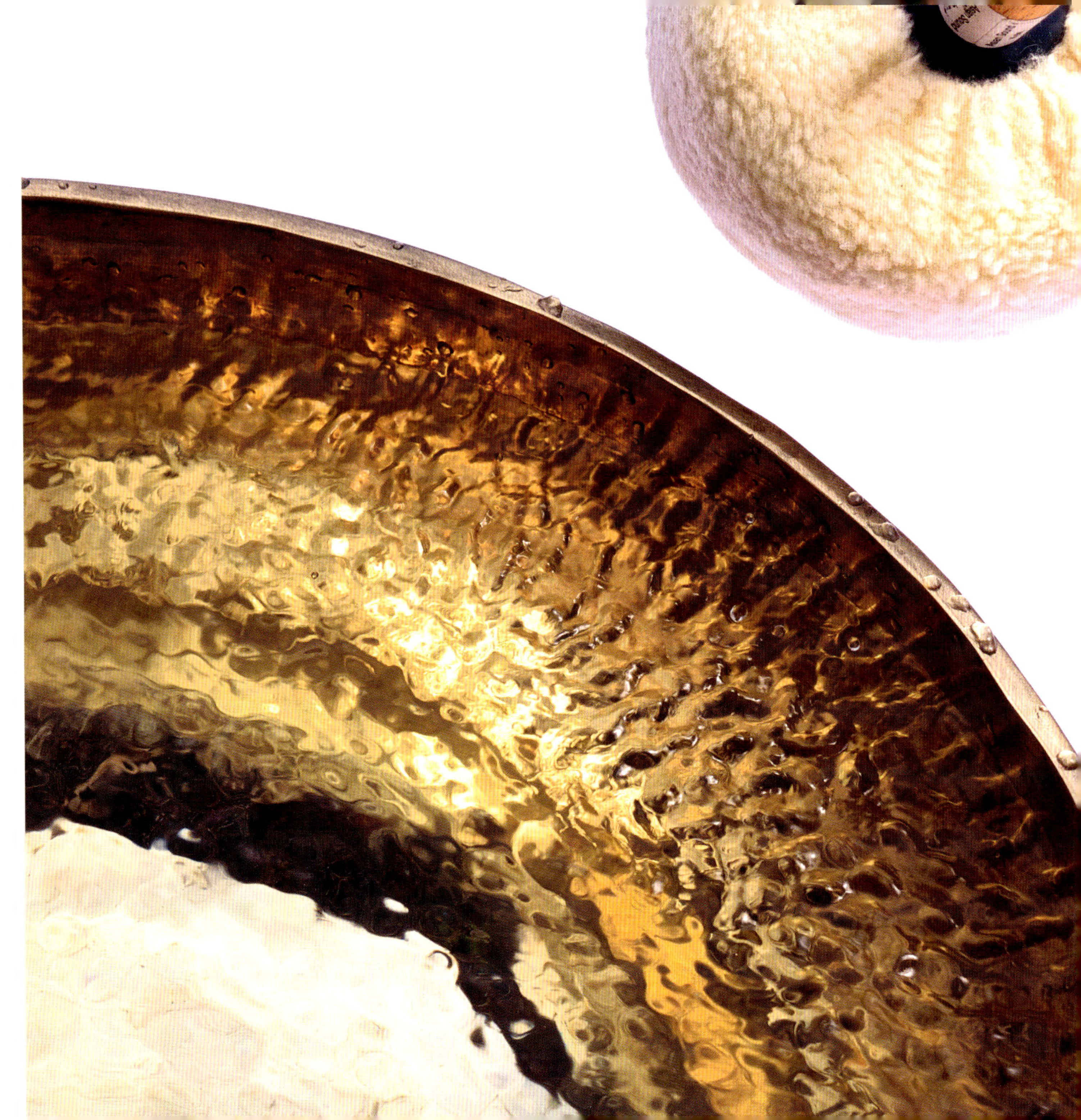

In vielen Bereichen unseres Lebens und Denkens kommt es dieser Tage zu bedeutsamen Evolutionsschritten. Wir bemerken davon manchmal so wenig, weil es Kräfte gibt, die nicht wollen, dass sich die Dinge ändern.

- Der Mensch der Gegenwart befreit sich immer mehr von unsinnigen und überflüssigen Ritualen. Doch das entstandene Vakuum lässt sich nicht mit Konsum, Drogen oder der Hinwendung zu Sekten befriedigen. Wir entwickeln neue Rituale und beleben uralte Traditionen, die uns Kirche und Staat einst genommen haben: Da wo sie Sinn machen und dem Menschen Kraft und Orientierung spenden.
- Das Zeitbewusstsein des modernen Menschen, sein ökologisches Verständnis wie auch seine Verbundenheit mit seinen Altvorderen wurde entwurzelt und vollständig verwirrt. Die Physik und die Psychologie lehren uns nun: Es gibt keine Handlung, keinen Gedanken, die nicht die Zukunft mit beeinflussen. Die Vergangenheit und die Zukunft stehen in Verbindung mit unserer Gegenwart. Wir sind die Generation, dieses Wissen umzusetzen. Es geht um nicht weniger als um das Leben unserer Kinder.
- Bis vor Kurzem bekam man in der Regel Kinder, weil es sich so gehörte, weil der Adel Stammhalter brauchte und der Arme Kinder, die ihn im Alter versorgen. Doch nun werden, erstmals in der Geschichte der Menschheit, Hunderttausende und Millonen Kinder aus Liebe gezeugt und geboren.
- Noch nie in der Geschichte der Menschheit wurden so viele Kinder gezeugt und geboren, die nicht von unmittelbar von Kriegen, Krankheiten, Hunger oder Naturgewalten bedroht sind. Auch deren Eltern mussten diese nicht am eigenen Leibe erfahren.
- Erstmals in der Geschichte der modernen Menschheit stehen Wissen und Erfahrungen zur Verfügung, unsere seit mehreren Jahrhunderten nicht wesentlich veränderten Lehrsysteme umfassend zu erneuern, um kreativere, zufriedenere und sozial kompetentere Menschen hervorzubringen.
- Unter Wissenschaftlern und zahllosen Praktikern besteht ein breiter Konsens darüber, dass die ökologischen und sozialen Herausforderungen für die Menschheit einen umfassenden Wandel in unserer Weltsicht erfordern. Die Art, wie wir denken, wirtschaften und miteinander umgehen, muss sich ändern. Das Wissen dafür ist bereits vorhanden, wird erprobt, angepasst und ständig erweitert. Jetzt müssen wir es umsetzen. Es gibt Interessengruppen, die das verhindern wollen.

Mit dem Jahrtausendritual stehen der Menschheit erstmals eine Übung und ein Gegenstand zur Verfügung, die an künftige Generationen weitergereicht werden können und sollen – mit der denkbar wichtigsten Botschaft, die ein kleines Menschenwesen beim Wachsen in unsere Welt erhalten kann: *»Du bist willkommen hier. Du wirst geliebt. Du bist vollkommen. Wir freuen uns auf dich. Das Leben ist ein wundervolles Abenteuer. Habe Freude. Du bist hier wohl behütet.«*

Zu jedem dieser Erkenntnisfäden gibt es mehr Wissenschaft und mehr Praxiserfahrungen als in viele, viele Bücher hineinpasst. Ich bitte all jene unter meinen Lesern und Leserinnen, die in einem dieser Gebiete bewandert sind, Verständnis dafür zu haben, dass ich in diesem Praxisbuch für die Beschreibung der einzelnen Fäden dieses Netzwerkes viel zu wenig Platz habe. Notwendigerweise muss ich verdichten, um mein Ziel möglichst optimal zu gewährleisten: Die Umsetzung einer sowohl handwerklich als auch physiologisch durchzuführenden Übung, die Einfluss auf unzählige kleine Menschen nehmen und ihr Bewusstsein für die Schönheit des Lebens und die Liebe prägen wird. Diese Übung verändert die Zukunft. Es geschieht in diesem Augenblick.

Du bist nicht alleine!

Viele Menschen, die zu uns an die Akademie kommen, viele Leser, die mir schreiben, haben das Gefühl, mit ihren Wahrnehmungen und Gefühlen, ihren Gedanken, Hoffnungen und Idealen eines anderen Miteinanders alleine zu sein. In ihrer Familie, ihrem Bekanntenkreis, ihrem beruflichen Umfeld fühlen sie sich als Sonderlinge, als Exoten. Sie trauen sich oft nicht, ihren Mitmenschen von dem zu berichten, was sie im Innersten bewegt.
Das innere Gleichgewicht eines Menschen kann durch dieses Gefühl der Isolation ins Wanken geraten. Anstatt an der Vernunft ihrer Mitmenschen oder der Gesellschaft zu zweifeln, kommen viele auf die Idee, mit ihnen selbst stimme etwas nicht.
Darum nun eine Übung für alle, denen es so geht: *Atme tief ein und lasse den Atem wie von selbst wieder ausströmen. Nimm wahr, wie du gerade sitzt oder liegst oder vielleicht auch aufrecht stehst, wenn du diese Zeilen gerade in einer Buchhandlung liest. Spüre dieses Buch in deinen Händen.*
Liebender, Träumender, Sehnsuchtsvoller! Dies solltest du wissen, bevor ich dir eine Botschaft mitgebe: Ich habe mit Tausenden wie dir gesprochen. Das, was vor uns liegt, wird nicht immer einfach sein, wie alles Neue eine Herausforderung darstellt. Doch dies muss ich dir auch noch mitgeben, lasse es wie Regentropfen in die Wüste deiner Zweifel fallen: Diese Tausende, mit denen ich gesprochen habe, das waren Priester, Unternehmer, Quantenphysiker, Ärzte, Psychologen, Manager, Angestellte, Selbstständige, Arbeitslose, Hausfrauen, Väter, Polizisten, Anwälte, Krankenschwestern, Sozialarbeiter, Lehrerinnen, Schuldirektoren, Wissenschaftler, Künstler, Mütter, Millionäre, Milliardäre und bekennende Müßiggänger, Bestsellerautorinnen, Berufssportler, Fernsehmoderatoren, Schauspielerinnen, Maschinenbauer, Philosophen, Todkranke, Überlebende, Missbrauchte, Regionalpolitiker, Biobauern, Weltenbummler, Physiotherapeuten, Nonnen, Maurer, ITler und andere mehr.
Lausche also diesen Regentropfen: *»Du bist nicht alleine. Es ist nicht sonderlich, was du fühlst, wonach du dich sehnst.*
Es ist der Urgrund, aus dem die Menschheit schöpft. Es ist ihre Zukunft. Was du spürst, ist die Sehnsucht deines Herzens. Es sind Liebe und Kreativität.«
Die Menschheit übt gerade erst miteinander zu kommunizieren, sich zu verbinden. Wir wurden alle verunsichert, vor langer Zeit. Wir alle haben uns unseren Schatten zu stellen. Jesus von Nazareth, Mahatma Ghandi, Martin Luther King, Nelson Mandela – sie wurden nicht nur als Sonderlinge verlacht, man hat sie verfolgt, eingesperrt, gefoltert und getötet. Es gab und gibt Legionen von anderen mutigen Menschen, die nicht das Glück oder die Kraft

Viele Menschen befürchten, sie seien mit ihren Wahrnehmungen und Sehnsüchten alleine. Das sind sie nicht.

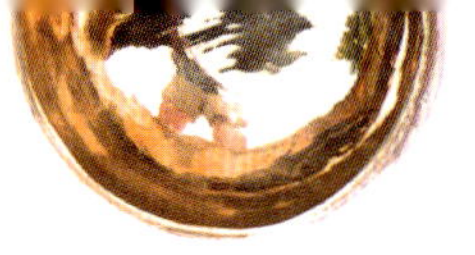

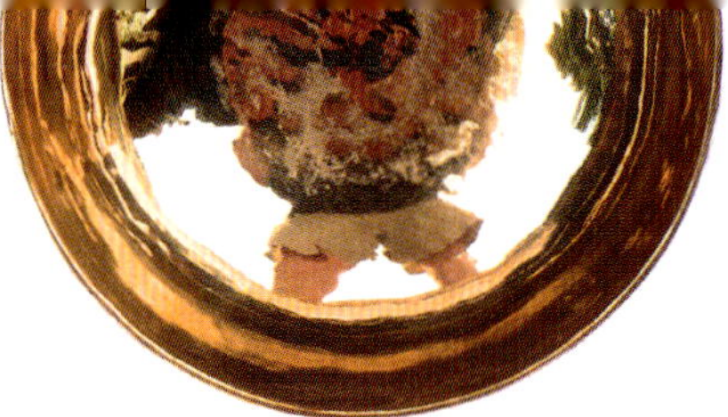

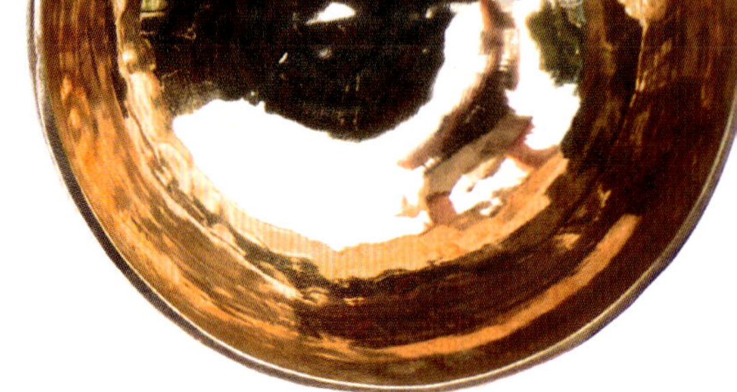

Der Blick dieses Buches auf das Leben und unsere Gesellschaft ist ausgesprochen euphorisch. Glaube mir, ich sehe die dunklen Seiten und Risiken sehr gut. Doch noch viel besser sehe ich unsere Chancen!

gefunden haben und so berühmt wurden, die oft alleine kämpfen. Sie kämpften für ihre Kinder, für uns und unsere Zukunft.
Es waren immer, immer die Sonderlinge, die Freaks, die Kreativen, die Mutigen unter den Künstlern, den Wissenschaftlern, den Politikern, Eltern und Kindern, die die Evolution des menschlichen Bewusstsein vorangetrieben und weiterentwickelt haben. Sie alle sind in allen Zeitaltern und allen großen Kulturen auf zum Teil erheblichen Widerstand von Nörglern, Machthabern, Besserwissern und leider auch fast immer von Familienmitgliedern gestoßen.
Doch die Zeiten ändern sich. Das Vermächtnis unserer Ahnen beginnt zu wirken.Du bist nicht mehr alleine.

KinderZukunft

Der Klang der Liebe setzt einen Kontrapunkt zur unseligen Leistungsdogmatik, die unser Gemeinwesen und die Ratgeberliteratur durchwabert. Es geht hier ***nicht*** schon wieder darum, wie wir unsere Kinder bereits im Mutterleib dafür trainieren, kleine Leistungs- und Pflichterfüllungsroboter mit Anwartschaft auf Kanzleramt oder Nobelpreis zu werden.
Die Botschaft, die wir ihm senden, ist an sein Wohl gerichtet, nicht an den Ehrgeiz der Eltern. Denn sie heißt ***Habe Vertrauen***. Sie heißt ***Freude***. Sie heißt ***Du bist willkommen und angenommen***. ***Ganz ohne Leistung. Einfach nur, weil du da bist, hast du eine Seinsberechtigung.*** Und: ***Du wirst geliebt!***
Ich behaupte, die Botschaft der Liebe an ein Kind kann nur dann ankommen, wenn auch Mutter und Vater sich ausklinken aus dem Hamsterrad von Arbeit, Leistung, Stress und oberflächlicher Lebenskultur. Und genau zu diesem Ausklinken leitet dieses Buch an. Keine Theorie also, sondern knallharte Entspannungspraxis.
Und mit einem Augenzwinkern aus der Wissenschaft darf ich schließen: Die Chance, dass euer Kind ein Genie wird und eure Gesundheit sich bessert oder erhalten bleibt, ist deutlich höher, wenn ihr die alten Ideale von Leistung, Forderung und Anspruch loslasst und euch der Entspannung öffnet. Ist bewiesen ...
Den Rest, darauf könnt ihr euch verlassen, werden unsere Kinder schon regeln. Liebende Eltern haben es schon immer gefühlt, die Wissenschaft bestätigt es nun: 98 Prozent aller Kinder gelten bei ihrer Geburt als hochbegabt. Wir müssen nur noch dafür sorgen, dass sie das behalten, womit sie geboren wurden. Denn bei Verlassen der Schule sind es noch zwei Prozent Hochbegabte. Doch auch hier geht *Der Klang der Liebe* andere Wege: Ich schiebe den schwarzen Peter nicht den Lehrern

und Schulen allleine zu. Die sind Spiegel unserer Gesellschaft. Ich bin so frech zu fragen: *»Wie viele Kinder haben ihr Potenzial schon verloren, wenn sie eingeschult werden?«*
Wir erschaffen die Grundlagen einer neuen Welt nicht, indem alle aufeinander losgehen. Mit diesem Buch und unserer Arbeit als Therapeuten und Ausbilder für Schwingungs- und Lebenskunst wollen wir auf die Möglichkeiten verweisen, wie wir nicht nur einen Schritt weitergehen, sondern wie wir einen Quantensprung schaffen – als Individuen, als Gemeinwesen – und als Menschheit.

Meine Klangforschungen zeigen mir: Jeder Mensch trägt ein schier unermessliches schöpferisches Potenzial in sich. Um dieses Potenzial freizulegen und zu leben, muss er kein Wissen hinzufügen, keine Leistung erbringen. Er muss sich erinnern lernen. Die Klangkunstmethoden nach David Lindner widmen sich dem Spüren und Erinnern-Lernen.

Die Legende deines Geschlechts

Mit absoluter Sicherheit beginnst du, wenn du *Der Klang der Liebe – Ein Jahrtausendritual* anwendest, die Legende deines Geschlechts neu zu schreiben. In den Zeitaltern nach dir wird man sich deiner erinnern. Alles was du tun musst, ist das Leben zu ehren: Du musst einer Seele ein Geschenk bereiten.
Dieses Geschenk wird einst weitergereicht werden, von Hand zu Hand, von Herz zu Herz, von Liebe zu Liebe, Leben zu Leben.
In tausend Jahren aber wird ein Mensch dieses Geschenk überreicht bekommen, ganz ähnlich, wie du es einem Menschen überreichen wirst. Er wird dabei glücklich sein. Er wird deinen Namen lesen. Es wird eine Verbindung zwischen euch geben. Eine Verbindung, die dieser Mensch, dein Nachfahre, hören kann. Er wird etwas in dieser fernen Zukunft hören können, was du schon bald zum Erklingen bringst. Das ist weder Hokuspokus noch Esoterik, es sind Physik und Neurobiologie, Genetik und Psychologie. Gestern waren es noch die Poeten und Künstler, die uns träumen ließen. Belächelt von der Welt wussten sie: Die Liebe ist die größte formgebende Kraft im Universum der Menschheit. Heute sind es Wissenschaftler, die dies sagen. Es sind die Physik, die Neurowissenschaften, die Psychologie und die Genetik.

Dein Nachfahre in hundert oder tausend Jahren oder mehr, du wirst ihn hören können. Deine Seele wird ihn hören können, da wo sie dann lebt.
Bis dahin wird die Menscheit gelernt haben, dich zu hören und alle, die nach dir kamen, von heute bis zu seiner Geburt.

Der Beginn ist dieses Buch, ein Klang und: deine Liebe.

Gibt es eine tägliche Handlung oder eine Haltung in unserem Leben, die sich bewusst ist, dass sie in die Jahrhunderte wirkt? Nun schon …

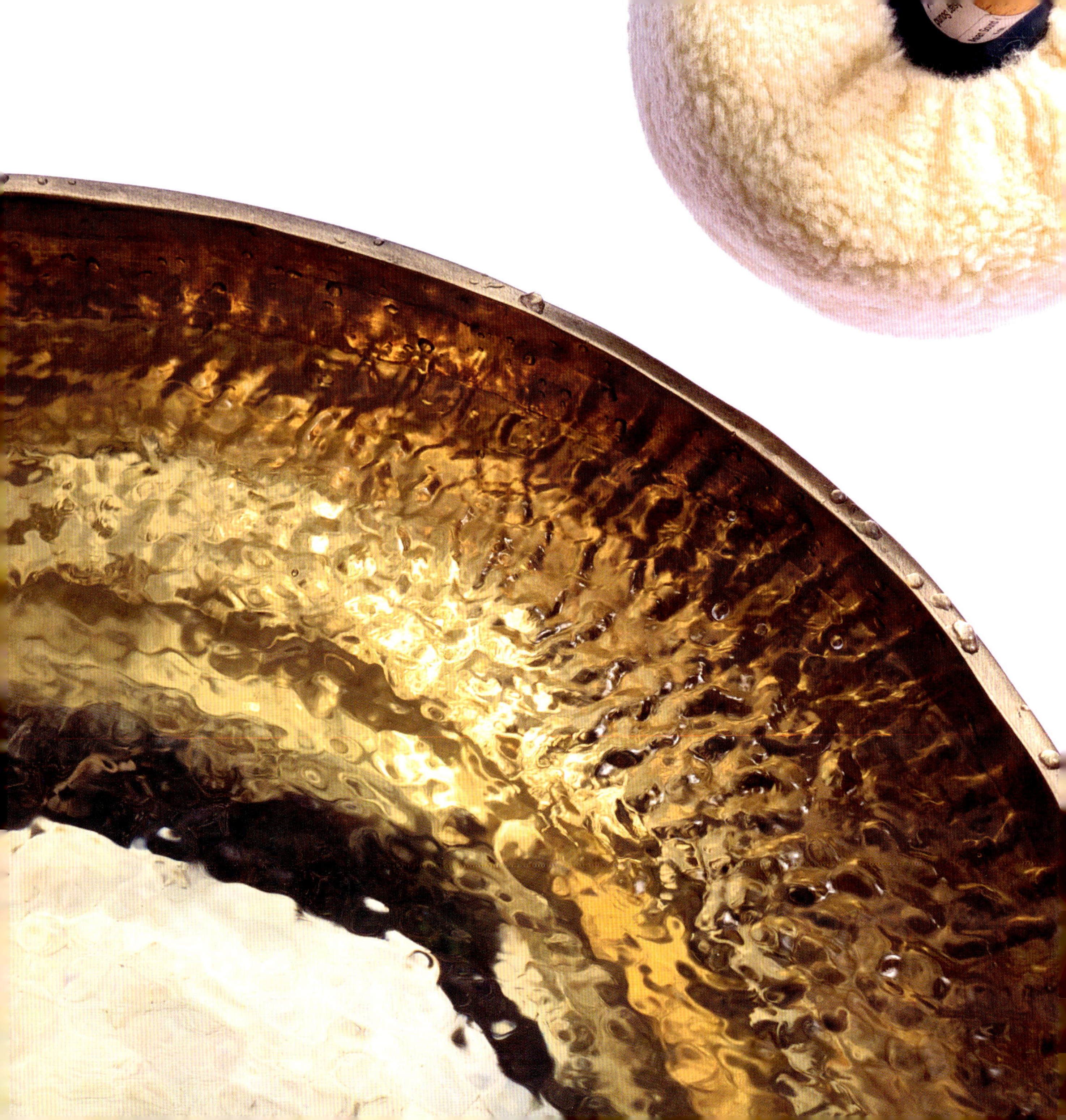

Wie Klangschalen wirken

Ich bin von Klangschalen so überzeugt und arbeite so gerne mit ihnen, weil man nicht an sie glauben muss, damit sie funktionieren. Wer ihre Wirksamkeit bezweifelt, für den habe ich hier einen sinnlichen Versuch.
Fülle eine Klangschale mit Wasser. Nicht zu voll, das Wasser sollte sich einige Zentimeter unterhalb des Schalenrandes befinden.
Nun spiele die Schalen mit einem weichen Summel kräftig am oberen Rand an. Sofort bilden sich im Wasser komplexe und vibrierende Muster. Erinnern wir uns noch an unser Schulwissen (Wasser leitet Schallwellen weit besser als Luft / Der menschliche Körper besteht zu 70-90 Prozent aus Wasser), dann kommt wir beim Anblick der Bewegungen im Wasser ins Grübeln.
Spielt man die Schale sehr stark an, gibt es einen wunderbaren Springbrunnen, wie er auf Seite 114 Sara begeistert.
Nun darfst du deine Hand in das Wasser der Schale halten (siehe Foto oben rechts).
Bei kleineren Schalen geht das nur mit den Fingern, was nicht so beeindruckend ist, aber auch noch geht. Wichtig: Der Rand der Schale darf nicht berührt werden, sonst schwingt sie nicht.
Ist die Hand im Wasser und man spielt die Schale an, huscht in der Regel ein Aufstrahlen kindlicher Freude über das Gesicht auch des letzten Zweiflers. Die Klangphysik ist für jeden angenehm spürbar.
Wir legen noch einen drauf: Lasse deine Hand zwei Minuten im Wasser. Du spielst ordentlich an. Vergiss jede Zurückhaltung, die ich weiter hinten im Buch lehre. Beim Wasserspiel müssen wir ordentlich draufhauen. Besser noch, dein Partner spielt und du fühlst.
Dann: Hand rausnehmen. Abtrocknen.
Frage: Fühlen sich beide Hände gleich an?
Antwort: Sie fühlen sich total verschieden an. Die bespielte Hand fühlt sich größer, dicker, lebendiger, durchbluteter an, oder? Die nicht bespielte irgendwie, als wäre sie nicht ganz da.

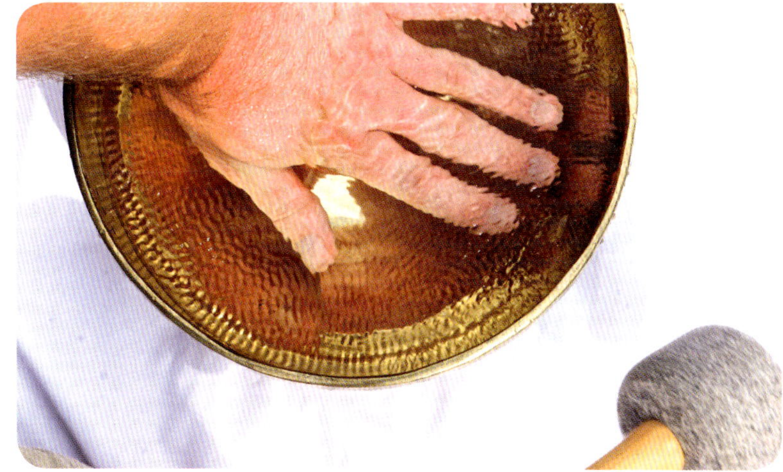

Die Hand im schwingenden Wasser überzeugt noch den hartnäckigsten Zweifler. Das ist gefühlte Klangphysik – und zwar angenehm gefühlte.

Dass Wasser gut leitet (sieben Mal besser als Luft) wissen alle. Dass Knochen vierzigmal besser als Luft leiten, weiß kaum jemand. Doch das ist der Grund, warum Klangschalen auf dem Brustbein, auf der Wirbelsäule, den Schienenbeinen, Fersen oder dem Beckenknochen so gut zu spüren sind. Unser Skelettsystem ist eine Art Antenne für Schwingungen. Wir wundern uns nun nicht mehr, wenn wir lesen, dass sich die Kinder im Mutterleib gerne in Richtung Wirbelsäule der Mutter schmiegen, wenn diese eine Geschichte vorliest oder etwas erzählt, oder?! Über die Wirbelsäule ist die Mutter am besten zu hören ...

Glaubst du, einer Leber oder einem Gehirn geht es anders als deiner Hand, wenn sie mit Klang bewegt werden?

Der Klang der Liebe – Ein Jahrtausendritual auf einer Seite erklärt

Der Klang der Liebe ist ein Ritual, das Jahrtausendritual ein zweites. Beide werden von der Verehrung des Lebens getragen.

Eine geschmiedete Klangschale wird um und auf einer Schwangeren gespielt. Aufgrund der einmaligen physikalischen Eigenschaften der geschmiedeten Schalen erreichen sowohl ihre Vibrationen als auch ihr Klang das ungeborene Kind im Leib der Mutter.
Dieses Bespielen der Schwangeren ist von vielen schwangeren Frauen erprobt und stellt keine Neuheit da. Das Klangschalenspiel kann Mutter, Kind und Vater tief entspannen.
Der Klang der Liebe setzt etwas Neues um: Wir wissen heute, dass die emotionale Befindlichkeit der Mutter sich auf ihr Kind auswirkt. Fühlt sie sich gut, bekommt das Kind dies genauso mit, wie wenn sie sich nicht gut fühlt. Wir spielen die Klangschale – und nur eine ganz bestimmte, nämlich die Jahrtausendschale – nur dann, wenn die Mutter sich gut fühlt. Weiterhin wissen wir heute zwei Dinge: Während des Wachstums des embryonalen Gehirns verarbeiten die Zellen des Gehirns beim Teilen, Wachsen und Vernetzen jegliche Außenreize. Das Kind einer chronisch gestressten Mutter bildet hierbei andere Vernetzung, also letztlich ein anderes Gehirn aus, als das Kind einer sehr entspannten Mutter.
Weiterhin kann sich ein Mensch an Musik, Klänge und Gefühle, die ihm in der Schwangerschaft als Embryo begegnet sind, erinnern. Spielen wir nun unsere spezielle Klangschale immer in den Augenblicken, in denen die Mutter (und nach Möglichkeit der Vater) zufrieden sind und sich über die Schwangerschaft und auf das Kind freuen, dann wird der Klang mit einem biochemischen und elektromagnetischen Feld der Geborgenheit, Liebe, Zufriedenheit und des Vertrauens vom wachsenden Lebensnetzwerk, dem Gehirn des Kindes, wahrgenommen. Im später erwachsenen Menschen wird sich über den Klang dieser Klangschale die Erinnerung an die Geborgenheit und Liebe reaktivieren lassen.
Der Einsatz der Klangschale durch die liebenden Eltern macht sie zu einem Gegenstand mit hohem ideellem Wert. *Der Klang der Liebe* erhebt den Wert der Schale über das Ideelle hinaus. Durch ihr Spiel werden in archaischen Strukturen seines Gehirnes Gefühle der Liebe und des Willkommenseins (re)aktiviert.
Dies ist der erste Teil des Rituals, die Verquickung des Klanges mit dem Gefühl der Liebe, Entspannung und Geborgenheit.

Im zweiten Teil des Rituals wird eben diese Klangschale an das Kind weitergereicht, wenn es selbst schwanger wird. Es erhält die Schale, die seine Eltern in der Zeit, als es auf dem Weg war, in Liebe spielten. Es erhält die Schale, um sie nun für sein Kind zu spielen. So wie auch sein Kind die Schale einst weiterreichen wird. Die Bedeutung dieser Schale und ihres Klanges wird von nun an Generationen miteinander verbinden mit dem sicheren Wissen und dem Bewusstsein von Liebe, Vertrauen und Willkommensein. Sie werden aufwachsen mit etwas, was ihr Leben inspirieren wird. Nicht nur das Wissen, sondern ein Gegenstand und ein Klang, ein körperlich erfahrbares Gefühl: Liebe, Geborgenheit und ein Ritual, diese weiterzureichen in die Ewigkeit.

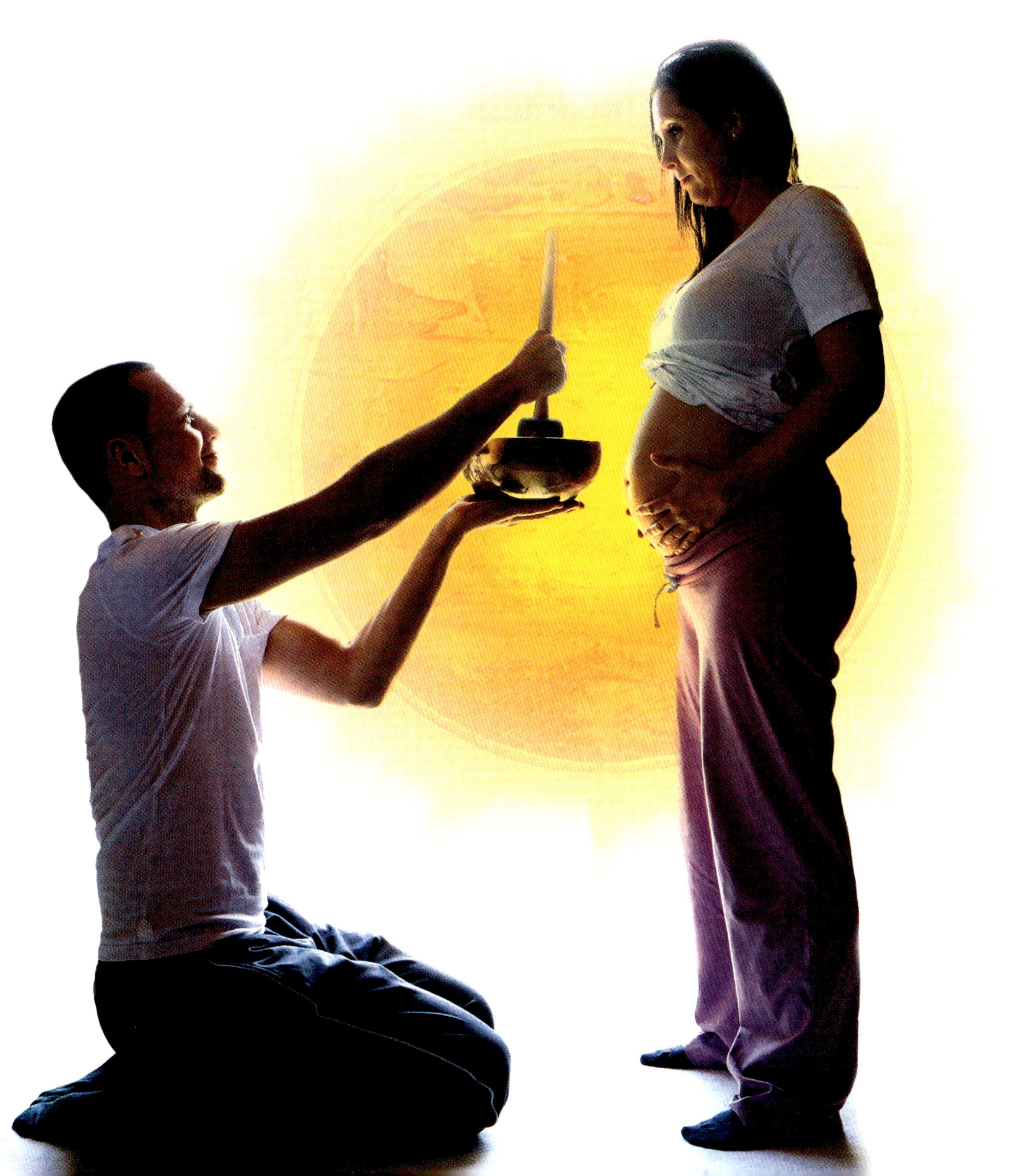

Wissen für die Praxis

Um *Der Klang der Liebe* und *Ein Jahrtausendritual* durchführen zu können, brauchst du ein klein wenig theoretisches Wissen. Ich empfehle dir unbedingt, dieses Buch durchzulesen, bevor du mit den Klangerfahrungen beginnst. Die Theorie ist nämlich nicht nur Theorie, zwischen meinen Zeilen liegt etwas verborgen, was die Wirkung des Klanges beeinflusst.

Klangphysik und ihre Wirkungen

Klangschalen wirken auch dann, wenn man sich ihrer Wirkung zu entziehen versucht. Es ist kein Glauben notwendig, nur Stillhalten.

Ich beginne mit den Klangschalen und drei faszinierenden Wirkungen, die sie auf uns Menschen haben.
Über ihren Schalenboden geben geschmiedete (Erklärung auf Seite 45) Klangschalen intensive Vibrationen ab. Diese Vibrationen lassen sich durch Aufstellen dieser Schalen auf den menschlichen Körper übertragen. Diese Übertragung wird von der Mehrzahl aller bespielten Menschen als ausgesprochen angenehm empfunden. Sie wirkt unter anderem wie eine Mikromassage.
1.) Die spezielle Klangstruktur guter Klangschalen hat einen nachweisbaren Effekt auf die menschliche Gehirnaktivität. Unter dem Einfluss von einer oder mehreren Klangschalen vermag das menschliche Gehirn in einen einer Trance ähnlichen, veränderten Bewusstseinszustand einzutreten. Dieser Effekt tritt unabhängig davon auf, ob man an ihn glaubt. Gleiches gilt für den beschriebenen Massageeffekt.
Die Kombination dieser beiden physiologischen Wirkungen kann mit Klangschalen bespielte Menschen in Zustände von extrem tiefer Entspannung, körperlicher und geistiger Regeneration und Vitalisierung führen.
Neben diesen sehr typischen Wirkungen der Klangschalenmassage konnte ich in den letzten Jahre eine Vielzahl von phänomenalen Heilreaktionen während oder infolge von Klangschalenerfahrungen dokumentieren.
2.) Obwohl eine therapeutische Ausbildung die Wirksamkeit einer Klangschalenmassage begünstigen kann, kommt es ebenso zu beeindruckenden Heilreaktionen bei Behandlungen, die von Laien durchgeführt werden. Natürlich bin ich als Anbieter einer der umfassendsten Klangausbildungen, die es zur Zeit gibt, der Meinung, dass professionelle therapeutische Arbeit eines grundlegenden handwerklichen, therapeutischen und spirituellen Wissens und der Übung bedarf. Doch muss ich dank meiner Forschung feststellen, dass auch ohne eine hervorragende Ausbildung immer wieder Heilreaktionen nach Klangerfahrungen mit Klangschalen auftreten. Nicht selten bei chronisch erkrankten Menschen oder bei diffusen Krankheitsbildern, bei der die Kassenmedizin ratlos ist.

Klangschalen sind somit Klangkörper, die es musikalischen wie therapeutischen Laien ermöglichen, gesundheitsfördernde Maßnahmen und Anwendungen für sich selbst und andere Menschen durchzuführen. Dies erklärt ihren enormen Erfolg. Denn inzwischen geht die Zahl der regelmäßigen Klangschalennutzer in den deutschsprachigen Ländern in die Zehntausende.
Allein diese Fakten und Beobachtungen zeichnen Klangschalen für die Verwendung als *Der Klang der Liebe* aus.

Ich konnte während meiner Forschungen noch viel weitgehendere Wirkungen der Klangschalen beobachten: Die physikalischen Bewegungen der Klangschalen (Vibration und Klang), die diesen leicht beobacht– und nachweisbaren Effekt auf unseren Körper und unsere Gehirnaktivitäten haben, lösen bei einer beträchtlichen Zahl Menschen auch Bewegungen innerhalb ihrer Seele aus.
Unter dem Einfluss von Klangschalenerfahrungen kommt es ausgesprochen regelmäßig zu Reaktionen, die mit der Persönlichkeit, dem Charakter, der Lebensgeschichte und dem tieferen emotionalen Befinden und Selbstverständnis des Behandelten zu tun haben.
Auch diese Bewegtheit der Seele tritt bei Behandlungen durch Laien auf.
Sie lässt sich jedoch durch einen entsprechend geübten Praktiker in ihrer Häufigkeit deutlich steigern. In jahrelangen Praxisforschungen konnten wir herausarbeiten, dass ein Behandler, der mit einem offenen Feld arbeitet, hier weit erfolgreicher ist als ein durch feste Absichten eingeschränkter Behandler. Kurzum: Wenn ein Behandler seinem Partner jede mögliche Reaktion auf seine Klangbehandlung erlaubt, dann kommt es zu bedeutend mehr und tieferen Resonanzen, als wenn er nicht dafür offen ist, sondern eine ganz spezielle Reaktion erwartet.
Viele Klangmassagepraktiker versuchen ihre Behandlungen gezielt so auszuführen, dass eine tiefe seelische Bewegung nicht erfolgen soll (was sie dennoch immer mal wieder tut).
Die Vorstellung, man könne durch bestimmte Methoden oder Verfahren eine Wellness-Klangbehandlung von einer therapeutischen Klangbehandlung trennen oder unterscheiden, ist veraltet. Sie gehört zu den Theorien der Klangbewegung, der ich in einer früheren Buchveröffentlichung selbst noch geglaubt habe. Sie ist jedoch nicht mehr haltbar. Zwar kann man manipulative Techniken einsetzen, um tiefere Reaktionen abzuwenden, doch die funktionieren nur bedingt. Aus unserer therapeutischen Sicht sind sie zudem ethisch-moralisch fragwürdig.

Was bedeutet das alles für unser Jahrtausendritual?
Klangschalen und ihr Klang wirken unweigerlich über ihre Klangphysik auf unseren Körper und unseren Geist. Diese Wirkung wird mehrheitlich als angenehm und gesundheitsfördernd wahrgenommen.
Beschäftigt man sich länger und intensiver mit Klangschalen, so besteht die Möglichkeit, dass sie auch auf die Entwicklung unserer Persönlichkeit einen förderlichen Einfluss haben.

Wenngleich Bücher die Präsenz eines Lehrers nicht ersetzen können, so habe ich in zwölf Jahren als Dozent, Praktiker, Forscher und Buchautor eine effektive Klangdidaktik entwickelt. Sie unterstützt und fördert die Evolution des Menschseins hin zu mehr Offenheit, Kreativität, Selbstbewusstsein, sozialer Intelligenz, Empathie und Liebe.
Der Klang der Liebe ist ihre Essenz.

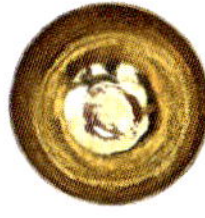

Klangphysik erzeugt Resonanzen in unserer Physiologie, die wiederum Resonanzen in unserer Psyche mit sich bringt. Obwohl daran nichts magisch ist, wirkt das Ergebnis oft wie pure Magie.

Erst durch diese Evolution der Menschen im Umgang mit seiner Gesundheit und seine Hinwendung hin zu einem neuen Klangkörper, den Klangschalen, konnte ich die Klangpädagogik entwickeln, mit der ich arbeite. Doch eine weitere Beobachtung war notwendig, um die Vision *Der Klang der Liebe* zu realisieren.

Klangerfahrungen sind erinnerbar

Erlebt das Kind im Mutterleib besondere Klänge, kann es sich unter bestimmten Bedingungen als erwachsener Mensch daran erinnern.

In der Literatur und im Internet fand ich eine Reihe von Berichten über oder von Menschen, die eine große Leidenschaft für eine besondere Musikrichtung hegten. Mehr oder weniger durch Zufall erfuhren diese Menschen als schon erwachsene Personen davon, dass ihre Mutter während der Schwangerschaft mit großer Begeisterung eben diese Musik gehört hatte, die nun zur Leidenschaft des Menschen, ihres Kindes, geworden war.
Für meine Klangprotokolle wertete ich die Gespräche mit bisher über 4000 Menschen aus. Darunter sind in den letzten Jahren auch immer mehr Schwangere oder Mütter und Väter, die in ihrer Schwangerschaft und danach Klangschalen eingesetzt haben.
Alle Schwangeren berichteten mir, dass ihnen die Anwendung von Klangschalen in der Schwangerschaft große Freude bereitet hatte und ihre Schwangerschaft inspirierte. Alle Frauen berichteten mir, dass die Reaktionen ihrer Kindes positiv waren. Ich habe keinen Zweifel, dass die mütterliche Intuition es zu identifzieren weiß, ob ein Reiz ihrem Kind wohl bekommt oder ob das Kind diesen offen ablehnt. Natürlich gibt es auch viele Frauen, die während der Schwangerschaft rauchen, andere Drogen konsumieren oder sich fortwährend zu großen körperlichen und seelischen Belastungen aussetzen. Bei den Frauen, mit denen ich sprach, konnte ich solches Verhalten nicht finden. Im Gegenteil bringt die Beschäftigung mit Klangschalen häufig eine Sensibilisierung der Intuition und des Körperbewusstseins mit sich.
Von klangschalenspielenden Müttern, die ihre Kinder bereits geboren hatten, hörte ich schließlich Berichte über die besondere Affinität ihrer Säuglinge zu Klangschalen. Sechs Frauen berichteten mir gar, dass ihr Kind immer wieder zu der Schale hingekrabbelt war, die sie in der Schwangerschaft am liebsten und/oder ausgiebigsten gespielt hatten.
Diese Berichte und Beobachtungen lassen für mich keinen Zweifel, dass in der Schwangerschaft gemachte Klangerfahrungen für Kinder und Erwachsene erinnerbar sein können.
Letztendliche Gewissheit über diese Theorie erlangte ich durch die Beschäftigung mit den Neurowissenschaften, der Embryonalforschung und anderen Fachrichtungen, die sich mit der Entdeckung unseres Gehirns und Bewusstseins beschäftigen.
Die Fülle an Erkenntnissen, die in den letzten zehn, zwanzig Jahren über die Entstehung des Lebens und unseres Gehirns gemacht wurden, sind berauschend, unfassbar faszinierend, schön, bewegend, überraschend, ja verzaubernd. Hier nur zwei kleine Beispiele.
Muttersprache nennen wir eine Sprache nicht umsonst (sie könnte ja auch Vatersprache heißen). Tatsächlich prägt uns die Stimme und Sprache, die unsere Mutter in der Schwan-

gerschaft spricht, ganz entscheidend – und deutlicher als die Sprache des Vaters.
Wächst ein Kind nach der Geburt in einem Land mit einer anderen Sprache auf, so zeigt es dennoch eine deutlich erhöhte Aufmerksamkeit, wenn es auf Chinesisch angesprochen wird. Wenn der Vater amerikanisch gesprochen hat, die Mutter aber chinesisch, so reagiert das Kind klar auf das Chinesisch.
Man beobachtete die Gehirnaktivität erwachsener Menschen, die nach ihrer Geburt die Sprache ihrer Mutter nicht mehr hörten. Es zeigten sich beim Erklingen der Muttersprache trotzdem deutlich andere Erregungsmuster als beim Hören der Sprache, die sie dann selbst lernten und nun sprachen. Unser Gehirn „erinnert" sich an die Zeit im Mutterleib und wie die Mutter gesprochen hat.
Noch aufregender finde ich diese Beobachtung: Spricht man Säuglinge in ihrer Muttersprache an, verändert aber den Satzbau, sodass er keinen Sinn ergibt und dass sich die Sprachmelodik verändert, dann wendet sich der Säugling vom Sprecher ab. Spricht er wieder mit normalem Satzbau und Melodik, wendet sich der Säugling ihm wieder zu.
Bei Kindern, die in der Schwangerschaft die Stimme ihrer Mutter nicht gehört haben, zeigen sich diese Reaktionen nicht. Sie reagieren erst nach einigen Wochen und Monaten auf die Sprache, die eben nach der Geburt mit ihnen gesprochen wurde. Ist das nicht abgefahren?

Verbinden wir diese Beobachtungen, können wir guten Herzens davon ausgehen: Klangerfahrungen, die ein Kind im Mutterleib und am besten noch durch die Mutter selbst erfahren hat, werden in seinem Gehirn abgespeichert. Sie sind im späteren Leben erinnerbar. Dieses Erinnern sollten wir uns nicht so vorstellen, dass sich das Kind oder der Erwachsene dann irgendwann beim Hören eines Tangos oder einer Klangschale sagt *»Ja sowas! Das hat meine Mutter gehört als sie mit mir schwanger war!«* Vielmehr handelt es sich um ein unbewusstes emotionales Reagieren. Er oder sie hört eine eigentlich total fremde Sprache, einen Tango oder die Klangschale und fühlt sich von diesem Sound auf irgendeine Weise fasziniert. Das beschreiben Menschen oft mit den Worten *»Ich fühlte mich magisch davon angezogen.«*
Aus Sicht der Wissenschaft ist dieses „Erkennen" einfach nur eine normale Reaktion unseres Gehirns auf einen prägenden Reiz.

Für unser Jahrtausendritual bedeutet das:
Schwangere Paare können über Klänge mit ihrem Kind kommunzieren. Dieses Wissen ist Eltern schon lange vor Erfindung der Wissenschaft bekannt. Nicht wenige schwangere Eltern sprechen und singen mit ihrem Kind im Bauch. Nicht wenige spüren seine Resonanzen beim Musikhören, Tanzen oder eigenen Musizieren. Nicht wenige stellen fest, dass das Kind es mag, wenn ihm Geschichten erzählt oder vorgelesen werden. Und nun, die Klangschalenwissenschaft entsteht gerade erst, darf ich feststellen: Ex-Schwangere bestätigten mir, dass auch Klangschalen gut ankommen ...

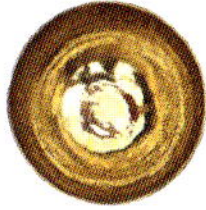

Manchmal fühlen wir uns von Speisen, Klängen, Gerüchen oder Ländern angezogen, ohne genau zu wissen, warum.

Unterschied, ob sie sich und das Kind liebt oder sich ungeliebt fühlt. Das Kind bekommt diese Unterschiede mit.
Diese Unterschiede bestimmen das Feld, das Milieu, die Umgebungsreize, in dem sich die Zellen im Gehirn (und Körper) unaufhörlich teilen und vernetzen. Eine Zellteilung und eine neuronale Vernetzung verlaufen tendenziell anders, wenn sie in einer Umgebung des Geliebtwerdens geschehen.
Das Milieu des Geliebtwerdens begünstigt eindeutig das Wachsen und Vernetzen eines in Zukunft lebensbejahenderen, kreativeren, liebesfähigeren und eindeutig auch kognitiv leistungsfähigeren Gehirns.

Die Entwicklung eines Kindes kann maßgeblich vom Wohlbefinden der Mutter beeinflusst werden.

Kleines Intermezzo
Hören werdende Eltern von diesen Erkenntnissen, wirken sie oft erschreckt, verwirrt und verängstigt. Immer wieder lässt sich wahrnehmen: Sie tauchen ab, wollen das nicht wahrhaben, blenden es aus. Warum tun sie das? Ganz einfach: Sie haben Sorge, Fehler zu machen. Wen wundert´s? Wenn die Gefühls– und Gedankenwelt der Mutter die Zukunft des Kindes mit prägt – das kann als eine zu große Verantwortung wahrgenommen werden, als eine Last, eine Bedrückung. Verstärkt wird diese Sorge durch die Allgegenwart der unsäglichen „Positiv-Denken“-Literatur und der „Chaka-Chaka-Ich-schaff-alles-was-ich-will-Seminare“.
Nun muss ich also noch gut drauf sein, fröhlich, glücklich und zufrieden, damit mein Kind auch wirklich die besten Chancen im Leben hat.

Drum hier eine weitere wichtige Information: Die Kinder der gruseligsten Eltern der Welt wurden nicht selten zu den herausragendsten Exemplaren unserer Spezies. Nicht selten ist es sogar so, dass eine miese Vergangenheit eine Kraft in uns Menschen weckt, die uns über unsere Geschichte hinauswachsen lässt.

Es gibt immer Ausnahmen. Genauso gibt es wunderbar glückliche und liebende Schwangerschaften und Kindheiten und am Ende haben wir einen Schwerverbrecher. Vermutlich.

Die Impulse, die uns die Wissenschaft liefert, sagen eigentlich nur: Du und ihr habt allen Grund der Welt, für euch zu sorgen. Es euch gut gehen zu lassen. Das Leben zu genießen und zu feiern. Euch so wenig Stress wie nötig und so viel Auszeit wie möglich zu gönnen. Es macht Sinn, sich schöne Filme anzugucken, sich in der Natur aufzuhalten, zu kuscheln und zu knutschen, tolle Bücher zu lesen – auch mal laut (was übrigens auf unser Gehirn als Vorlesende auch prägend und formend wirkt). Es macht Sinn zu singen, alleine und gemeinsam. Es macht Sinn, sich schöne Sachen zu kochen. Es macht Sinn, sich auf das Kind zu freuen, sooft es eben nur geht. Das alles ist sinnvoll, weil es das physiologische Gleichgewicht in unseren Körpern verändert. Diese Veränderung bei der Mutter kommt beim Kind an und erhöht seine Chancen, ein weltoffeneres, kreativeres, sozial kompetenteres, neugierigeres, lebensbejahenderes Gehirn in seinen Grundstrukturen anzulegen. Und natürlich muss und soll das nach der Geburt weitergehen mit der Liebe und dem Ent-

spanntsein. Denn immer noch baut sich die Ausformung des kindlichen Gehirn umfassend aus allen Signalen auf, die dieses Kind umgeben.
Das ist die Erkenntnis und der Aufruf der Wissenschaft: Wir müssen uns mehr um unsere Schwangeren kümmern. Den Mutterschaftsschutz erheblich verbessern. Väter müssen lernen, dass ihre behütende Männlichkeit nicht nur die Frau zufriedenstellen mag, sondern über diese Befriedigung die Grundlagen für ihre Kinder verbessert. Mütter müssen lernen, dass sie nicht nur die Finger von Alkohol, Nikotin und Junkfood lassen, sondern dass sie sich und ihre seelische Befindlichkeit auch pflegen dürfen.

Was die Wissenschaft aber auch sagt: Zwanghaft positiv denken macht krank. Wenn wir traurig sind, dann dürfen, ja müssen wir uns auch traurig fühlen. Ein Gefühl verdrängen ist nichts Ätherisches. Es hat biochemische und elektromagnetische Reaktionen zur Folge. Ein embryonales Gehirn, ein Säuglingsgehirn, ein Kindergehirn bekommt es mit, wenn wir unehrlich sind. Wenn wir Gefühle verdrängen. Dazu in einem späteren Kapitel noch mehr Infos. Also: Zwanghaft glücklich und zufrieden sein ist das Gegenteil von positiv Denken. Es ist eine Lüge! Vielmehr sollten wir versuchen, Umstände und Gedanken zu erschaffen, die es uns ermöglichen, zufrieden zu sein.
Die Tagesschau durch das Lesen von *Peter Pan, Alice im Wunderland, Tom Sawyer* oder *Der Wind in den Weiden zu* ersetzen hat nichts mit „positv Denken" zu tun, sondern damit, dass diese Bücher einfach gesünder sind als der Lügenschrott, mit dem sie uns in den Nachrichten veralbern.
Schwangerschaftsyoga, gemeinsames Singen, Kuscheln, Klangschalen spielen oder Bilder malen sind nun mal gesünder, als sich bis zum neunten Monat auf Teufel komm raus um die Karriere zu kümmern.
Im Wald spazieren gehen fördert die künftigen kognitiven Fähigkeiten unseres Kindes nun mal eher als Büroarbeit (okay, wenn dich dein Job vor Glück high macht, mag das anders sein).
Die Botschaft von renommierten Wissenschaftlern wie Professor Gerald Hüther ist so einfach, wie es eben nur geht: Die Neuroplastizität (das heißt die Formbarkeit) des Gehirnes ist nie so stark wie in der Schwangerschaft und den ersten drei, vier Lebensjahren eines Menschen. Wenn wir ein Kind in dieser Zeit mit Liebe, Sinnlichkeit, Vertrauen, Mut und Kreativität umgeben, erhöhen wir seine Chancen, ein zufriedenes und erfülltes Leben zu führen, beträchtlich.
Längst nicht nur Hüther geht einige Schritte weiter. Immer mehr kluge Menschen behaupten: Für die Evolution unserer Gesellschaft und der Menschheit brauchen wir in Zukunft empathische, kreative, vernetzt denkende und liebesfähige Menschen. Die Probleme der Zukunft erfordern keine Musterschüler nach altem Vorbild.
Viele ältere und junge weise Frauen, kraftvolle Väter, Hebammen, Stillberaterinnen, Psychotherapeuten, Schamanen, Heiler und Ärzte mit Herz fördern und praktizieren dieses Wissen schon seit jeher: Die Seele nährt den Körper mit.

Der Schwangerschaftsschutz muss verbessert werden. Familien gehören stärker gefördert.

Wir Menschen sind erstaunlich vielschichtige Lebenwesen. Heute wissen wir: Schon Embryonen und Säuglinge sind komplexe und extrem lernfähige Genies.

Zum Abschluss noch ein letzter Blick in die Tiefen unseres Wesens. Unser Gehirn verknüpft gerne zwei oder mehrere gleichzeitig stattfindende Ereignisse miteinander. Begegnet ihm später einer dieser Reize, werden die Gefühle, die beim Erlernen erlebt wurden, blitzartig geweckt. Jeder von uns kennt das von besonderen Gerüchen. Manchmal bekommen wir einen speziellen Geruch in die Nase und mit einem Schlag sind die Bilder und Gefühle eines lange zurückliegenden Ereignisses, bei dem es ebenso roch, in uns wach. Ein kluger Trick, denn schon der Geruch von einer Speise, mit der wir uns einmal den Magen verdorben haben, ruft augenblicklich Übelkeit in uns wach.
Ähnlich ist es mit Musik und Klängen. Wenn ihr einmal fünfzig oder sechzig Jahre alt seid und die Musik hört, die ihr heute, mit zwanzig oder dreißig viel gehört habt, dann werden plötzlich vor eurem inneren Auge die Bilder dieser Zeit auftauchen. Und ebenso die Gefühle, die ihr damals beim Hören der Musik hattet. So kann einen ein Song, den man mit einem geliebten Mensch gehört hat und der nun tot ist, sofort traurig machen.
Das ist jetzt ganz wichtig, denn nun kommt euer erster Schlüssel zum Jahrtausendritual: Wenn wir einen Klang immer in einer besonderen Gefühlslage erlebt haben, dann ist die Wahrscheinlichkeit immens hoch, dass uns später einmal dieser Klang, wenn wir ihn wieder hören, mit genau dieser Gefühlslage verbindet.

Hören und fühlen wir im Mutterleib den Klang und die Vibration einer bestimmten Klangschale immer dann, wenn sich die Mutter gut fühlt (was bedeutet, wenn auch wir im Mutterleib uns wohlfühlen), dann verknüpft das extrem neuroplastische Gehirn des Embryos den Klang mit diesem guten Gefühl. Wenn es ein Gefühl der Liebe war, an was werden wir uns erinnern, wenn wir als Erwachsene diesen Klang hören?

Wir erinnern uns an die Liebe. Die Liebe ist das Gefühl des Willkommenseins. Der Freude. Des Angenommenseins. Des Vertrauens. Der Wärme. Nicht umsonst fühlen wir Liebe ganz stark in unserem Herzen. Denn unser Herz, das ist das Leben. Das Leben aber ist die Liebe.
Verbinden wir mit dem Klang der Jahrtausendschale das Gefühl, auf dieser Welt willkommen zu sein, wird unsere Zukunft eine andere sein.
Damit haben wir den ersten Teil des Jahrtausendrituals vollendet. Wir können im Leben eines Kindes mit einer speziellen Klangschale das Gefühl der Liebe mit einem Klang verknüpfen. Hört es später im Leben diesen Klang, wird es an die Gefühle dieser Ur-Liebe erinnert. Sie ist tief in den archaischsten Strukturen seiner Wirklichkeit angelegt.

Wir können unseren Kindern einen Code der Liebe senden. Sie werden ihn empfangen. Er wird in späteren Jahren mit dem Klang der Jahrtausendschale erinnerbar.

Und so geht Der Klang der Liebe

Immer wenn du oder ihr euch so richtig gut fühlt, wenn ihr euch auf euer Kind freut, euch lieb habt, wenn ihr zufrieden seid – dann bekommt das Kind dies mit.
In diesen Augenblicken bespielt euch und besonders die Mutter mit eurer Jahrtausendschale. Das Kind wird beide Reize wahrnehmen. Kommen beide Reize mehrfach im Verlauf der Schwangerschaft vor, wird das Kind sie auf neuronaler Ebene miteinander verknüpfen. Es wird den Klang und das Gefühl der Klangschale mit dem Gefühl der Liebe, der Zufriedenheit und des Willkommenseins verknüpfen.

Wenngleich alle schwangeren Paare, denen ich von diesem Ritual erzählte, hellauf begeistert waren und alle Großeltern oder werdenden Großeltern ebenso, könnte sich der eine oder andere Leser fragen: *»Ja und? Wozu das Ganze? Mein Kind wird keine Klangschale brauchen, um sich als Erwachsener daran zu erinnern, dass ich es geliebt habe und liebe.«*
Das mag bei dir und euch vielleicht der Fall sein. Doch wage mit mir einen Blick in unsere Gesellschaft und in die Welt unserer Spezies. Dann kommen wir nicht umhin, festzustellen, dass sehr viele Menschen, ich würde sagen, in der modernen Welt die deutliche Mehrheit, sich nicht so sicher ist, was die Liebe der Eltern betrifft. Tatsächlich müssen wir uns eingestehen: Obwohl die meisten Eltern die vermutlich besten Absichten für ihr Kind hegten, kam das bei ihren Kindern nicht so richtig an.

Wenn man sich so in der Literatur oder zum Beispiel in der Filmwelt umschaut, dann ist das Ringen des erwachsenen Kindes um die Liebe und Anerkennung seiner Eltern ein ganz zentrales Thema in diesen Künsten.
Tatsächlich sind die Praxen der Psychotherapeuten und Ärzte mit Menschen, die nicht so richtig wissen, ob sie und ihr Leben lebenswert sind, zum Platzen voll. Tatsächlich haben wir Millionen und Abermillionen Menschen, die sich nach Liebe sehnen – und sie irgendwie nicht finden, obwohl die Welt mit nach Liebe Suchenden voll ist. Tatsächlich schlagen Millionen Eltern ihre Kinder, Hunderttausende werden sexuell missbraucht, inzwischen Millionen müssen Drogen nehmen, damit ein Zusammenleben mit ihnen erträglich ist oder sie in der Schule mitkommen. Tatsächlich sind wir eine Gesellschaft von Süchtigen. Nicht nur, dass wir Alkohol, Zucker, Essen, Sex und Fernsehen in sagenhaft überhöhten und deutlich gesundheitschädlichen Dosierungen zu uns nehmen. Wir konsumieren auch auf Teufel komm raus den allerletzten Zivilisationsschrott. Die Konsumgüterindustrie spielt virtuos mit archaischen Reflexen in uns. Es wird sogar behauptet, das Horten und Sammeln sei Teil unseres genetischen Erbes und zum Teil mag das ja auch stimmen. Doch gerne ignorieren Verfechter dieser Theorie, dass zufriedene, liebesfähige- und erfüllte Menschen eben viel weniger suchtanfällig sind als unzufriedene Menschen. Der suchende Mensch wird leicht zum Süchtigen. Der Süchtige ist der optimale Konsument.
Mit einiger Lebenserfahrung kann das fast jeder Mensch an sich beobachten: Wie das

Wir halten nun nicht mehr nur ein Symbol, eine Idee der Liebe unserer Eltern in unseren Herzen warm.
Wir halten es mit den Händen, hören es mit unseren Ohren.

Der Anbeginn der meisten Probleme, die wir als Menschen und als Menschheit haben, sind in unseren ersten Lebensjahren begründet.

Gefühl der Unzufriedenheit, Bedürftigkeit und Suche zum Beispiel nach Liebe mit Schokolade oder einem Einkaufsbummel befriedigt werden kann.
Aber wird es befriedigt?
Warum hat man dann nach einigen Stunden, Tagen oder Wochen schon wieder Lust auf diese Befriedigung?
Manchmal läuft einfach was schief in den Jahren nach der Geburt. Manchmal verliert man seine Eltern auch durch Krankheit, Unfälle oder Krieg.
Wir haben so viele Menschen in der Klangakademie als Gast, die sich diese Fragen wie diese stellen *„Bin ich hier falsch abgesetzt worden? Gehöre ich wirklich auf diese Welt? Bin ich liebenswert? Haben meine Eltern mich je wirklich geliebt?"*

Wenn ich diesen Menschen von der Jahrtausendschale erzähle, dann weinen sie manchmal. Sie hätten sie so gerne, eine solche Schale. Irgendein Zeichen, eine Gewissheit, das, obwohl so viel schiefgelaufen ist in ihrem Leben, und/oder mit ihren Eltern, dass es doch einmal eine Zeit gab, da waren sie willkommen. Da hat man sich auf sie gefreut. Da wurden sie geliebt. Nicht nur für diese Menschen, aber für sie ganz besonders wäre der Wert der Jahrtausendschale unermessßlich.

Auch die Kirchen erzählen uns, wir sind hier nicht willkommen. Wir sind Sünder. Wir haben Mist gebaut. Erst im Himmel finden wir Erlösung, nicht auf Erden, nicht in diesem Leben.
So ziemlich alle in unserer leistungsorientierten Gesellschaft denken, sie müssten eine gewisse Leistung erbringen, um eine Seinsberechtigung zu erwerben. Hast du Arbeit, bist du wer. Arbeitest du viel (und erfolgreich), bist du ein wichtigerer, kostbarerer, unersetzlicherer Teil unser Gesellschaft. Verliert der Mensch sein Arbeit – durch Pech, weil die Wirtschaft zusammenklappt, weil er schwer erkrankt oder weil er ein Trottel ist – dann bricht oftmals sein ganzes Bild von sich zusammen. Sein Selbstwert leidet. Einige begehen gar Selbstmord. Viele greifen zu Drogen. Noch viel mehr ruinieren zielstrebig ihre Gesundheit, nur damit sie mithalten können. Liebenswert bleiben. Durch Leistung.

Wir spielen dir Mozart oder lesen dir Zitate von Einstein vor, damit du ein leistungsfähiger Mensch wirst. Mit etwas Glück ein Genie. Das sind blöde Absichten, echt. Genies sind sie schon, wir müssen nichts draufpacken. Spielt den Klang der Liebe, einfach weil es ein Riesenwunder ist, so ein Leben durch euch wachsen zu sehen. Liebt euer Kind und freut euch, einfach weil euch die Gnade zuteil wurde, es zu empfangen und nicht, damit es mal Bundeskanzler oder Quantenforscher wird. Sendet ihm diese wahrhafte und kraftvollste Botschaft, die das Universum je hervorgebracht hat. Du bist willkommen! Dein Leben hat Sinn, denn Liebe existiert.

Und weil wir wissen, dass uns allen vielleicht im Leben und mit unseren Kindern nicht alles so gelingen wird, wie wir planen, wäre es da nicht ein guter, ein kraftvoller Gedanke, es hinauszusingen, es zu schreien, es zu tanzen, es

zu weinen, es zu lachen? Von Hormonen des Glückes überkochend: »*Wahrlich, kleine Seele, du bist willkommen. Wir freuen uns auf dich! Wir lieben dich so so so sehr!*«
Und wenn alles gut läuft mit euch und eurem Kind – glaubst du, euer Kind wäre nicht auch beseelt und glücklich über eine solche Schale? Und über das Gefühl, an das sie es erinnert?

Ich bin der festen Überzeugung, in wenigen Jahrzehnten wird für Hunderte, Tausende und vielleicht mehr Menschen eine Klangschale zum bedeutsamsten Gegenstand in ihrem Leben, in ihrem Herzen.
Ein hörbares Symbol für die Liebe seiner Eltern. Die Jahrtausendschale ...

Mit diesem Wissen hätten wir die Grundlagen, die wir für den ersten Teil – *Der Klang der Liebe* – benötigen. Doch natürlich hat es einen guten Grund, warum ich das Ritual *Jahrtausend*ritual nenne. Tatsächlich bin ich der festen Überzeugung, dass *Der Klang der Liebe – Ein Jahrtausendritual* und seine Auswirkungen nicht nur das Potenzial haben, die Welt zu verändern. Sie werden es tatsächlich tun. Denn so simpel wie der erste Teil, so simpel ist auch die Vollendung des Rituals. Und noch einmal unendlich viel kraftvoller ...

Wir werden einen Schritt weitergehen. Als Familien, als Gesellschaft und als Menschheit. Hin zu mehr Liebe, Kreativität, Sinn, Freude, Freiheit und Liebe. Das ist nicht nur meine Vision – ich halte es für unausweichlich.

So, nun hast du im Grunde alle Theorie, die du für den Einsatz der Klangschale vorerst benötigst. Wenn du es eilig hast, kannst du jetzt mit dem Praxisteil des Buches weitermachen. Wenn du noch ein paar Seiten Leselust mitbringst, dann folge mir. Ich werde dir zeigen, warum wir beiden wirklich viel Glück haben, denn *Der Klang der Liebe – Ein Jahrtausendritual* würde nicht funktionieren, wenn nicht einige Dinge in unsere Welt so sehr in Bewegung wären, von denen ich dir berichten mag.

So wird das Ritual nicht nur wegen der Evolution der Klangkultur und unserem neu gewonnen Wissen um die Neurobiologie seine Wirkung entfalten. Tatsächlich kommt es in unseren Tagen zu einer umfassenden Verschiebung in vielen anderen Bereichen unserer aller Leben. Sie alle machen ein neues, sinnerfülltes Ritual nicht nur erst möglich, sie sind zutiefst miteinander verwoben.

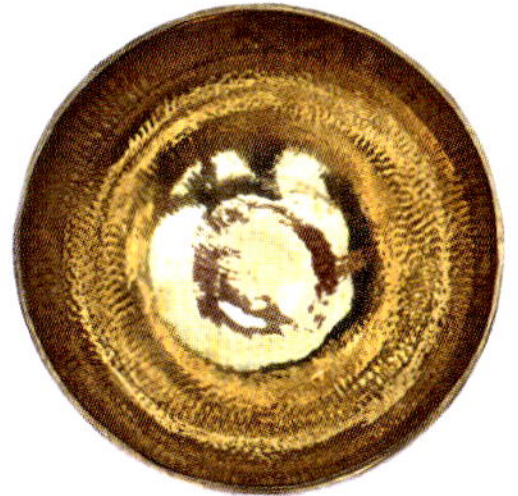

Ändern wir unseren Umgang mit Ungeborenen, Säuglingen, Kleinkindern und Pubertierenden, wird dies einen Schritt in der Evolution der modernen Menschheit auslösen.

Der Klang der Liebe – Ein Jahrtausendritual konnte erst in unseren Tagen zu uns kommen, weil heute bei immer mehr Paaren und Schwangeren eine spezielle Voraussetzung erfüllt ist, die es benötigt, damit sich das Ritual entfalten kann. Es handelt sich um den Grund, warum wir Kinder bekommen.

Der Grund, warum wir Kinder bekommen

Früher bekam man einfach Kinder. Heute entscheiden sich viele Menschen sehr bewusst dafür oder dagegen.

Noch nie zuvor in der Geschichte der Menschheit wurden so viele Kinder aus nur einem einzigen Grund geboren: Liebe.
Wir hören natürlich alle gerne, dass wir auf die Welt kamen, weil unsere Eltern sich liebten und das Leben liebten und sich daher ein Kind der Liebe wünschten. Bei vielen mag es auch so gewesen sein. Oder sie haben es sich im Nachhinein so ausgedacht.
Doch ist man ehrlich, so darf man bemerken: Noch in den Siebziger- und Achtzigerjahren haben viele Kinder bekommen, weil es sich so gehörte, wenn man verheiratet war (was sich ebenfalls gehörte, wenn man miteinander leben, mindestens aber Sex haben wollte).
Für viele war es sogar ihre Pflicht als Kirchengläubige und früher als Anhänger militaristischer Staatssysteme, Kinder zu produzieren.
In den Jahrtausenden zuvor (und immer noch) war der männliche Nachwuchs des Adels ganz besonders wichtig. Es sollte kein Machtvakuum geben. Der Geldadel wollte zumindestens seine Besitzgüter an die Kinder weiterreichen. Weibliche Nachkommen waren in den meisten Adelshäusern erst willkommen, wenn genug Söhne geboren waren.
Arme Menschen bekamen bis vor Kurzem auch und hauptsächlich Kinder, damit sie im Alter gut versorgt waren oder Hilfe bei der Arbeit hatten. Bis vor Kurzem? In den ärmeren Ländern unserer Welt ist dies noch immer so. Vom Adel einmal abgesehen: Es ist gar nicht so unüblich, dass Handwerker oder Unternehmer ihr Gewerbe oder ihre Firma an ihre Kinder weitergeben. Wirklich spannend dabei: Während sich die jungen Menschen (hier zumeist die Söhne) nach Jahrhunderten von der Last befreiten, in die Fussstapfen des Vaters treten zu müssen, gilt in Zeiten der Globalisierung und der von der Aktionärsgier getriebenen Firmen ein Familienunternehmen tendenziell als Garant für eine menschlichere Form des Unternehmertums. Zum Beispiel in Bezug auf die soziale Verantwortung für Beleg- und Gesellschaft. Wir lieben unsere neue Freiheit und schätzen doch gleichzeitig die Tradition.
Keine Verhütung: Ausgesprochen viele Kinder kamen aus einer Kombination von Liebe, Lust und religiösen Dogmen zur Welt. Oder auch nur Lust und Religion.
Uns Menschen zieht es nun einmal zum Sex. Da wo der Mensch nicht verhüten kann (weil keine Verhütungsmittel oder kein Wissen über Verhütungsmethoden zur Verfügung stehen) oder nicht verhüten darf (zum Beispiel, weil seine Religion es ihm untersagt), bekommt er als Resultat von Liebe und/oder Lust Kinder. Ob er die nun unbedingt haben will oder nicht.
Bestimmt wurden schon immer Kinder der Liebe gezeugt. Wenn wir dann schwanger sind, spendet das Hormonsystem eines gesunden Menschen alle Stoffe, die es braucht,

damit wir uns auf das Kind freuen. Doch machen wir uns nichts vor, die Mehrzahl der Menschen kam auf die Welt, weil es praktisch oder zwangsläufig war.
Wir können wohl behaupten: Noch nie gab es so viele Möglichkeiten und Gründe, Kinder nicht bekommen zu müssen. Sie werden ja auch genutzt, denn in zahllosen Nationen der Welt schrumpfen die Geburtszahlen. Kinderreiche Familien sind etwas sehr Schönes, aber eben nur, wenn sie aus Liebe entstehen und nicht, weil es meine Religionsführer so befehlen.

Dass man also Kinder aus Pflicht, Reflex oder Unausweichlichkeit bekam, änderte sich in den letzten Jahrzehnten. Es ändert sich immer weiter: Erstmals in der Geschichte der Menschheit werden Millonen und Abermillionen Kinder aus Liebe gezeugt und geboren. Aus Lust *gezeugte* Kinder mögen häufiger denn je das Licht der Welt erblicken, doch noch nie haben sich so viele Menschen über ihren Schatten erhoben und bekennen: *»Du warst nicht geplant, doch wir haben uns entschieden, dich als Kind der Liebe wachsen zu lassen.«*
Das hat nichts mit der Macht der Religionen zu tun, sondern mit der Art und Weise, wie junge und ältere Menschen das Leben sehen. Tatsächlich steht es in immer mehr Staaten der Welt jungen Menschen offen, eine Schwangerschaft nach der Zeugung zu beenden. Auch verfügen nahezu alle Teenager und Erwachsene über Wissen und Mittel zur Verhütung. Weiterhin kann man Kinder durchaus nach der Geburt abgeben. Es wird gut für sie gesorgt. Oft besser, als die Eltern es könnten.

Trotz alledem kommen heute so viele Kinder mit dem Bekenntnis zum Leben und zur Liebe zur Welt – das ist eindeutig eine Revolution. Wir sind in der Lage, aus einem „Zufallstreffer“, einem „Versehen“ und einer „Unachtsamkeit“ tatsächlich eine mehr als grandiose Liebesgeschichte zu kreieren.
Ein großer Teil der Menschen erhebt sich in unseren Tagen über die Funktionalität des Zeugens, Gebärens und Kindergroßziehens zu einem Bekenntnis der Empathie, Kreativität, Gemeinsamkeit und – der Liebe.

Was bedeutet das für unser Jahrtausendritual? Das Jahrtausendritual kann dank der Evolution der Liebe überhaupt erst beginnen. Seelen betreten die Erde, die nicht aus Pflicht oder Nutzen kommen, sondern aus dem Herzen der Kreativität. Aus der Liebe.

Es ist zum Heulen schön, nicht wahr?! Wir sind mittendrin ...

Es gibt Gründe für diesen Siegeszug der Liebe. Warum wir uns überhaupt zu diesem Bewusstsein hin entwickeln konnten. Mit verantwortlich für diese Evolution sind die Segnungen unserer Gegenwart. Zu denen komme ich auf der nächsten Seite.

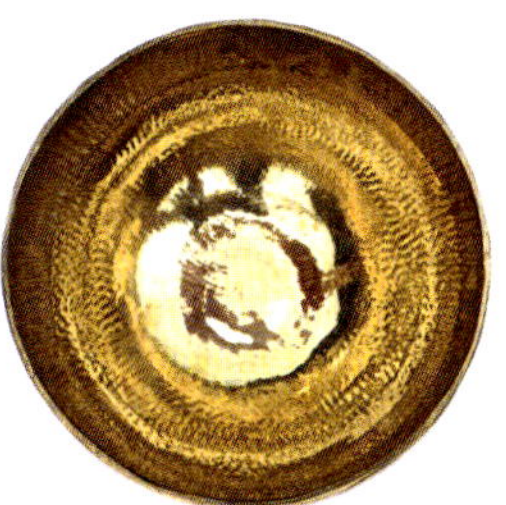

Die Menschheit beginnt sich über ihr Erbe zu erheben. Wir bekommen Kinder aus Lebensfreude, Glück, Dankbarkeit und Liebe.

Der Klang der Liebe – Ein Jahrtausendritual konnte erst in unseren Tagen zu uns kommen, weil wir über die Gnade der Geburt in der richtigen Zeit und an den richtigen Orten verfügen.

Die Segnungen der Gegenwart

Immer mehr Menschen auf unserer Welt wachsen ohne akute Bedrohung auf. Immer mehr erhalten Bildung. Immer mehr gewinnen ihre Freiheit.

Noch nie zuvor in der Geschichte der Menschheit wurden so viele Kinder gezeugt und geboren, deren Leben nicht von Hunger, Krieg, Krankheit und Naturgewalten bedroht waren. Zwar existieren diese Plagen noch an viel zu vielen Orten und für viel zu viele Menschen auf unserer Erde und werden vermutlich auf längere Sicht noch existieren. Doch der Anteil von Menschen, die in Sicherheit, mit genügend Nahrung, grundlegender medizinischer Versorgung und geschützt vor klimatischen Einflüssen aufwächst, nimmt beständig zu. Und nicht nur das: Auch die Eltern und teilweise sogar schon die Großeltern wuchsen ohne diese Bedrohung auf.
Je mehr sich Demokratien und Frieden auf der Welt ausbreiten, desto größer wird der Anteil von Menschen, die nicht durch Traumata geprägt wurden.
Durch die Omnipräsenz der Gewalt in den Medien könnte man zwar den Eindruck bekommen, es gäbe immer mehr Kriege. Doch das Gegenteil ist der Fall. Die Zahl der Kriege und der Todesopfer in Kriegen sinkt.

Der Zugang zu ausreichender und gesunder Nahrung nimmt beständig zu. Noch nie wuchsen derart viele Menschen mit so guter Vital- und Nährstoffversorgung auf. Noch nie gab es so viel so umfassendes Wissen über hochwertige und lebendige Nahrung.

Neben der Ernährung trägt die Hygiene entschieden zur Freiheit der Menschen von Krankheiten bei. Die lange Lebensdauer der Menschen der Gegenwart ist viel weniger den Fortschritten der Medizin zu verdanken (der aber auch), als vielmehr der deutlich verbesserten Nahrungsversorgung und den Fortschritten in unserer hygienischen Versorgung. Sei es bei der Behandlung von Kranken, bei der Lebensmittelherstellung oder im häuslichen Umfeld, so auch durch sauberes Trinkwasser.

Noch nie in der Geschichte der Menschheit stand so vielen Menschen Bildung zur Verfügung wie es das heute tut. Auch hier findet gerade eine Evolution unfassbaren Ausmaßes statt, die unsere Leben und unsere Bildungssysteme vollständig umwälzen wird. Das Internet wird in den nächsten zehn Jahren die gesamte Menschheit, ihr Wissen und ihre Erfahrung zusammenfassen. Was für uns heute schon fast selbstverständlich ist, wird für Menschen in den ärmeren Regionen dieser Welt ebenfalls kommen. Zwar versuchen zur Zeit fast alle Staaten dieser Welt die Kontrolle über „ihr" Internet zu erlangen, doch ob ihnen das langfristig wirklich gelingt, wird sich zeigen. Die Kreativität und die Wut unterdrückter Menschen ist grenzenlos.
Nahrung, Sicherheit, Freiheit – das ist der Nährboden, auf dem Kreativität und Sozialwesen gedeihen. Noch nie zuvor waren sie für so viele verfügbar und stehen sie für so viele in Aussicht.

Doch es geht noch weiter: Noch nie zuvor ist so vielen Menschen bewusst geworden, dass das Dogma vom Überleben des Stärksten vielleicht im Dschungel funkioniert, nicht aber für die Menschheit als Kollektiv, ja nicht einmal für Staaten, Konzerne, Firmen und Familien. Immer mehr Vordenker, Mediziner, Philosophen und vor allem künstlerisch-kreative und sozial aktive Menschen wenden sich von der Leistungssklaverei und dem mit ihr verwobenen Konsum ab. Sie arbeiten und leben wohl funktionierende alte wie neue Systeme des Wirtschaftens und Zusammenlebens. Wer hat schon noch einen Zweifel daran, dass etwas Neues kommen muss und wird?

Wenn aber die Menschheit keine Energie mehr für Angst verbraucht und nicht mehr für den Kampf der Stärkeren: Dann blüht uns die Explosion der Kreativität. Wir werden Dinge umsetzen können, die wir heute noch nicht zu träumen in der Lage sind. Das wird uns alle fordern. Vermutlich mehr als wir gerne möchten. Doch es wird geschehen, denn auch der letzte Idiot bekommt gerade mit, dass die Ressourcen unser Welt und der Menschen nicht unendlich sind.

Vermutlich leben wir in der schönsten Zeit, die die Menschheit bisher je hatte. Und selbst wenn es einmal einige Rückschritte geben sollte – Wissen und Erfahrungen lassen sich nicht ausrotten. Auch wenn manche Mächte das immer noch denken. Wir werden uns als Menschheit weiterentwickeln. Das ist Teil unserer Biologie. Teil der Evolution.

Toleranz. Gleichberechtigung der Geschlechter und der Kinder. Freiheit. Teuer erkämpft von mutigen Männern und Frauen in den Jahrhunderten vor uns.

Fast alle Eltern überall auf der Welt wollen für ihre Kinder Frieden, Freiheit, Raum, sich in Kreativität zu entfalten. Täuschen wir uns nicht über das Erstarken der radikalen Rechten, über die Wut der Islamisten. Sie sind ein Zeichen für die enorme Bewegung, die uns als Menschheit erfasst hat. Freiheit muss man aushalten können. Sie kann stark verunsichern.

„Freiheit aushalten!“ war ein Programm des Kabarettisten Richard Rogler in Anlehnung an die „Ausfahrt-freihalten!“-Schilder.

Was bedeutet das für unser Jahrtausendritual? Erst die Freiheit von Bedrohungen für das unmittelbare Überleben der Menschen setzt den Raum und das Bewusstsein für kreative Entwicklungen frei.

Der Mensch braucht diesen Freiraum, um sich übergeordneten spirituellen Visionen dauerhaft widmen zu können.

Aus unserem Kampf ums Überleben wird so die Suche nach neuen Formen des Lebens und Zusammenlebens. Das Paradigma einer Weltsicht vom Überleben des Stärkeren geht gerade mit Brüllen einer sterbenden Bestie unter. Wir begreifen, dass wir nur gemeinsam erfolgreich sein können.

Bedenkt nur, wo wir heute stehen, fast genau ein Jahrhundert, nachdem sich die Menschheit in zwei unermeßlich grausame Kriege stürzen ließ.

Bedenkt nur, wie einfach es heute ist, seine eigene Meinung zu vertreten. Seinen eigenen Lebensweg zu wählen. Seine eigenen Rituale zu leben.

Wir haben uns in den letzten Jahrzehnten auf erfrischende Weise von Traditionen und Verhaltenskodexen befreit, die unser aller Leben schwer belastet haben. Dazu gehören zum Beispiel die Geschlechterrollen, die Rassentrennung, die Bedeutung der Kirchen und ihrer Moralvorstellungen oder die eigene sexuelle Ausrichtung. Unser Umgang mit Kindern hat sich total geändert. Wir begreifen sie mehr und mehr als gleichberechtigte Mitglieder von Familie und Gesellschaft.

Die Evolution der Traditionen

Wir machen heute nicht mehr folgsam nach, was unsere Alten uns vorgemacht haben. Wir prüfen, ob ihre Rituale und Überzeugungen gut für uns sind.

Doch mit solchen und vielen anderen großen Errungenschaften der modernen Menschheit sind uns ausgesprochen viele kleine Traditionen verloren gegangen, die ein Vakuum hinterlassen haben. Irgendetwas fehlt uns modernen Menschen. So wie es aussieht, könnte dieses Etwas mit einem Sinnverlust zu tun haben. Wir leben kaum noch soziale oder spirituelle Zeremonien und Rituale. Unser so angenehm freies Leben als Individuen ist nicht mehr mit etwas Größerem verbunden. Zum Beispiel einer Familie, einer dörflichen Gemeinschaft oder dem Bewusstsein, dass das Leben von einem höheren Sinn durchdrungen sein könnte.

Wir gehen nicht mehr in die Kirche, und Vereinsmeierei stößt viele Menschen ab. Wir ziehen das Weihnachtsfest nicht mehr mit zusammengebissenen Zähnen durch, obwohl sich daheim alle angiften. Wir fegen unseren im Grunde noch sauberen Bürgersteig nicht jeden Samstag, nur weil man das samstags so tut. Wir kuschen nicht mehr vor der Willkür von Priestern und Beamten. Wir entscheiden uns frei zu sein von der Moral und von Ritualen, die uns widersinnig erscheinen. Alle Ideologien sind gefallen. Gerade fällt der Kapitalismus. Das Lebensziel junger Frauen ist es nicht mehr, sich einen Mann zu angeln, der fortan für sie sorgt. Das sind große Fortschritte.

Auf der anderen Seite ist da so eine Sehnsucht. Ein Mangel an Bedeutung und Sinn, an Gemeinschaft, echtem Zusammenhalt, an Orientierung im Fluss des Alltages und des Jahres.

Es gibt kluge Stimmen, die behaupten, der Konsumindustrie und der Politik liege viel daran, dass wir Sehnsucht und Unzufriedenheit mit uns herumschleppen. Denn je erfüllter das Leben eines Menschen, desto gesünder und glücklicher ist er. Je mehr Sinn es hat und je mehr es von Traditionen und Ritualen begleitet ist, die nicht auf Konsum abzielen, desto selbstbewusster wird der Mensch. Wer Selbstbewusstsein daraus bezieht, sich etwas Bestimmtes kaufen zu können, unterliegt einem archaischen Reaktionsmuster, nicht aber der Freiheit seines Handels und Denkens.

Eine mögliche Lösung zeigt sich in unseren Tagen: Immer mehr Menschen beschäftigen sich mit sehr alten wie auch neu geschaffenen Ritualen. Zum Beispiel dem gemeinsamen Kochen und Essen in der Familie oder einer größeren sozialen Gemeinschaft. Da wird auch wieder Weihnachten gefeiert, aber nicht mit den nervenden Verwandten, sondern mit Freunden, die uns wirklich etwas bedeuten. Einige feiern nicht Jesu Geburt, sondern was

Weihnachten vor ihm war: Die geweihten Nächte, Wintersonnenwende, die Bewegung vom Dunkel ins Licht.
Am Morgen, am Abend oder am Wochenende machen wir Yoga, meditieren oder lauschen den Klangschalen, weil sie uns mit uns selbst in Berührung bringen.
Das Singen, alleine für sich und in der Gemeinschaft, findet immer mehr Fans. Sie spüren, wie sich dieses Singen auf ihr Befinden auswirkt. Sie genießen das soziale Miteinander. Immer mehr Menschen engagieren sich sozial. Sie überlassen es nicht mehr dem Staat, packen selbst an.

Zu den neuen Ritualen unserer Zeit gehört fraglos die Evolution der Klangkultur, deren Zeuge und Inspiration ich sein darf. Hunderttausende Menschen holen eine neue Form der Klangerfahrung und des Klangerlebens in ihr Leben. Es geht nicht mehr um Notenlernen und das Nachspielen von Kompositionen.
Es geht um das Spüren der körperlichen und seelischen Wirkungen von Klang. Es geht darum, selbst auf eine Weise zu spielen, die vom Herzen, dem Gefühl gelenkt wird und nicht so sehr vom Intellekt. Die nicht Leistungsprinzipien gehorcht, sondern den eigenen, umittelbaren Bedürfnissen.
Wir spüren, dass diese Klangerfahrungen uns wohltun, uns entspannen. Sie tragen zu unserer geistigen wie körperlichen Regeneration bei. Sie helfen uns, uns selbst, die Welt und unsere Probleme anders und neu wahrzunehmen. Wir spüren: Sie wirken auf unsere Kreativität. Auf unsere Fähigkeit, uns für das Leben und seine Möglichkeiten zu öffnen.

In diesem Augenblick fangen wir an, diese Klänge regelmäßig zu nutzen. Wir treffen uns mit anderen Menschen, die sie nutzen. Wir geben diese Übungen an wieder andere Menschen weiter. Und schon beginnen wir, auch unseren Kindern zu zeigen, wie man unabhängig von Noten und Leistungsstreben Klang ganzheitlich erfährt. Unsere Kinder greifen begeistert auf, was wir ihnen da zeigen. Denn sie können es nachvollziehen. Sie spüren: Da kommt etwas von den Ältern, was uns bewegt. Was uns gefällt. Wir erleben die Geburt neuer Traditionen. Für unser Enkelkinder schon wird der Umgang mit Klang und Klangschalen zur Gestaltung der eigenen Gesundheits– und Kreativitätswelten selbstverständlich sein. So wie sie Computer benutzen, die noch für meine Generation absolutes Neuland waren.
Die Entwicklung und Verfeinerung von Klangschalen innerhalb von Ritualen geschieht. Warum? Weil es sinnvoll ist. Weil sie die Evolution des Menschen hin zu mehr Kreativität, Empathie, vernetztem Denken, sozialem und ökologischem Bewusstsein sowie Gesundheit fördern.

Der Klang der Liebe – Ein Jahrtausendritual sind sinnvolle Rituale. Sie bereichern uns auf Ebenen unseres Menschseins, auf denen wir lange Hunger gelitten habe. In einer einfachen und zudem genussvollen Übung können wir uns geistig mit unserem Kind verbinden und gleichzeitig mit den Menschen unserer Familie, die vor uns waren und die nach uns kommen werden.

Bei unserer Befreiung ging uns vieles verloren, dessen Wert wir nun wiedererkennen. Gleichzeitig entstehen völlig neue Rituale, Zeremonien und Verhaltensweisen.

Sowohl zu den Segnungen der Gegenwart als auch zum Bruch mit den Traditionen gehört dieses Buch und was ihr mit ihm macht. Wir lassen uns nicht mehr bestimmen, wo und wie wir Informationen beziehen und verarbeiten. Wir übernehmen die Verantwortung für unsere Gesundheit in körperlicher, geistiger und seelischer Hinsicht selbst.

Die Evolution von Heilung und Wissen

Immer mehr Menschen sorgen bewusst für den Erhalt ihrer körperlichen, geistigen und seelischen Gesundheit. Sie betreiben Salutogenese.

Ganz zu Beginn und bis heute waren es die Schamanen und die Kräuterkundigen. Irgendwann wurden sie von den Priestern abgelöst, die uns einzig Heilung im Himmelreich versprachen. Der Glaube wurde von der Wissenschaft erlöst. Mit Hilfe der Medizin konnte sich die Menschheit von einigen grausamen Geiseln befreien. Eine Weile glaubten wir, die Wissenschaft kann alles. Alles, so schien es, ist für die Menschheit machbar.
In den letzten Jahrzehnten erkennen wir, dass wir nicht erhaben über Krankheit, Siechtum und Tod sind.
Schmerzhaft und verwirrt stellen wir fest, dass Wissenschaftler und Ärzte Unglaubliches vollbringen – und doch bei unzähligen Problemen keinen Rat wissen.
Viele Menschen erkennen, dass dort, wo sich Schamanismus, Kräuterkunde, Spiritualität und Wissenschaft berühren, Hilfe zu finden ist, wo vorher Hoffnungslosigkeit herrschte. Oft mangelt es noch an Respekt für das Ganze und die „Anderen". Doch mutige Forscher und Laien brechen mit diesen unsinnigen Abneigungen. Die Wissenschaft erkennt den Wert von „Glauben" und Ritualen. Sie wird immer geübter darin, nicht nur Teilbereiche unseres Lebens zu sezieren, sondern einen Blick auf das größere Ganze zu werfen. Sie fragt sich immer häufiger, warum es ein bestimmtes Ergebnis gibt, anstatt darauf zu beharren, die Gesetze für die Gleichung zu kennen.
Dieses Denkens ist die Basis meiner Klangstudien. Vom Ergebnis ausgehend habe ich mich gefragt: *»Wieso haben Klanganwender solche Heilerfolge? Was sind die wahren Gründe, warum Klangerfahrungen so eine Wirkung haben können?«* Ich habe nicht das Ergebnis infrage gestellt, sondern nur die Legenden, die in der Klangszene kursieren. Ich habe mich gefragt: *»Stimmen die Erklärungen, warum Klang heilsam wirkt?«* Dabei durfte ich entdecken, dass man mit einer völlig unsinnigen Erklärung sehr wohl heilerisch wirken kann. Doch das soll ein anderes Kapitel in einem anderen Buch sein.
Was sich geändert hat, ist, dass wir die Fragen, wie etwas in uns funktioniert, nicht mehr nur den Priestern, dem Staat oder den Ärzten überlassen. Wir suchen selbst.

Im Bereich von Gesundheit und Krankheit entdeckten sowohl die Wissenschaftler als auch die Laien, dass unsere Ärzte mit den Problemen unserer Gegenwart überfordert sind. Immer mehr Menschen erkranken, weil sie ein verbogenes, trauriges, überlastetes, sinnentleertes, wütendes Leben führen. Da kann ein Arzt selten helfen. Eher schon ein Psychotherapeut. Doch noch immer verschließen sich viele Psychotherapeuten unseren seelischen Sehnsüchten und Wahrnehmungen. Sie siedeln den

Urgrund aller Probleme in unserem Gehirn und unserer Kindheit an. Was auch ganz richtig ist, denn es gibt keine isolierten Ursachen – unsere Lebensgeschichte und die unserer Familie ist immer beteiligt.
Die Lehren der Psychotherapie sind noch sehr jung und sie leistet Erstaunliches. Doch können wir immer mehr Menschen beobachten, die sich nach langer Erfahrung mit der klassischen Therapie enttäuscht abwenden. Ihnen fehlt etwas. Oder sie nehmen etwas wahr, was ihr Therapeut nicht befriedigend zu betreuen weiß.
Spirit.

Immer mehr Menschen erkennen, dass Gesundheit ein überaus kostbares Gut ist. Wir wissen heute, dass wir ihren Erhalt begünstigen können. Bewegung und Ernährung sind hier zwei der wichtigsten Schlüsselbegriffe. Frische, industriell möglichst wenig behandelte Kost, radikale Reduzierung von raffinierten Zuckern, Auszugsmehlen und Fetten. Nach Möglichkeit ohne Einsatz von Chemikalien angebaut.
Mehr Bewegung durch sanfte Gymnastik, maßvollen Sport, Yoga, Tanzen, Fitnesstraining im Studio schafft Ausgleich zu den sitzenden Tätigkeiten, die unserem Körper so schlecht bekommen.
Sich bewusst mit schönen Dingen beschäftigen, sich in der Natur aufhalten, nette Menschen treffen, sich weiterbilden – all das kann unserer Gesundheit förderlich sein.

Ein neuer Begriff wurde gefunden, er heißt Salutogenese. Salutogenese ist die Lehre vom Gesundbleiben. Alles, was dazu beiträgt, damit wir gesund und vital bleiben können, ist sinnvoll. Im alten China wurden die Ärzte nur bezahlt, wenn ihre Patienten gesund blieben. Sie waren Profis der Salutogenese. So verstehen auch heute immer mehr Menschen ihren Arzt als Partner, der ihnen dabei hilft, gar nicht erst krank zu werden. Doch oft ist unser Gesundheitssystem damit klar überfordert. Es ist nach wie vor sehr auf die Behandlung von Krankheit fixiert. Zudem leidet es unter einer übermächtigen Pharmazeutischen Industrie, Medizinfunktionären und einer immer noch wachsenden Masse von Patienten mit übersteigerter Anspruchshaltung.
Noch vor dreißig Jahren war es schwerlich möglich, dass ein Mensch ohne Verlagsausbildung, ohne Kapitalgeber und kein Mediziner, ein Buch wie dieses veröffentlicht. Ein Buch über Salutogenese. Wir haben ein großes Stück Freiheit gewonnen. Wir holen uns die Verantwortung für unser Leben zurück. Klangschalen sind auf diesem Weg so hilfreich, weil sie dazu einladen, diese Verantwortung mit Gelassenheit, Sinnlichkeit und lauschendem Herzen wahrzunehmen.

Gesund bleiben, nicht um den Leistungswahn unserer Gegenwart zu überstehen, sondern um sich geistig und seelisch weiterzuentwickeln.

Der Klang der Liebe – Ein Jahrtausendritual setzt mit dem Prinzip der Salutogenese – der Gesundheitsvorsorge – so früh es nur geht an. Es gibt Tipps und Tricks, die Gesundheit mit Klang zu pflegen. Mit der Kraft des Herzens.

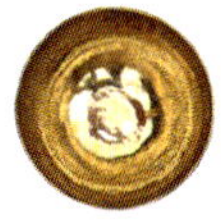

Eine letzte Inspiration möchte ich euch mitgeben auf euren Weg. Zwar ist *Der Klang der Liebe – Ein Jahrtausendritual* nicht von ihr abhängig, doch sie mag uns alle motivieren. In ihr geht es um einen neuen Zweig der Wissenschaft, die Epigenetik. Sie erzählt uns von einer weiteren Revolutions unseres Wissens.

Epigenetik und das Buch von der Liebe

Wir sind der Macht unserer Gene gar nicht so ausgeliefert, wie man uns gerade noch erzählt hat.

Bis vor kaum zehn Jahren nahm man in der Forschung noch an, dass unsere Gene die uns maßgeblich prägende Kraft sind. Die Gene, so hieß es, entscheiden, mit welchem Charakter wir durch das Leben laufen. Und auch ob wir krank werden oder nicht. Das ist nun nicht mehr ganz richtig.
Denn die Epigentiker haben, sehr vereinfacht formuliert, herausgefunden, dass wir unsere Gene in beträchtlichem Ausmaße durch unser Verhalten und unser Denken aktivieren oder deaktivieren können. Unser Organismus ist in der Lage, rund um unsere Gene Substanzen anzulagern, die eine Aktivierung oder Deaktivierung unserer Gene bewirken können. Ob unser Organismus dies tut, unterliegt nicht etwa Zufallsprinzipien, sondern kann durch die Art und Weise, wie ein Mensch lebt und denkt, deutlich beeinflusst werden.

So dachte man also früher, dass ein Kind, wenn es Großeltern und Eltern hatte, die Diabetes bekommen haben, und das Diabetes begünstigende Gen auch in sich trägt, auch Diabetes bekommen würde. Heute weiß man, dass über die Vermeidung von Industriezucker und Auszugsmehlen und eine vitalstoffreiche Ernährung sowie ausreichende Bewegung die Chance für die Aktivierung des Genes deutlich abnimmt. Die Ernährungsforschung weiß dies eigentlich schon länger, aber die Nahrungsmittelindustrie versucht die Verbreitung dieses Wissens zu verhindern.
Ebenso hatte man den Verdacht, dass bestimmte Gemütshaltungen sich nahezu zwingend durch die Gene der Eltern auf das Kind übertragen. Zum Beispiel die Unfähigkeit, dem Gegenüber seine Liebe zu zeigen oder die Liebe eines anderen Menschen an sich heranzulassen.
Heute dagegen kann ein angesehener Mediziner und Forscher wie Professor Dr. Johannes Huber ein Buch über epigenetische Forschungen und Erkenntnisse *Liebe lässt sich vererben* nennen. Was er in seinem Buch fordert, fühlt sich an wie die medizinisch–politische Forderung zu *Der Klang der Liebe*: Mehr Achtsamkeit und Respekt für unsere Schwangeren, unsere Kinder und alle, die mit ihrer Betreuung beauftragt sind.
Eine zentrale Erkenntnis der Epigentik ist: Wir stehen in einer langen Tradition der Menschheit, in der Misstrauen, Angst, Zweifel, Wut und Hass, Missgunst, Sorgen, Gier und Neid das Miteinander geprägt haben. Sie haben Millionen von Menschen in zahllose Katastrophen gestürzt. Doch es ist weder unser zwangsläufiges Erbe, erst recht nicht das unserer Kinder, die genetischen Grundlagen für diese Haltungen aktiviert und vererbt zu bekommen. Obwohl also die dunklen Seiten des Menschseins in uns allen mehr oder weniger offen angelegt oder sogar aktiviert sind, können wir den Genen, die dies bewirken, durch

Arbeit an uns selbst und an unseren Kindern, die „Grundlage entziehen", sie womöglich deaktivieren.
Die Chance, dass wir sie dann im deaktivierten Zustand an unsere Kinder weitergeben, ist gegeben.

Diese Deaktivierung von Genen, auch das eine neuere Erkenntnis, bedarf nicht zahllose Generationen, sondern kann aktiv innerhalb einer lebenden Generation geschehen. Schon der kommenden Generation gäben wir dann ein anderes Potenzial, Freude, Frieden, Kreativität, das Miteinander, das spirituelle Bewusstsein und die Liebe zu gestalten, mit.
Das alles bedeutet nichts anderes, als dass wir mit unserem Verhalten und unserem Denken nicht nur das Wachsen und Vernetzen des embryonalen Gehirns beeinflussen, sondern auch Einfluss auf die Aktiverung und Deaktivierung von familärem Erbgut, von Prägungen, von Genen nehmen. Das Besondere dieser Erkenntnisse und von Büchern wie dem von Johannes Huber: Sie weisen uns darauf hin, welch eine prägende Kraft die Liebe ist.
Es kommt also aus einer weiteren Ecke der vielen Wissenschaften eine Inspiration, doch unserem Herzen zu folgen. Uns ausgiebiger mit der Entwicklung unseres Bewusstseins, unserer Kreativität, unserer sozialen Intelligenz und unserer Fähigkeit, Liebe zu kommunizieren und zu leben, zu beschäftigen.
Ebenso damit zu relaxen und eben nicht das zu tun oder so zu fühlen, wie schon unsere Eltern und unsere Großeltern es getan haben.
Die Epigentik sagt nichts anderes, als dass wir einen viel größeren Spielraum haben, die Zukunft unserer Kinder, unserer Familie und damit der Menschheit zu beeinflussen, als man uns gerade noch erzählt hat.
Sie sagt nichts anderes als: Wir haben weit mehr Einfluss, weit mehr Macht als bisher gedacht. Und wir üben diese Macht, diesen Einfluss nicht aus, in dem wir uns und unsere Kinder drillen und trainieren, sondern in dem wir sie liebend begleiten.

Als ich vor vierzehn Jahren mein erstes Buch der Neuen Klangkultur veröffentlichte, da gab esnoch viele Menschen, die meine Beobachtungen verhöhnten. Ich hatte nichts weiter behauptet, als dass das Spielen und Fühlen eines Instrumentes wie das australische Didgeridoo erhebliche Auswirkungen auf unser körperliches, geistiges und seelisches Befinden haben kann.
Nur vierzehn Jahre später kann ich euch einen weiteren Schritt in der Evolution der Klangkultur mitgeben: Das intensive Spielen und Fühlen von Klangschalen kann nicht nur Auswirkungen haben – es wirkt. Unausweichlich.

Wir prägen unsere Gene und unsere Kinder mit unserer Lebenseinstellung. Wie wir Klangschalen einsetzen, hat Einfluss auf die Wirklichkeit.

Die Zukunft hat schon lange begonnen. Wie schön, dass ihr dabei seid. Gemeinsam werden wir die Legende der Menschheit bewegen.

Der Klang der Liebe – Ein Jahrtausendritual ist ein sinnlicher, ein lustbetonter, wohltuender und nachhaltiger Schritt in das Herz der Sehnsucht, das in uns allen schlägt. Oder sollte ich besser sagen: »*Summelt und singelt ..?!*«

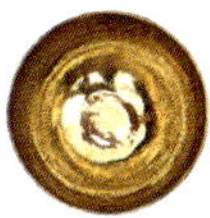

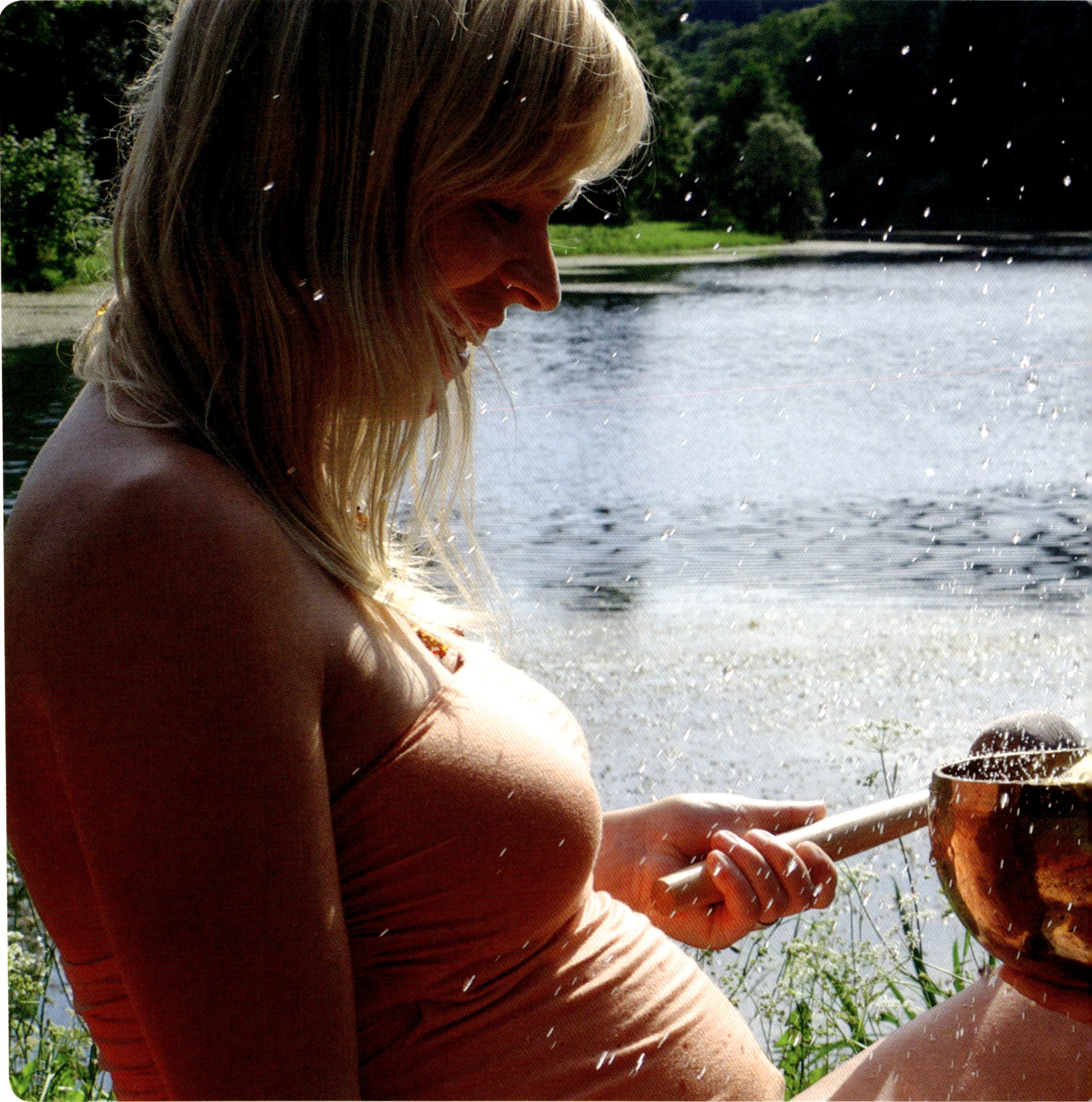

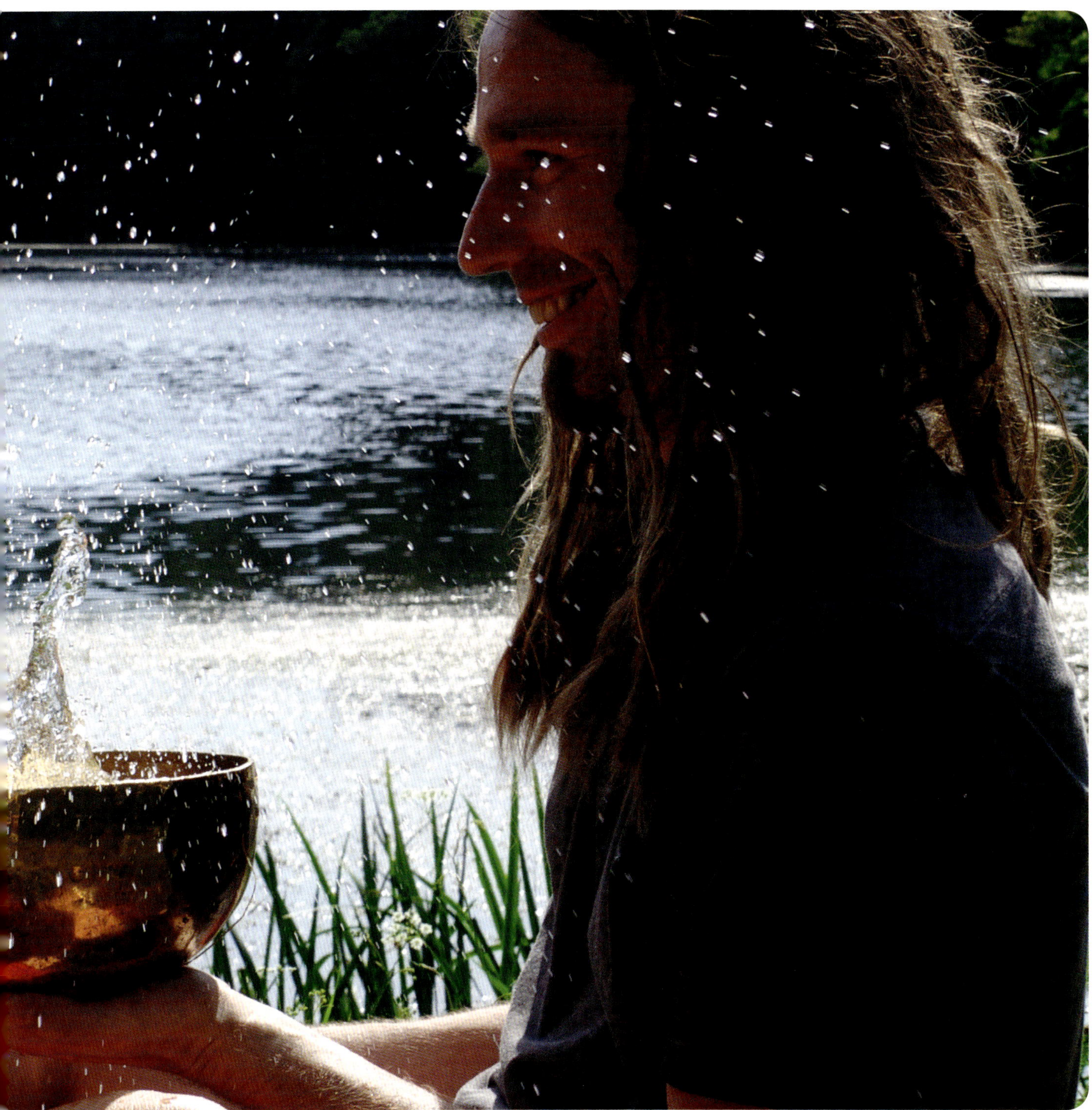

Die Wahl des Instrumentes

Warum eine Klangschale?

Eine Klangschale bietet eine ganze Reihe unschlagbarer Vorteile, die unser Jahrtausendritual erst möglich machen:

Die herausragenden Eigenschaften der geschmiedeten Klangschalen machen das Jahrtausendritual erst möglich.

1.) Klangschalen sind kinderleicht zu spielen. Absolut jede Mutter und jeder Vater kann sie mit der Anleitung in diesem Buch einsetzen. Klangschalen lassen sich nur durch massive mechanische Einwirkung zerstören. Durch normalen, achtsamen Gebrauch nutzt sie sich nicht nur nicht ab, sie verbessern mit den Jahren ihren Klang. Klangschalen sind unempfindlich gegenüber dem Klima. Wird eine Schale nass, ist das genauso wenig ein Problem, wie wenn sie sehr trocken steht, heiß oder kalt wird. Klangschalen erleiden dadurch keinen Schaden. Mir ist kein anderes Instrument bekannt, dass diese Kriterien aufweist.
2.) Die Klangschale hat in der Größe, die für das Ritual sinnvoll ist, ein Gewicht von ungefähr 1000 bis 1250 Gramm. In dieser Größe und mit diesem Gewicht ist die Klangschale noch einfach zu transportieren. Das ist ein wichtiger Aspekt, wenn man sich vorstellt, dass in der nun beginnenden Geschichte deiner Familie sicher viele Umzüge anstehen. In tausend Jahren kann da schon einiges passieren.
3.) Was wir uns nicht wünschen, aber was auch geschehen könnte, wäre, dass Menschen fliehen müssen und nur wenig Gepäck transportieren können. Transportiere mal eine Geige in einem Rucksack. Was passiert mit einer schönen Flöte, wenn sie mit dir durch einen Fluss schwimmen muss und anschließend noch unter Null Grad gefriert? Sie würde zerstört.
4.) Davon einmal abgesehen, müsste dein Ururenkel diese Flöte spielen lernen, um den Bauch seiner Frau oder den eigenen mit ihr bespielen zu können. Eine Klangschale muss du nicht mittels Ausbildung erlernen. Du brauchst einige Tipps, dann spielst du sie und sie klingt gut.
5.) Klangschalen übertragen über den Klangschalenboden ausgesprochen angenehme Vibrationen (Klangmassage) auf den Körper – so praktisch und einfach wie mit keinem anderen Instrument. Gleichzeitig lassen sich mit ihr sehr einfach und gezielt hohe Obertöne spielen. Diese wiederum erreichen das Kind im Mutterbauch besser als tiefe Töne.

Als Mutter und Vater mit einer Klangschale in einen Zustand der Entspannung zu kommen, während man gleichzeitig sein Kind entspannt und/oder anregt, ist keine Kunst, sondern mit den Übungen in diesem Buch fast unausweichlich. Über Klangschalentöne und -vibrationen erzeugst du nachweislich physiologische Resonanzen. Sie wirken regenerierend, entspannend und vitalisierend auf verschiedensten Ebenen von Körper, Geist und Seele.

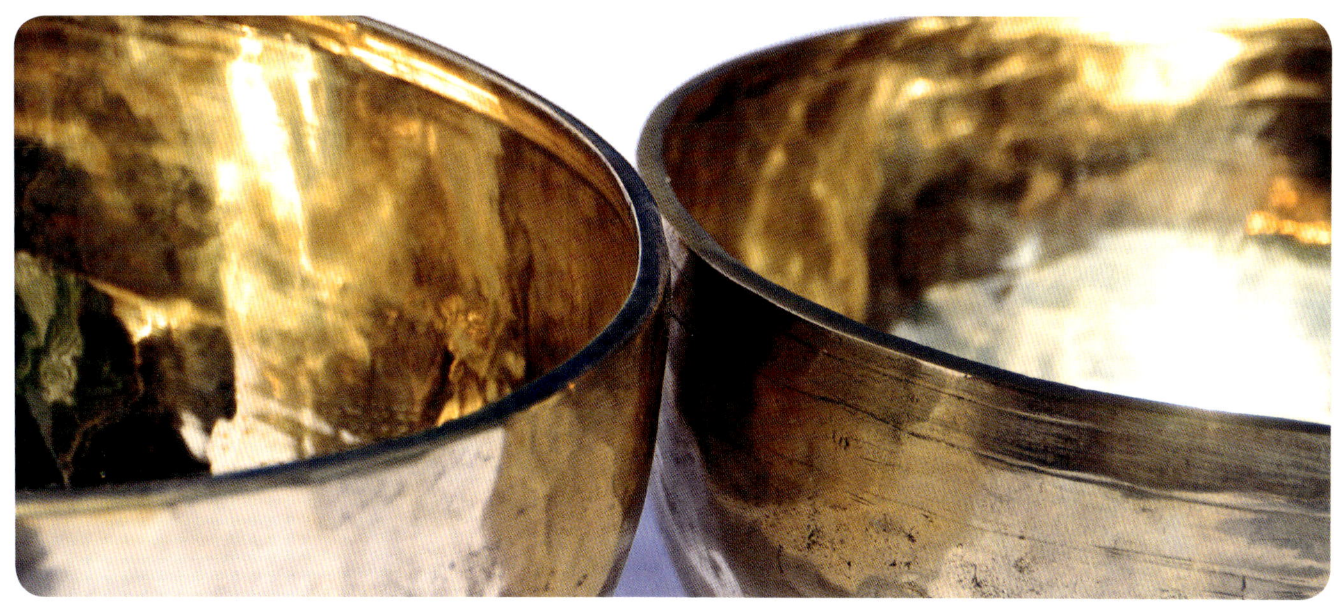

Zwei Klangschalen des Bautypes, die für das Jahrtausendritual geeignet sind. Geschmiedet, dickwandig, golden glänzend.

Welche Art Klangschalen ist geeignet?

Es gibt viele gut klingende und schöne Klangschalen – geschmiedete, gegossene und gedrechselte. Doch für unsere Zwecke kommt nur eine einzige Art Klangschalen wirklich in Frage: Die Schale muss geschmiedet sein. Geschmiedete Klangschalen haben ein dynamischeres Klangbild als gegossene oder gedrehte Schalen. Dieses Klangbild ist maßgeblich für die Wirkung auf Körper, Geist und Seele.

Für die Wirkung der Übungen in diesem Buch gibt es zwei Motivationen oder Absichten. Zum einen spielt ihr für euch als Eltern. Zum Beispiel zur Entspannung, zum Stressabbau, weil ihr Rückenbeschwerden habt oder nicht so gut schlafen könnt. Klangschalen können da Wunder wirken. Wenn ihr auf diese Weise arbeitet, empfehle ich zwar Qualitätsschalen nach unserem Standard – aber sie funktionieren auch mit den Qualitätsschalen anderer Anbieter gut. Wenn du also schon eine oder mehrere Klangschalen hast: Nutze sie!
Die andere Art des Klangspiels gilt der gezielten Kommunikation mit eurem Kind im Mutterbauch. Da ich dieses Ritual empfangen und all seine Übungen entwickelt habe, scheint es mir sinnvoll, mindestens für die Jahrtausend– und die Geburtsschale genau den Klangschalentyp zu wählen, den ich hier angebe. Da ich es als unwürdig empfinde, in einem Buch so zu tun, als gäbe es diese guten Schalen nur bei uns, hier der Hinweis: Die empfohlenen Schalen gibt es nicht nur bei Traumzeit, sondern bei vielen Anbietern – aber längst nicht bei allen.
Diese Klangschalen sollten dickwandig sein.

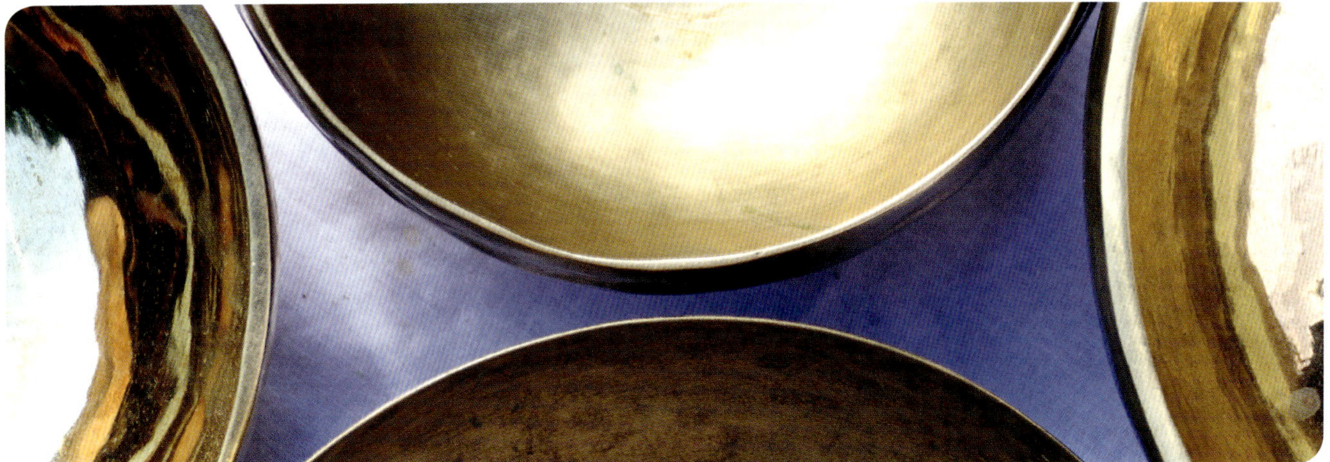

In der Mitte zwei dünnwandige Schalen. Die sind nicht für das Jahrtausendritual geeignet. Links und rechts zwei dickwandige Schalen. Bei der linken Schale ist sehr gut zu erkennen, wie unregelmäßig die Wandstärke ist. Das ist nach unseren Kriterien ein Qualitätsmerkmal.

Dickere Schalen klingen länger, schwingen intensiver und vor allem klingen sie in der Regel präziser: Ihre einzelnen Teiltöne sind klarer voneinander zu unterscheiden. Das ist wichtig für ihre Wirkung. Weiterhin bedeutet eine gewisse Dickwandigkeit auch eine bessere Haltbarkeit bei mechanischer Beanspruchung, was für eine Jahrtausendschale unbedingt gegeben sein muss. Die golden glänzenden Schalen, die ich hier auf den Fotos zeige, verfügen in der Regel über die optimalen Eigenschaften, die wir für eine Jahrtausendschale benötigen.
Ich unterscheide in diesem Buch drei Verwendungszwecke für Klangschalen. Die der Lebensschalen sowie die der Geburts– und der Jahrtausendschalen.

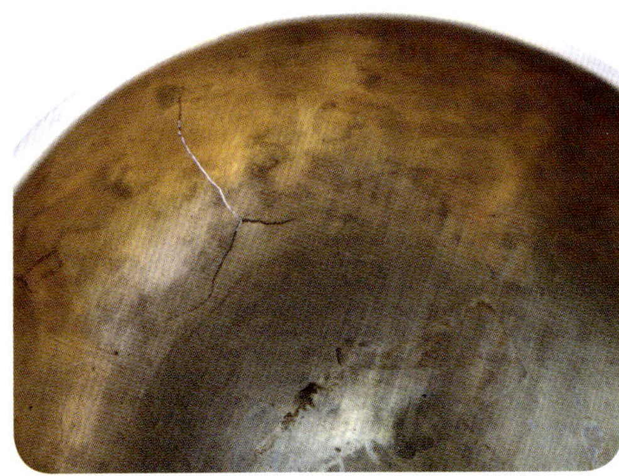

Die Chance, dass einer dünnwandigen Schale so etwas (siehe Riss) passiert, ist zu groß. Obwohl Klang ein Frage des Geschmackes ist, geben zu viele dünnwandige oder zu gleichmäßig geschmiedete Klangschalen Klänge von sich, die nichts für unsere Zwecke sind!

Die Lebensschalen

Nahezu alle Übungen in diesem Buch, das ist eine Premiere, lassen sich mit *einer* guten Klangschale durchführen. Ich habe das Ritual und das Buch eben aus diesem Grunde so konzipiert, da ich weiß, dass vielen jungen Paaren kein großes Budget zur Verfügung steht. Was nützt es dir, wenn ich euch mit Übungen für zwei oder fünf Schalen eine lange Nase mache, ihr sie euch zur Zeit aber nicht leisten könnt? Sollten euch die Erfahrungen mit der Klangschale gefallen: Es gibt von keinem Buchautor mehr Praxiswerke über verschiedene Möglichkeiten ihrer Anwendung. Doch hier möchte ich mich auf das Wesentli-

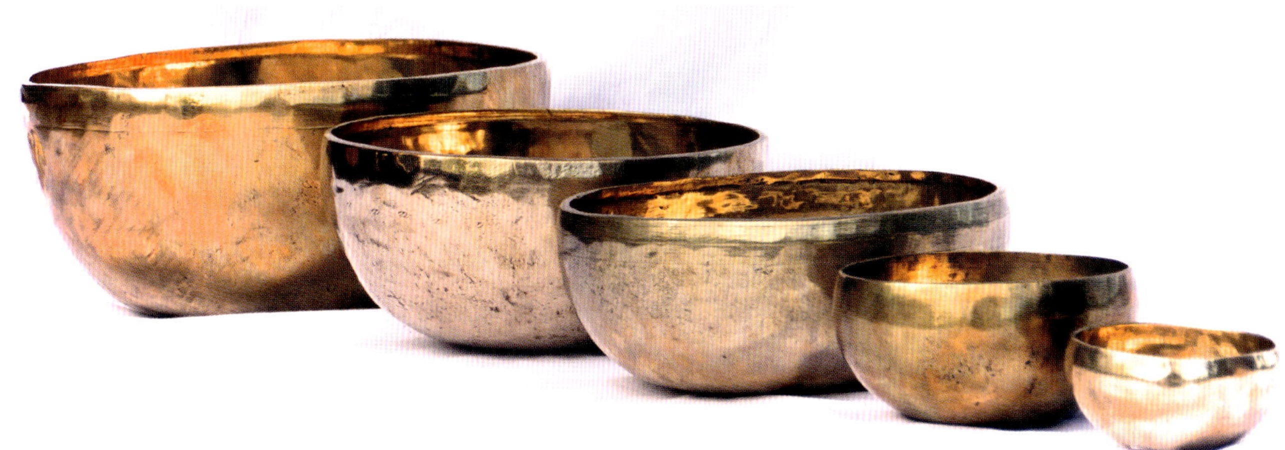

che konzentrieren und das können wir schon mit einer Schale erreichen. Für alle, die schon spüren, das mit den Klangschalen ist voll unser Ding, hier ein paar kurze Infos zu einer umfangreicheren Ausstattung.

Lebensschalen nenne ich diese Schalen, weil sie euer ganzes Leben inspirieren können. Weil sie euer Leben lang halten werden (und länger). Zudem sind es die Schalen, die ihr für eine anspruchsvollere Klangkunst als Ausstattung benötigt. Klangkunst ist immer ein Teil der Lebenskunst.
Wenn du schon eigene Schalen hast, die dir sehr gut gefallen, dann kannst du einfach noch die fehlenden dickwandigen Schalen „upgraden". Du wirst sehen, sie bereichern jedes bereits vorhande Set ganz ungemein. Man muss nur wissen, wie sie zu spielen sind.
Um ein Set Lebensschalen, die dich bei fünfundneunzig Prozent aller Klanganforderungen unterstützen, zusammenzustellen, kannst du nach Gewichten vorgehen. Innerhalb der Gewichtsklassen nach deinem Geschmack.
Loslassen-Schale 2500-3000 Gramm,
Verwöhn-Schale 1500-2000 Gramm,
Liebesschale 1000-1500 Gramm,
Kreativitätsschale 750-1000 Gramm,
Erlösungsschale 250-500 Gramm.
Das ist dann eine Profiausrüstung erster Güte, die ich auch meinen Schülerinnen empfehle. Ingesamt wiegt so ein Set zwischen sechs und achteinhalb Kilo. Geschmiedete Klangschalen mit dem empfohlenen Klangverhalten werden in der Regel nach Gewicht berechnet und kosten im Jahr 2013 so zwischen 140 und 220 Euro pro Kilo. Zu günstigeren Preisen finde ich es ausgesprochen schwierig, die erforderliche Qualität zu finden. Mit einem solchen Lebensschalen-Set kannst du die meisten Übungen, Anwendungen und Behandlungen in den folgenden *Der Klang der Liebe*–Büchern und weiteren Klangschalenbüchern von mir umsetzen. Dir steht also der größte auf dem Buchmarkt verfügbare Übungs-, Erfahrungs und Anwendungssschatz voll zur Verfügung.

Ein Set mit fünf Lebensschalen von ungefähr 3000, 2000, 1500, 750 und 300 Gramm. Mit solch einer Kombination kannst du neunzig Prozent aller Übungen im größten Klangschalen-Praxispool der Welt in Buchform ausführen.

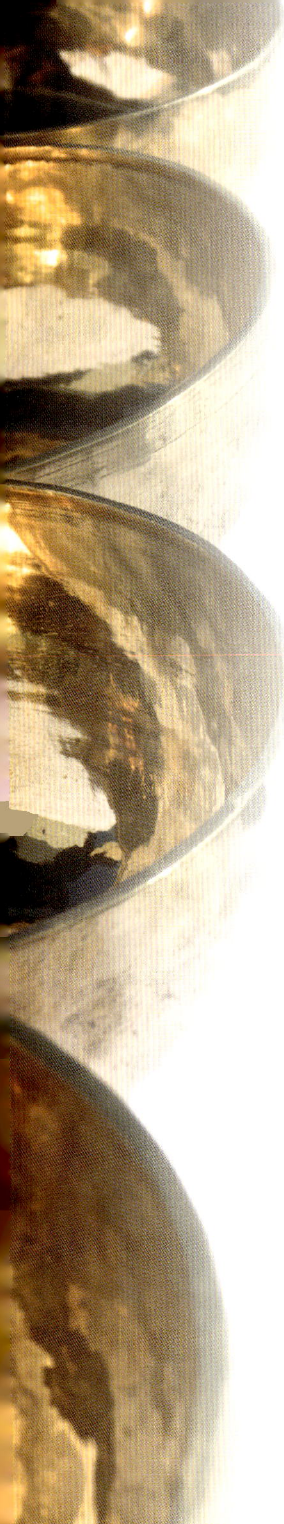

Wenn ihr ein kleines Budget habt, kauft euch, wie gesagt, einfach nur die Jahrtausendschale. Sie ist die wichtigste Schale. Wenn euch das Klangschalenspielen Freude macht, könnt ihr später immer noch andere Schalen dazunehmen.
Solltet ihr, was ich empfehle, für euch zum Stressabbau und Chillen eine Extraschale haben wollen, dann empfehle ich eine Verwöhnschale mit 1500-2000 Gramm Gewicht. Siehe Bild rechts oben.

Die Jahrtausendschale

Die Jahrtausendschale sollte unbedingt dickwandig und eventuell sogar mit verstärktem Rand sein. Ich empfehle ein Gewicht von 1000 bis 1250 Gramm. Solch eine Schale lässt sich gut auf der Hand halten, wird auch von drucksensiblen Menschen überall auf dem Körper vertragen. Sie lässt sich leicht transportien, ist sehr stabil und weißt ein Verhältnis von tiefen und höheren Teiltönen auf, das für das Jahrtausendritual ausgesprochen hilfreich ist.

Die Geburtsschale (Erlösungsschale)

Für die Einleitung einer Geburt oder das Wenden eines Kindes empfehle ich eine kleine, ebenfalls dickwandige Klangschale mit circa 250-500 Gramm Gewicht. Ob sie nun zum Einsatz kommt oder nicht – nach der Geburt wird sie entweder euer Lebensschalen-Set hervorragend erweitern, ergänzen oder aber seine Grundlage bilden.

Welcher Hersteller ist zu empfehlen?

Ich bin leider im lustigen Bücherwald eine einsame Stimme, behaupten doch viele Kollegen dreist, nur ihre oder ganz bestimmte Schalen taugen für anspruchsvollere Verwendungen. Arroganz ist immer ein Zeichen von Schwäche. Was eine gute Klangschale ist, kommt alleine auf den Verwendungszweck und deinen Geschmack an. Qualität lässt sich hier nicht objektiv messen, sondern ist eine Frage des musikalischen und therapeutischen Anspruchs und Könnens.
Das Alter einer Schale, ihre Metallzusammensetzung, ihre speziellen Frequenzen – das hat für die verschiedenen Schulen natürlich seine Seinsberechtigung. Es stellt jedoch kein universelles Qualitätsargument da. Vermeintlich objektive Qualitätskriterien lenken den Menschen allzu oft davon ab, seinem Gefühl zu trauen.

Die Klangschalen–Beratung

Da das Thema Klangschalenkauf ein wirklich weites und wichtiges Feld ist und man als Laie ohne Erfahrung den Argumenten vieler Ausbilder und Händler nichts entgegenzusetzen hat, haben wir eine Klangschalenberatung im Internet aufgebaut. Hier kannst du dich ausführlich über alle Qualitätsfragen rund um Klangschalen informieren. Dort kann ich dir weit mehr und aktuellere Hintergründe und Hilfen anbieten kann als in einem Buch.
www.klangschalen–beratung.org

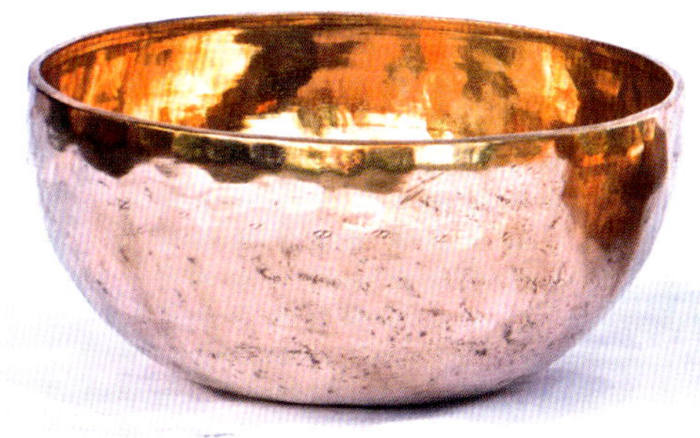
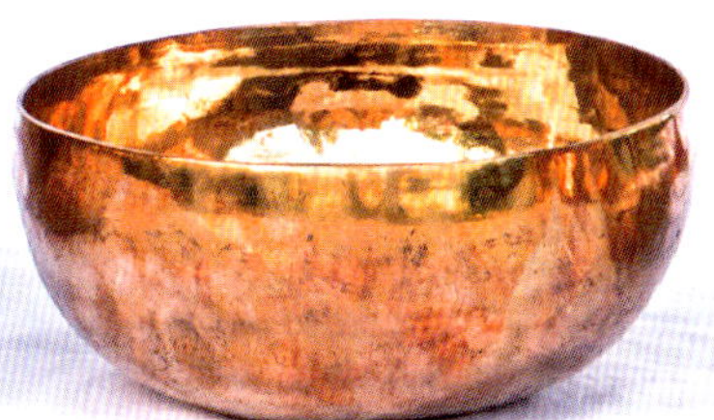
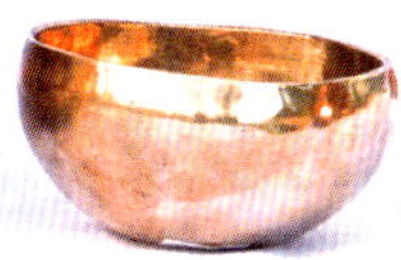

Verwöhnschale, Jahrtausend oder Kreativitätsschalen und Geburts- bzw. Erlösungschale.

Soll die Mutter oder der Vater die Schale aussuchen?

Da gibt es eine ganz klare Antwort: Beide! Mutter *und* Vater.
Im ersten Augenblick würde man vielleicht sagen *die Mutter!* denn in ihr und durch sie lebt das Kind. Wenn wir jedoch einen Vater haben, der sich vor der Klangschale graust, dann wird er sie wohl kaum mit Freude und Liebe spielen.
Mutter und Vater sollten sich auf eine Klangschale einigen. Dazu braucht ihr womöglich ein wenig Geduld und müsst einige Schalen ausprobieren. Für die Auswahl solltet ihr euch Zeit nehmen.

Liebe Schwangere, wenn dein Mann nichts von Klangschalen und *Der Klang der Liebe* hält, dann fülle eine Klangschale mit Wasser, lasse ihn seine Hand hineinhalten und spiele die Schale an. Danach versteht er, dass die Wirkung einer Schale nicht auf Glauben beruht, sondern auf Physik. Hast du noch keine Schale für diese Physikvorführung, dann bitte ihn, dieses Buch zu lesen. *(Hallo künftiger Vater! Den Gefallen kannst du ihr doch wohl tun? Danach ist Ruhe ...)*

Wenn er dann immer noch nichts davon hält, Klangschalen dich aber begeistern, dann habe ich eine gute Nachricht für dich: Als Schwangere kannst du das Jahrtausendritual toll finden und dir und deinem Kind auch dann gönnen, wenn dein Partner es für Firlefanz hält. Harmonie kann bedeuten, den anderen so sein zu lassen wie er ist.
Wenn du also Klangschalen magst und er nicht, ist das kein Weltuntergang. Dann ist die Lösung ganz einfach: Du suchst die Schale alleine aus und du setzt sie auch alleine für dich und dein Kind ein. Oder du bittest deine Mutter, deinen Vater, deinen Bruder oder deine Freundin darum, sie gelegentlich für dich zu spielen.
Gleiches gilt natürlich für Frauen, die ihre Schwangerschaft, aus welchen Gründen auch immer, ohne den künftigen Papa erleben. Das ist erst Recht ein Grund, dass Jahrtausendritual durchzuführen.
Wenn du deinem Gefühl folgst und darauf achtest, wann es *„Gefällt mir gut!“* sagt, dann

Bei der Klangschalenauswahl hilft Ruhe, Zeit und die Abwesenheit eines Verkäufers.

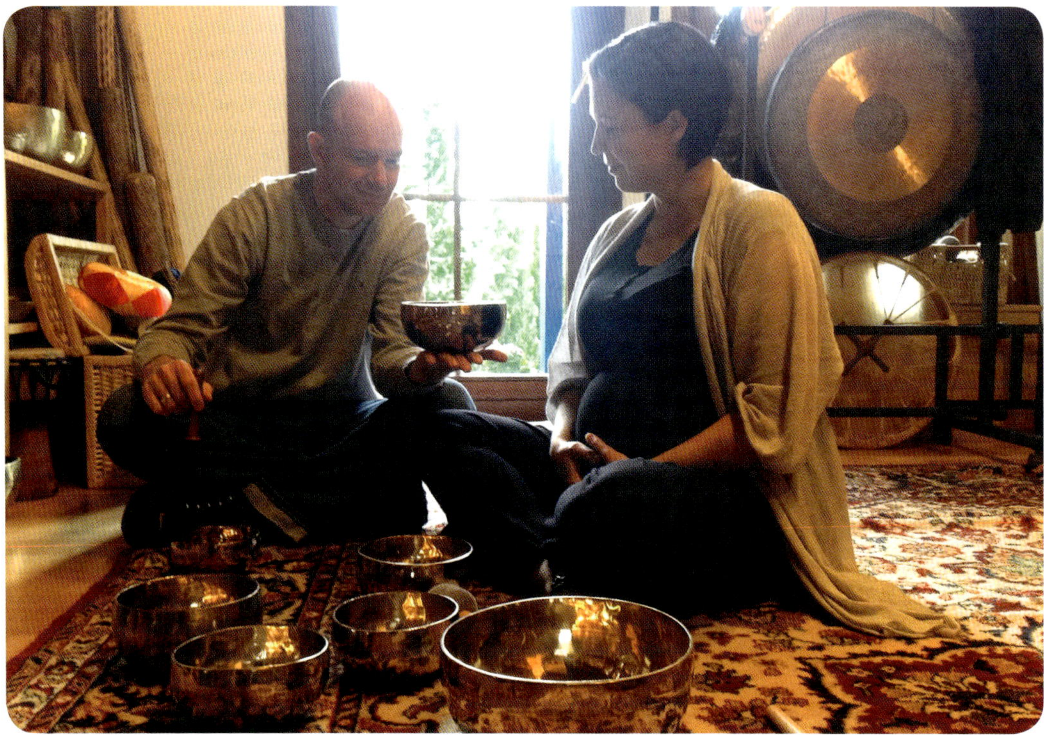

Für die Auswahl der Jahrtausendschale ist es sinnvoll, wenn ein großes Angebot von Klangschalen in der passenden Größe zur Verfügung steht. Hier spielt Lars Tatjana und Liv eine Schale im Traumzeit-Haus vor.

hast du die richtige Wahl getroffen. Wenn du dich bei einem Händler nicht wohlfühlst oder keine Schale findest, die dir gefällt: Habe Geduld. Qualität im Leben findet man, weil man warten kann.

Möglicherweise unterstützt dich dein Baby bei der Schalenauswahl. Sollte eine Schale so gar nicht für dich in Frage kommen, wird schon nach einigen Minuten dein Kind im Gespräch mit deinem Hormonsystem dafür sorgen, dass du dich nicht wohlfühlst. Vielleicht dreht es sich auch neugierig zur Schale hin, wenn sie ihm zusagt.

Trick No. 1 zur Schalenauswahl

Stell dich ganz entspannt vor die Schalenauswahl, zum Beispiel das Regal des Händlers. Atme tief ein und entspannt wieder aus. Beobachte dich, wie du dich fühlst. Das heißt: Nimm dir Zeit.

Nun schau auf die Schalen und beobachte einfach, wohin es dich zieht. Blinkt dich eine Schale oder eine spezielle Ecke, ein Fach im Regal oder ein Stapel Schalen an? Oder zieht es dich einfach so da hin?

Dann folge dieser Wahrnehmung. Gehe an das Regal und fühle ganz genau, wo es dich hinzieht, welche Schale deinen Blick auf sich

zieht. Diese Schale oder diese Schalen probiere nun in Ruhe aus.
Diese Methode beruht auf meiner Beobachtung, dass meine Kunden subliminale Wahrnehmungen (also Wahrnehmungen unterhalb unserer Bewusstseinsschwelle) haben, die sie direkt zu ihrer Schale führen. Diese Art der Auswahl führt treffsicherer zur persönlichen Schale eures Lebens als vermeintlich intellektuelle oder fachliche Kompetenzen über Klangschalen oder Klänge.
Folge deinem Gefühl. Da, wo es dich hinzieht, steht ganz oft die Klangschale, die dir etwas zu erzählen hat.

Trick No. 2 zur Schalenauswahl

Es ist ganz einfach: Der Klang eurer Klangschale muss euch ausgesprochen gut gefallen.

Wenn ihr zu einem Händler geht, dann sollte er eine gewisse Auswahl an Schalen in der entsprechenden Größe und Qualität (für die Jahrtausendschale: dickwandig, golden, ungefähr 1000-1250 Gramm Gewicht) da haben. Nur so könnt ihr vergleichen und überhaupt erst herausfinden, welcher Ton euch am besten gefällt. Denn gut klingen tun wirklich sehr viele Schalen.
Bedenkt: Vermutlich werdet ihr nie wieder in eurem Leben einen Gegenstand kaufen, der so lange benutzt wird, wie die Jahrtausendschale. Und nie wieder einen, der für künftige Generationen von derartiger Bedeutung sein wird. Da kann ich nur wiederholen: Nehmt euch Zeit für die Auswahl.
Der Händler sollte euch einen geschützten Raum für ungestörte Klangerfahrung zur Verfügung stellen. Versucht er euch eine bestimmte Klangschalen zu verkaufen, lenkt euch das ab oder führt euch gar in die Irre.
Es gibt nur ein einziges Kriterium, und das heißt: Wie gefällt *euch* die Schale? Fühlt *ihr euch* mit ihrem Klang wohl?
Obacht: Wer beim Auswählen zu viel denkt, geht sich selbst in die Falle. Du musst deinen Gefühlen gut zuhören. Wenn du im ersten Augenblick das Gefühl hast *„Oh, supertolle Schale!“* dann ist es wenig produktiv, hinterher diese Beobachtung mittels ewiger Prüfung und Zweifel zu zerreiben. Vertraue darauf, dass es dich zu genau der richtigen Schale führt.

Trick No. 3 zur Schalenauswahl

Bei der Auswahl der Schalen achten viele Einsteiger, steht die Schale erst einmal auf dem Körper, gerne nur noch darauf, wie doll die

Eine gute Auswahl und ein geschützter Raum sind wichtig bei der Schalenwahl. Hier ein Blick in das Traumzeit-Haus.

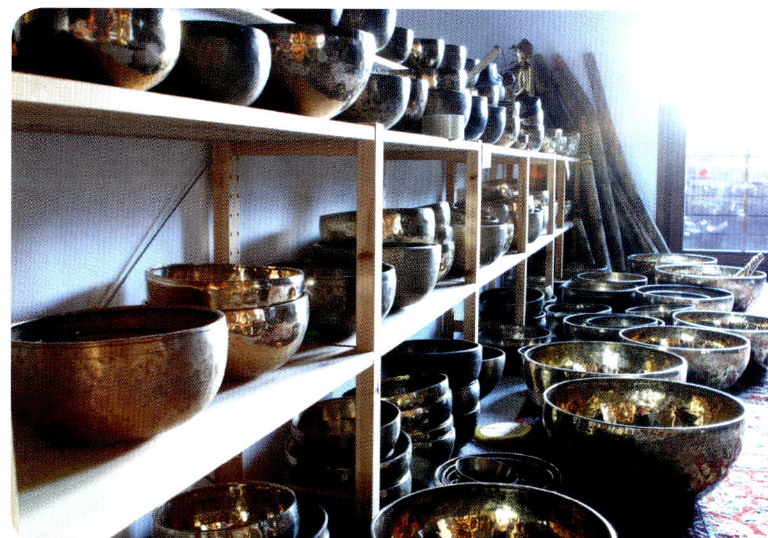

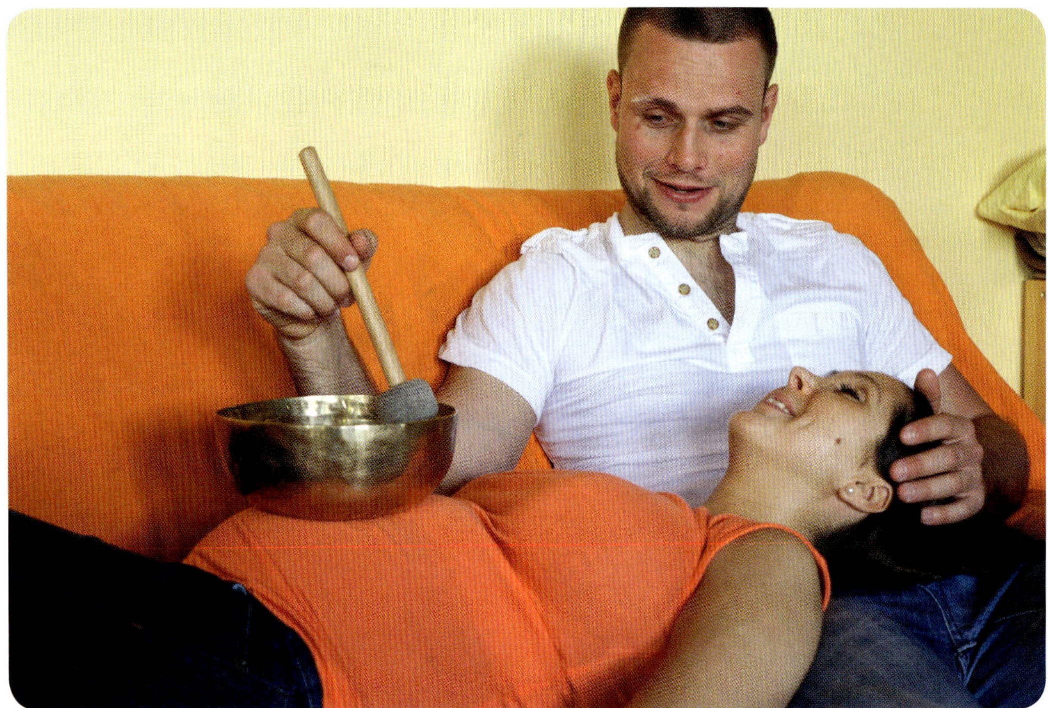

Auch beim Ausprobieren darf schon gechillt werden. Die Schale wird ein Stück eurer Zukunft. Die Auswahl sollte Spaß machen und nicht unter Stress, mal eben so, erfolgen.

Schalen im Schalenboden schwingt. Diese Vibration ist der Reiz, der unsere Wahrnehmung zuerst am meisten fasziniert.
Wichtiger ist jedoch, hineinzuspüren, wie du dich fühlst. Die Vibration ist angenehm, keine Frage. Je stärker man auf die Schale drischt, desto stärker die Vibration, und das finden wir gut. Doch wie wirkt die Schale auf euch? Wie fühlt ihr euch mit ihrem Klang?
Dazu müsst ihr viel sanfter spielen. Und ihr müsst in euch hineinlauschen, damit euer Gefühl nicht von der Wahrnehmung der Vibration abgelenkt wird.
Lasst. Euch. Zeit.
Seid Still. Geht ins Fühlen. Fragt euer Herz.

Ausprobieren!

Klangschalenauswahl ist wahrlich Vertrauenssache. Wir erleben so oft, wie Klangschalen das Leben unserer Schüler auf wundervolle Weise in Bewegung bringen. Sie entfalten sich hin zu mehr Kreativität, Lebendigkeit, Sinnlichkeit und Sinnhaftigkeit in ihrem Leben. Für uns jedenfalls sind Klangschalen und andere Qualitätsinstrumente weniger ein gewöhnliches Handelsprodukt als viel mehr Werkzeuge auf dem Weg zu einem reicheren und tieferen Leben. Bei Klangschalen geht es unserer Ansicht nach um das Gegenteil von Konsum – es geht um Nachhaltigkeit......

Um diese Nachhaltigkeit zu unterstützen, habe ich mir ein weiteres Projekt für euch ausgedacht:
Ihr bekommt unsere Klangschalen für neunzig Tage oder drei Monate zur Probe. Solltet ihr in dieser Zeit nicht von der Schale oder den Schalen überzeugt sein, schickt ihr sie einfach zurück. Fairer geht es ja wohl kaum. Das genaue Angebot findet ihr auf der Webseite zum Buch: **www.derklangderliebe.info**

Das Zubehör zu deiner Klangschale

Zu deiner Klangschale benötigst du nur einen Filzklöppel und einen Schlägel mit Lederwicklung. Da wir aber weder kloppen noch schlagen, nenne ich sie fortan Summel und Singel, weil wir mit dem Filzsummel die Schale zum Summen bringen und mit dem Singel zum Singen.
Um die Schale und die Aufstellfläche (zum Beispiel einen Parkettboden oder einen Glastisch) zu schonen, empfehle ich noch ein Kissen. Ohne Kissen schnarrt die Schale, wenn man sie auf einem Holz- oder Steinboden anspielt und kann im übelsten Falle sogar Kratzer verursachen oder selbst welche bekommen.

Summel und Singel

Summel sind Anspielhilfen für Klangschalen mit einem mehr oder weniger dicken Filzkopf. Die Größe des Summels muss auf die Größe der Klangschale abgestimmt sein. Ein zu großer Summel „erdrückt" die Schwingung, ein zu kleiner Summel hat nicht genug Gewicht, sie voll zu aktivieren.

Für deine Ritualschale von 1000-1250 Gramm gibt es nur eine optimale Summelgröße: Ein großer Filzsummel mit hartem Filz.

Um akzentuierte Obertöne zu spielen, benötigst du noch einen Singel. Diese Singel sollten unbedingt eine Leder- oder Filzummantelung tragen. Die reinen Holzsingel, die man manchmal noch antrifft, klirren zu heftig beim Anspiel. Selbst wenn ein Könner sie benutzt, gibt es noch einen krassen Dengel-Laut. Von vielen Ausbildern und Händlern wirst du zu hören bekommen, dass man Singel nicht in der Klangmassage einsetzt, weil der Sound zu grell ist. Auf die Idee kommt man, wenn man die Schalen falsch anspielt.
In der Klangmassage und der Klangenergetik

Ausführliche Beratung im Internet unter www.klangschalen-beratung.info

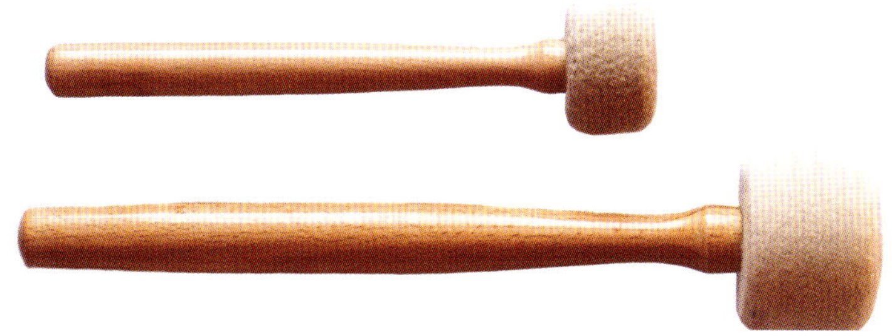

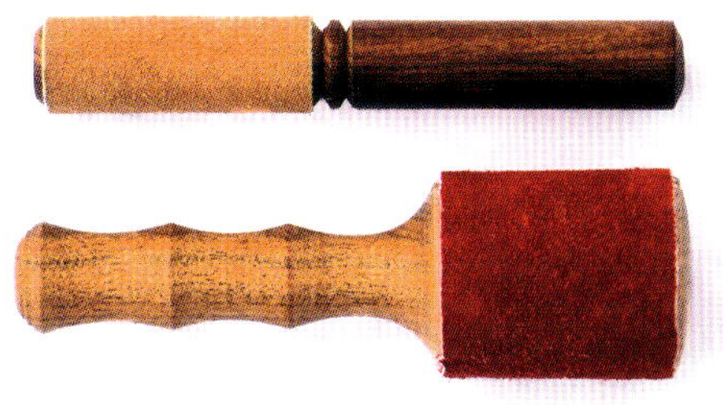

Filzsummel in zwei Ausführungen bzw. Größen und zwei Klangschalensingel. Der kleinere Standardsingel ist optimal für alle Schalen. Für größere Klangschalen lohnt sich ein zusätzlicher Singel mit dickem Kopf – der macht einen satteren Sound beim Anspiel.

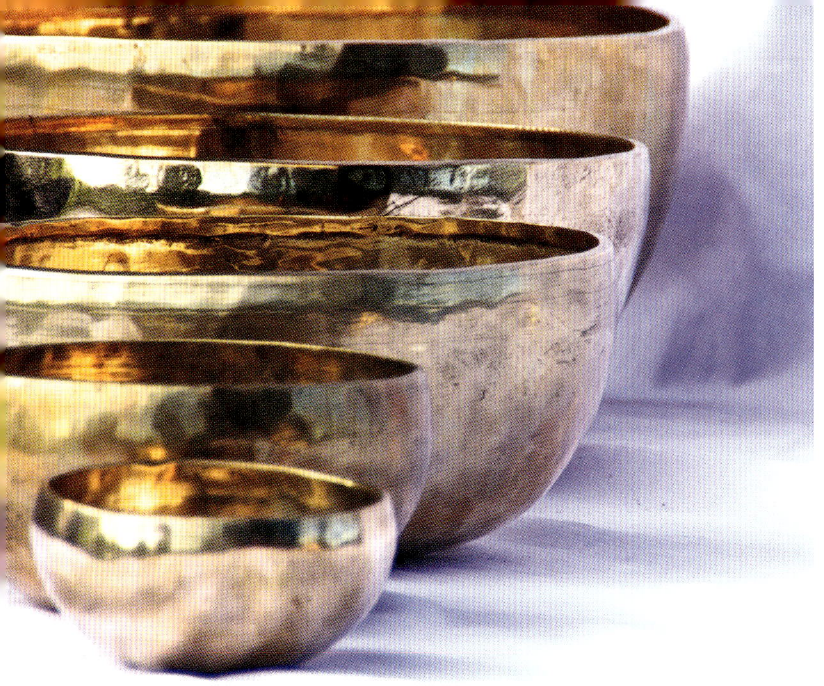

Klangschalen können körperlich und seelich überraschend aufwühlen. Eine sanfte, achtsame und respektvolle Annäherung ist also immer sinnvoll.

nach David Lindner sind die Singel sogar ein unverzichtbares Hilfsmittel, um das klangenergetische Spektrum der Klangschalen überhaupt erst voll zu entfalten.
Man muss nur wissen, wie Klangschalen angemessen angespielt werden. Dann produzieren mit Singeln gespielte Klangschalen engelhafte Obertonsphären. Wie das geht, erkläre ich dir in den folgenden Kapiteln.

Wann sollten Klangschalen nicht eingesetzt werden?

Es gibt einige Empfehlungen, bei welchen Erkrankungen man Klangschalen nicht, oder nur mit äußerster Vorsicht, einsetzen sollte:

- Bei Problemschwangerschaften. Da es unzählige Ursachen für eine „Problemschwangerschaft" gibt, kann es durchaus sein, das eine Klangschale dir gerade für deine Probleme *eine Hilfe* ist. Das kann aus einem Buch heraus nicht geklärt werden, sondern nur von dir und den Fachleuten, die dich betreuen.
- Viele Praktiker verweigern eine Klangbehandlung in den ersten drei Monaten einer Schwangerschaft, was rechtlich auch ganz vernünftig ist, dich aber nicht schrecken sollte, falls du schon die gesamte Schwangerschaft mit Klangschalen spielst.
- Bei psychischen und psychiatrischen Erkrankungen.
- Akute Entzündungen, Fieber, entzündliche Erkrankungen der Gefäße.
- Vorsicht mit Herzschrittmachern, hier mangelt es an Erfahrungen mit Klangschalen. Menschen mit Herzrhythmusstörungen sollte man darauf hinweisen, dass das Herz von Klangschalen oft sehr emotional angesprochen wird und sich neu reguliert. Bei starken Rhythmusstörungen würde ich daher nicht bespielen.
- Alles „Offene" sollte nicht direkt bespielt werden: Wunden, frische Operationsnähte, Verbrennungen, frisch eingesetzte Implantate.
- Bei anhaltenden Schwangerschafts- oder Wochenbettdepressionen ist ebenfalls Vorsicht geboten, da wir als Laien die Ursachen nicht beurteilen können. Hier können Klangschalen wirklich heilsame Impulse setzen. Sind die Ursachen jedoch weniger körperlich als geistig-seelisch bedingt, können Klangschalen auch Gefühle ins Bewusstsein

bringen, von deren Bewältigung sich ein Mensch überfordert fühlt. Sprich mit deiner Hebamme und deinem Arzt darüber.

Wichtiger Hinweis
Die mit Abstand größten Nebenwirkungen bei der Verwendung von Klangschalen gehen nicht von der Schale und ihrem Klang aus. Vielmehr sind es Ungeduld, fehlende Achtsamkeit und mangelnder Respekt gegenüber der Klangschale und ihren Möglichkeiten, die dazu führen können, dass einen der Klang und was er bewirkt mehr als überraschen können. Die Übungen in diesem Buch basieren auf dem RASSL-Prinzip der Klangmethoden nach David Lindner: **R**espektvoll, **A**chtsam, **S**anft, **S**pielerisch und **L**iebevoll. Das RASSL-Prinzip bietet sowohl ein erprobtes Sicherungssystem, um unangenehme Erfahrungen mit Klängen zu minimieren. Darüber hinaus optimiert es den Freude´Faktor bei ihrer Anwendung sowie ein tiefgehendes Lernen.
Totale Sicherheit gibt es aber nirgendwo, deshalb muss man zum Beispiel beim Arzt heute auch so oft einen Haftungsausschluss unterschreiben. Die letztendliche Verantwortung für dein Leben und das deines Kindes trägst natürlich du.

Klangverstärkung im Mutterbauch

Eure ersten Klangübungen solltet ihr nie in Gegenwart eines neugeborenen Babys oder Kleinkindes durchführen! Als Einsteiger spielst du deine Klangschale häufig zu fest an. Das kann deinen Schützling unnötig in Aufruhr versetzen.

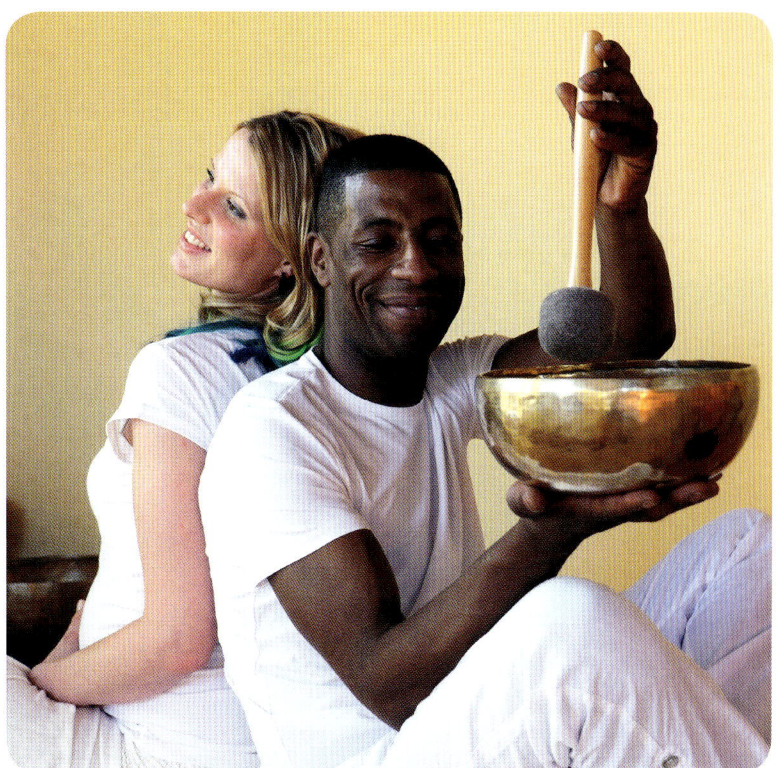

Eine weitere schöne Position, um sich Klänge zu schenken. Sieht man die Schale nicht, die der Partner gerade anspielt, dann erfährt man die Wirkung ihrer Klänge oft „objektiver“ als wenn man sie anschaut.

Stellst du eine Klangschale auf einen Körper, so leitet dieser die Klänge, wie bereits erwähnt, sieben (Wasseranteile) bis vierzig (über die Knochen) Mal besser weiter, als Luft dies tut. Auch die Lautstärke kann sich erheblich verstärken. Schon alleine deshalb ist das RASSL-Spiel so wichtig.
Zu guter Letzt: Nicht nur der Klang von Klangschalen klingt zum Baby durch. Welche Sounds vom Körper der Mutter abgedämpft und welche verstärkt werden, lässt sich nicht immer klar sagen. Gehe achtsam mit Lärm und Lautstärken um.

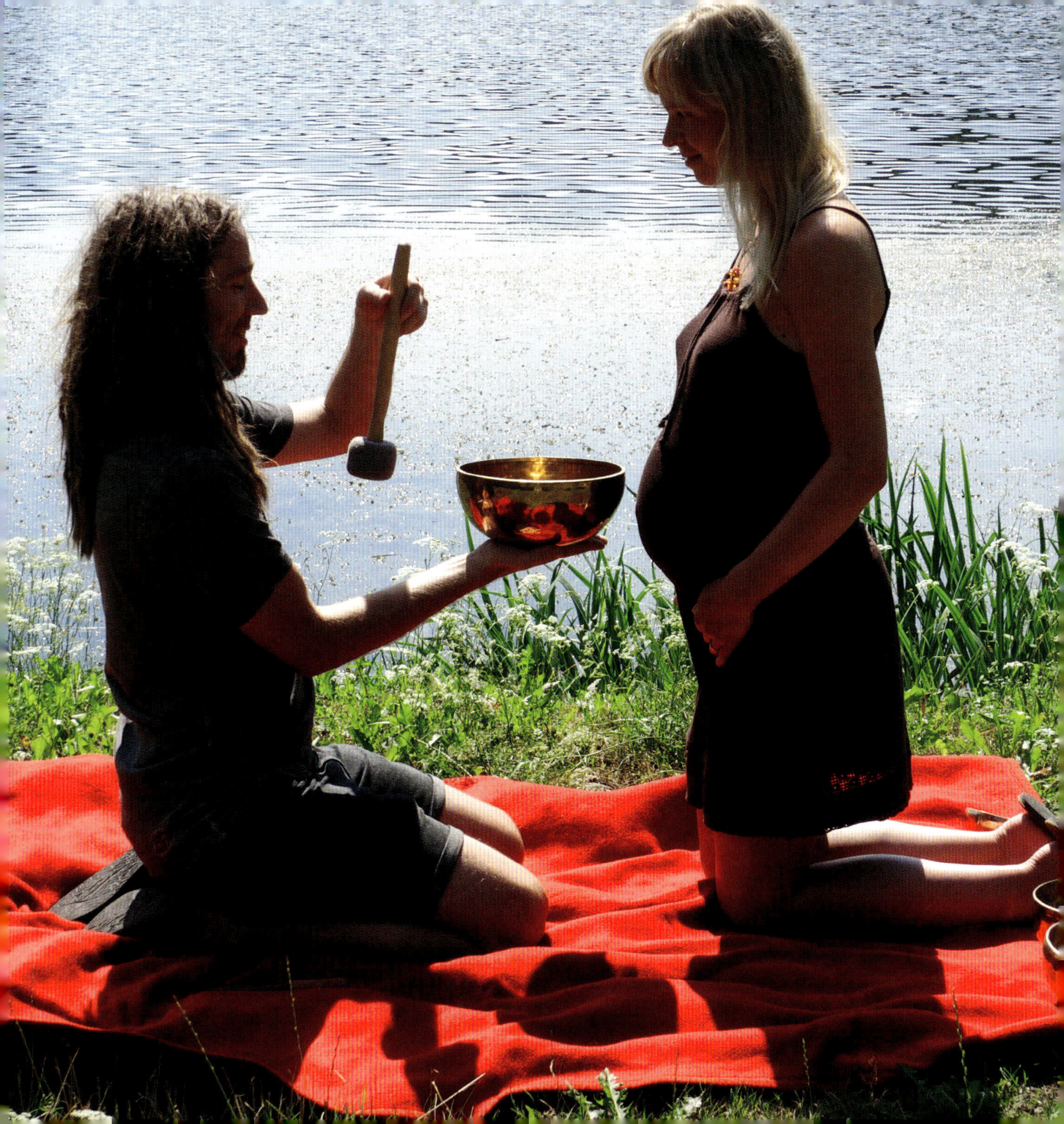

Der geschützte (Klang-)Raum

Die Forderungen der Wissenschaftler, Therapeuten und Erziehungspraktiker sind eindeutig: Wir müssen das ungeborene Leben viel besser schützen. Als Menschheit, als Nationen, als Gemeinschaften, als Familien, als Mutter und Vater, als Mann und Frau.

Es geht nicht länger um eine Mutter oder eine Familien, die wir begünstigen oder besser stellen. Es geht um ein grundlegendes Verständnis: Eine künftige Menschheit, also jeder von uns, benötigt körperlich, geistig und seelisch gesunden Nachwuchs. Wir müssen uns der Erkenntnis stellen, dass wir als Gemeinschaft zur Zeit zulassen, dass viel zu viele Schwangere und Paare unter dauerhaftem Druck und Stress leiden. Sie können ihr Kind so nicht optimal mit den Nährstoffen versorgen, die ihre Gehirne und Seelen benötigen. Diese Belastungen beruhen oft auf finanziellem Druck, noch öfter jedoch auf Bildungsmangel. Auf breiter Basis sind die Erkenntnisse, wie empfindsam das wachsende Wesen in der Mutter reagiert, nicht bekannt.

Die Grundlagen für die Gesundheit unserer Spezies werden von der Zeugung über die Schwangerschaft, die Geburt bis hin zum Erwachsenen, gelegt. In den ersten drei bis vier Lebensjahren sehen wir die entscheidenste Zeit der Prägung.

Wir dürfen schleunigst umdenken. Politiker sind hier gefragt, ebenso Firmenchefs, Pädagogen und ganz besonders natürlich die Eltern. Den Vätern kommt hier ein viel heroischere Aufgabe zu, als man gemeinhin denkt. Denn tatsächlich können sie zu Helden werden.

Ihr dürft euren Kindern einen geschützten Raum anbieten. Das geht optimal über die Mutter. Habt keine Sorgen, dass euch dabei etwas verloren geht oder eure Wünsche auf der Strecke bleiben. Der wichtigste Job sind die ersten zwei bis vier Jahre.

Vielleicht wirst du am Ende deines Lebens viel bereuen, was du getan oder was du nicht getan hast. Aber ich verspreche dir, auf eines wirst du stolz sein: Alles dir Mögliche gegeben zu haben, um die Anreise und die ersten Jahre deines Sohnes oder deiner Tochter zu behüten.

Dieser geschützte Raum entsteht viel weniger in den finanziellen Aufgaben, die vor euch liegen. Ich habe noch nie einen Menschen getroffen, der traurig war, dass seine Eltern so arm waren. Ich habe nur Menschen getroffen, die traurig waren, weil sie so wenig von ihrem Vater mitbekommen haben.

Das hilft geschützte Räume zu schaffen:

- Geduld, Nachsicht und Vertrauen in deine Partnerin, in dich und euren Weg.
- Offenheit. Redet miteinander.
- Zuhören. Nicht kommentieren. Nur hören.
- Mütter wie Kinder brauchen körperliche Zuwendung. Die kann bei Frauen sehr verschieden ausfallen, aber gehalten werden bekommt so ziemlich allen Menschen gut.
- Für Pausen des Nichtstuns und der Entspannung zu sorgen, ist wirklich hilfreich
- Klangschalen sind wunderbar geeignet, geschützte Räume zu schaffen, in denen ihr relaxen könnt. Die Seele baumeln lasst, euch voneinander und euren Träumen und Plänen erzählt. Einander zuhört. Liebe hat etwas mit Dienen zu tun.

Sage ihr, dass du für sie da bist. Dass du sie liebst. Dass du die Tatsache, dass sie Leben hervorbringt, magisch findest. Alles, was du ihr gibst, schenkst du deinem Sohn, deiner Tochter. Schenkst du der Welt – und damit dir.

Die praktische Seite: Klangschalen spielen und anwenden lernen

Grundlagen der Klangkunst: Dösen

Die Aufforderung zum Dösen, zur kreativen Gammel- und Regenerationspause ist nicht nur ein Teil einer Klangübung. Sie ist ein offener Widerspruch zum Zeitgeist ...

Diese Übung ist Pflicht. Ohne die Kunst des Dösens entgehen die dir wesentlichen Wirkungen deiner Klangschale(n). Tatsächlich durfte ich lernen, dass in unserem arbeitsamen um nicht zu sagen zwanghaft betriebsamen Völkchen (Österreicher und Schweizer machen da keine Ausnahme) zwar meine Spielübungen minutös befolgt werden – der Aufruf zur Pause aber allzu gerne komplett ignoriert wird. Das hat mit unserer gesellschaftlichen Prägung zu tun. Die Pause ist total verpönt. Burnout dagegen scheint en vogue zu sein. Pause wird, da hat man uns jetzt zwei Jahrhunderte lang systematisch verdummt, mit Passivität und Unproduktivität gleichgesetzt. Dabei gibt es keine Genies in der Literatur, den Künsten, der Forschung und auch der zeitgenössisschen Wirtschaft, die nicht die Kunst der Pause nutzen. Mit dem Resultat, dass sie eben erfolgreich sind und bleiben ...

Wie geht die Kunst des Dösens?
Nach jeder Klangübungsphase oder jeder Behandlung musst du zwingend eine mindestens fünfminütige Dösrunde einlegen. Nach oben hin gibt es kein Limit, das heißt du kannst natürlich auch zehn Minuten dösen oder zehn Stunden schlafen.
Unter Dösen verstehe ich Folgendes: Du legst dich bequem und ungestört irgendwo hin und schließt die Augen. Bloß keine Musik hören oder dich weiter beklingen lassen, das würde zu genau gegenteiligen Effekten führen.
Nun lässt du einfach deine Gedanken und inneren Bilder fließen und konzentrierst dich auf: rein gar nichts. Es gibt keine Pflicht, deine Gedanken zu beobachten, deinen Körper zu beobachten oder sonst welche Wahrnehmungsübungen durchzuführen. Du darfst chillen, einschlafen, schlummern, in die Zwischenwelt sinken oder was auch immer. Es sollte nur nicht zielgerichtet sein. Dösen eben.

Beim Dösen gehen andere Bereiche deines Gehirns in Aktivität als bei der Klangerfahrung. Es kommt zu vielfältigen Vernetzungs- und Integrationsprozessen, die im Wachzustand nicht auftreten. Das Dösen vertieft das Entspannungserlebnis. Die kreative Verwertung innerhalb deines Gehirn-Universums hat vielfach andere Optionen, als wenn du gleich aufspringst und zum nächsten Tagespunkt übergehst.
Doch es kommt noch fauler: Der von euch, der die Behandlung durchgeführt hat, sollte sich gleich danebenlegen und auch eine Runde dösen.

Wenn ihr zeitlich gebunden seid, könnt ihr ja einen Timer stellen, der euch nach fünf oder zehn Minuten das Ende des Dösens mit einem Signalton klarmacht.
Denn der, der behandelt, hat mindestens so viel Klangerfahrungen gesammelt, die integriert werden wollen, wie der Behandelte. Meiner Einschätzung nach sogar sehr viel mehr. Erst nach dem Dösen gebt ihr euch das Feedback, wie es euch mit dem Bespielen ergangen ist. Das Dösen (Wiederholung ist hier wichtig) ist integraler Bestandteil der Klangerfahrung und -verarbeitung und zudem der Stresskultur.

Das Anspiel der Klangschale

Eine Schale richtig anspielen ist kinderleicht. Es gibt jedoch feine Unterschiede, die den Unterschied zwischen einem Salatschalensound und einem Labsal für Ohren und Seele ausmachen.
Die drei Hauptursachen für unvollendete Klänge sind eine zu kräftige Anspielweise, das Anspielen an der falschen Stelle der Klangschale sowie deine Absicht beim Anspiel.

Die Absicht beim Anspiel

Es gibt zwei Hauptziele beim Anspiel einer Klangschale: Du willst eine möglichst starke Vibration im Schalenboden erreichen oder du willst ein musisch-energetisches Stück Klangkunst spielen.
Spielt man die Schale mit der Absicht, möglichst intensive Vibrationen zum Beispiel für eine Klangmassage zu erreichen, dann führt das in der überwiegenden Zahl aller Versuche zu einem groben Anspiel, das einen nicht sonderlich schönen Klangschalensound erklingen lässt. Um diesen miesen Sound zu vermeiden, wählen viele Klangpraktiker eine Klangschalenform und/oder einen Klöppel, der diese derbe Anspielweise kompensiert. Beides ist möglich.

Ist es jedoch deine Absicht, ein sowohl musikalisch als auch energetisch ansprechendes Klangerlebnis zu spielen – das heißt über die Vibration hinaus in die Tiefe zu spielen, dann geht das besser über ein sanfteres Anspiel mit Achtsamkeit, Liebe und Geduld. Dann vibriert die Schale nicht so intensiv, aber der Mix ihrer Schwingungen und Teiltöne ist runder und sie klingt ausgesprochen schön. Weiterhin wirken die nun feineren Vibrationen der Schale auf eine kaum zu beschreibende Weise tiefer, als wenn sie angedroschen werden und rappeln wie ein elektrisches Massagegerät.

Es geht also nicht darum, dass die Schale besonders laut klingt, noch dass sie besonders wild auf deiner Hand oder später auf dem Körper vibriert. Stattdessen sollte sie schön klingen und einen sanften Klangverlauf zeichnen. Was das ist, erkläre ich dir auf der nächsten Seite.
Hilfreich beim Erlernen dieses Klangspiels ist es, dich von der Vorstellung zu befreien, dass die Schale angeschlagen werden müsste. Wir schlagen Schalen nicht. Auch nicht an. Wir spielen sie. Damit sie mit uns spielen.
Keine Sorge, es ist supereinfach!

Und das geht so:

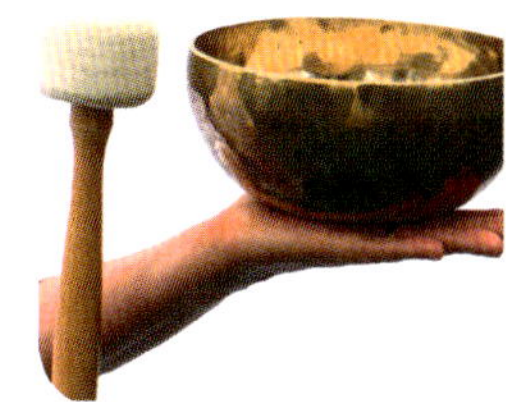

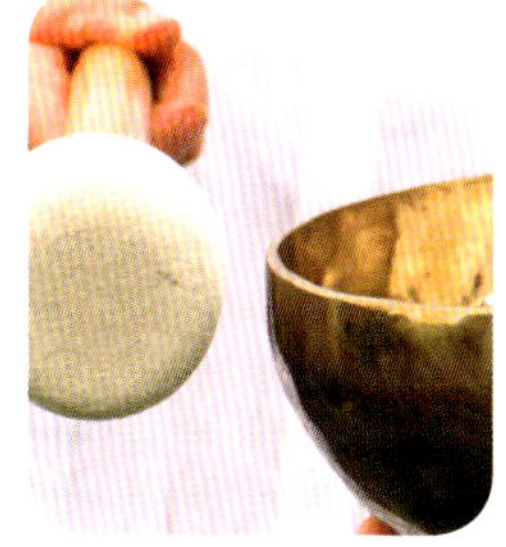

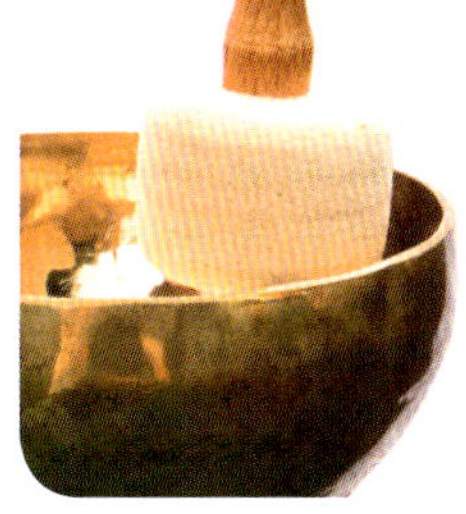

Ob von innen, seitlich, oben oder unten angespielt - immer muss der Summel den Rand der Schale voll treffen.

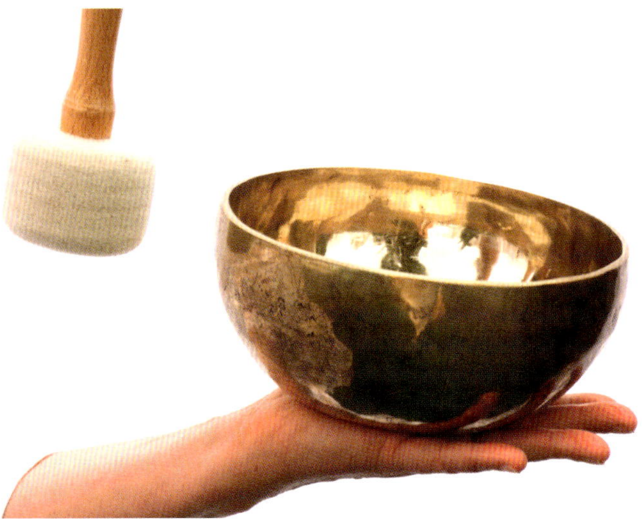

Wo solltest du die Klangschalen anspielen?

Bitte beachte: Der Rand der Schale muss sauber anvisiert und dann sanft gesummelt werden. Es genügt ein kleiner spielerischer Ticker als Anspiel.

Die Schale muss zwingend am oberen Schalenrand angespielt werden, egal welche Schalen welches Herstellers du benutzt. Neunundneunzig Prozent aller Klangschalen klingen nicht voll, wenn du sie unterhalb des Randes anspielst. Mit einem einfachen Spiel- und Hörvergleich kannst du das selbst feststellen.
Halte die Klangschale auf deiner flachen Hand, ungefähr auf Brust-, Kinn-Höhe vor dir. Wahlweise kannst du sie auch auf einen Tisch vor dir stellen.
Führe nun den Klöppel an die Schale heran. Der Klöppel sollte sich ungefähr fünf bis zehn Zentimeter parallel zum oberen Rand der Klangschale befinden – so wie auf dem Foto zu sehen. Es gibt einen einfachen Richtwert: Die Mitte des Klöppels muss die Seitenkante der Schale treffen.

Die „Weniger-ist-Mehr"-Technik

Es ist nicht notwendig auszuholen, um der Schale ein Anspiel zu geben. Im Gegenteil, ein deutliches Ausholen bringt oft zu viel Energie und geht mit einem Kontrollverlust einher. Achte mal darauf: Kampfsportler und Profiboxer holen so wenig aus, wie man bei einer Qi-Gong-Übung ausholt. Die Kraft kommt immer aus der Mitte, nie aus dem Schwung.

Es ist wichtig, dass die Klangschale einen runden, schönen, wohltuenden, sanften Sound verströmt. Es geht nicht um die Klangdauer, noch um die vordergründige Aktion des Schalenbodens. Auch beim sanften Anspiel vibriert der Boden, nur viel sanfter. Den Unterschied nimmst du erst wahr, wenn du dir Zeit zum Lauschen gibst.

Nachdem du die Schale angespielt hast, ziehst du deinen Klöppel von der Schale weg. So kann sich der Klang freier entfalten. Bei manchen Klangschalen hört man sogar einen auffälligen Unterschied, wenn der Klöppel nahe der Schale schweben gelassen wird.

Nicht mit Körperschwung arbeiten

Bevor eine Klangschale angespielt wird, bringst du den Klöppel in besagte Anspielposition vor dem Schalenrand. Anfänger neigen dazu, aus einer Körperbewegung heraus anzuspielen, also sich mit einer langen Armbewegung zur Schale hin zu bewegen und dann sofort anzuspielen. Einfache Regel: **Vor der Schale ist mit dem Klöppel anzuhalten**, Maß zu nehmen und erst dann folgt das Anspiel.

Gleich nach dem Anspiel wird der Klöppel von der Schale entfernt.

Diese Art des Anspiels erfordert Ruhe und Achtsamkeit, sonst gelingt sie nicht. Gleichzeitig bringt sie dich in die Ruhe und die Achtsamkeit. Sie ist Meditation.

Der Schlüssel zum perfekten Anspiel: „Der lauschende Finger"

Du stellst die Schale vor dich auf den Boden oder Tisch, ein Tuch, ein Kisschen oder Handtuch sollte Tisch und Schale schützen. Oder die Schale auf einen nicht zu weichen Teppich stellen (sie darf nicht einsinken).
Nun legst du einen Finger der freien Hand (die andere führt deinen Klöppel) dort an die Schale, wo sich die Schalenwand zum Boden hin wölbt und auf der Unterlage steht. Nur ganz sanft berühren.
Jetzt spiele die Schale so sanft wie möglich an. Einen Augenblick nach dem Anspiel solltest du im Finger die Vibration der Schale spüren.

Die Aufgabe ist nun, die Schale so sanft zu spielen, dass du sie nicht mehr mit den Ohren hörst, wohl aber noch eine Vibration im „lauschenden Finger" wahrnimmst. Meistens dürfte dir das nicht gelingen, wenn du noch gesunde Ohren hast: Je nach Schale kommt es vor, dass du keine Schwingung mehr spürst, aber wohl noch ein wenig etwas hörst. Doch ist diese Technik, die uns vom Hören zum lauschenden Fühlen führt, ein sehr simpler Trick, um die Dosierung des eigenen Anspiels zu trainieren und gleichzeitig direkt zu erfahren, wie intensiv die Vibration der Schale noch sein kann, wenn ihr Klang kaum noch zu hören ist.

Der „lauschende Finger" ist vornehmlich als Übung gedacht – so leise spielen wir im Feldeinsatz eher selten.

Mit dem „lauschenden Finger" spüren wir mehr als wir hören. Oder hören wir besser als wir mit den Ohren spüren?

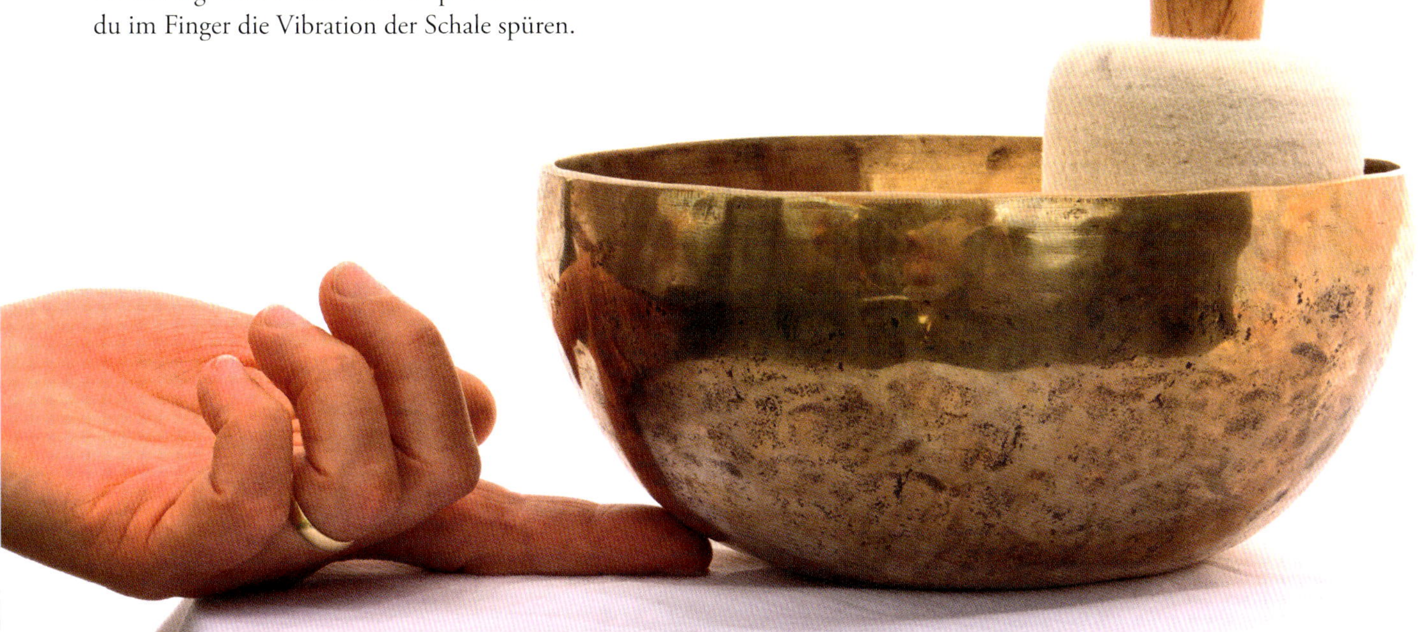

Verlagerung des „Hörens“ auf den Finger lernst du fast wie von selbst, achtsam und sanft anzuspielen.

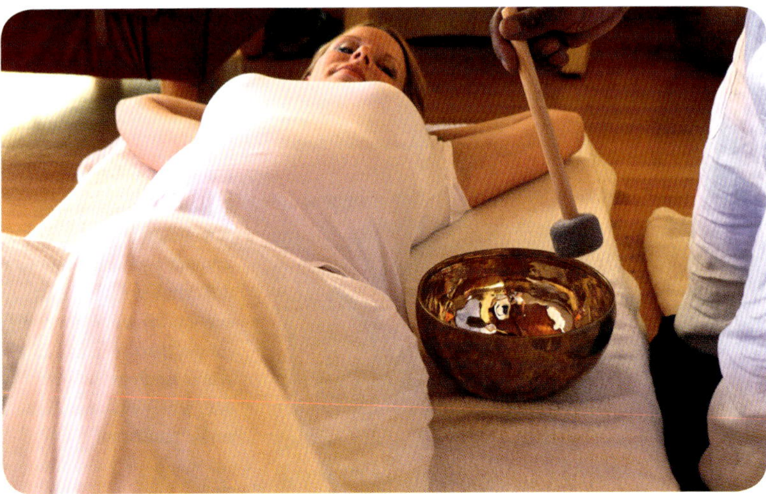

Spielst du eine einzelne Schale zu häufig an, kann es zu einer Ermüdung der Hörzellen im Innenohr kommen und dann scheint die Schale zu nerven. Was tatsächlich nervt, ist das Spiel ...

Stufe I: Sanftes Anspiel üben

Du übst das Anspiel mit vor dir abgestellter Schale. Dein Partner sitzt oder liegt dir gegenüber. Die Schalen sollten unterhalb seiner Bauchmitte stehen, also nicht auf Höhe von Kopf oder Herz. Du spielst die Schalen nun sowohl sanft an als auch im RaumZeitKlang-Rhythmus: Die Schale ausklingen, aber nicht verklingen lassen.
Erst wenn dein Partner das Gefühl hat, dass du die Schale schön sanft anspielst und er das entspannend findet, dann bist du bereit für Stufe zwei.
Der Lauschende von euch beiden dirigiert nun die Anspielhäufigkeit. Mit dem Finger oder einem leisen „Hmhm“ gibt er das Zeichen zum nächsten Anspiel.

Der Spieler muss der Klangregie des ruhenden Partners folgen, und der Partner muss bereit sein, in sich hineinzufühlen und seine Bedürfnisse und Wahrnehmungen mitzuteilen.
Die Antwort, wie stark und wie oft eine Schale gespielt werden soll, geben nicht die Ohren. Die Antwort gibt das Herz (also das Gefühl).

Stufe II: Klang im Innen fühlen

Dein Partner liegt auf dem Rücken (optimal), dem Bauch (okay) oder auf der Seite (für Schwangere oft optimal). Seid entspannt.
Nun stellt der Spieler die Schale zum Beispiel auf seinem Brustbein oder ihrem mittleren Rücken ab. Die Schale sollte eine stabile Position haben.
Ganz wichtig: Achte darauf, dass die Schale nicht am aufsteigenden Rand von Stoff (zum Beispiel einem dicken Pullover) oder vom Busen berührt wird. Frauen sollten gegebenenfalls vor dem Hinlegen ihren BH (aus Gründen der Bequemlichkeit, aber auch damit die Schale nicht auf der BH-Schnalle oder anderen Teilen steht) ausziehen.
Nun führe die Schale zum Klingen: Spiele sie sanft an.

Was jetzt folgt, ist eine Übung sowohl in Freude als auch in Demut. Du tust deinem Partner keinen Gefallen, wenn du alle naselang an die Schale spielst! Sie sollte sanft im Verklingen sein, also gerade noch hörbar, bevor du sie anspielst.
Deine Aufgabe als Spieler ist es, sich an ihrem Klang zu erfreuen. Spiele die Schale erst im Verklingen, damit der Gesamtklang eine

schöne Wellenbewegung beschreibt. Spiele sie jedoch vor dem vollständigen Ausklingen, damit ihre Schwingung lebendig bleibt.

Der bespielte Partner hat auch eine Aufgabe. Er sollte sich nicht auf die Vibration konzentrieren, also darauf, dass die Schale schön auf ihm oder ihr rumsummt. Vielmehr beobachte, wie du dich fühlst. Verschiebe den Fokus also von der Gegend, wo die Schale steht, auf dein Gesamtbefinden.
Konzentrierst du dich nur auf die Schale und ihre Vibration, forderst du möglicherweise viel mehr und stärkeres Anspiel ein. Das resultiert nahezu immer in scheppernden, dröhnenden Sounds. Das Ohr und die Seele werden so verletzt. Klangschalen sind Werkzeuge der Poesie und keine Esoterik-Vibratoren.

Klangschalen für einen Partner spielen ist eine dienende Aufgabe. Machst du es gut, ist automatisch Liebe darin zu hören und zu spüren! Wem „Liebe" zu unwissenschaftlich klingt, der ersetze sie durch Achtsamkeit und Hingabe.
Liebe entsteht durch Weglassen, nicht durch Draufpacken.
Liebe wirkt durch sich selbst. Nicht durch ständiges oder lautes Tun.
So wie wir beim Essen gerne mehr als Fett, Eiweiß und Zucker zu uns nehmen, so nimmt die Seele auch gerne mehr als Vibrationen zu sich. Sie dürstet nach Evolution. Immerzu.
Wenn du es gut machst, kann es passieren, dass dein liegender Partner eindöst.
Nach einer Weile, vielleicht fünf bis zehn Minuten, stellst du die Schale deinem entspannten Partner mit ungefähr fünfzehn bis zwanzig

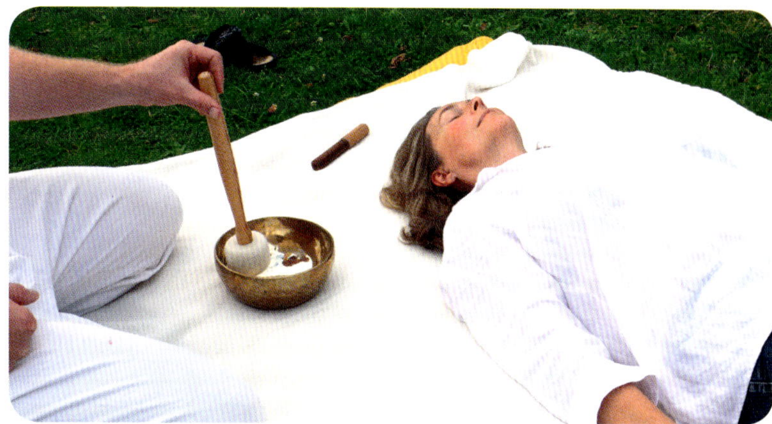

Zentimeter Abstand neben das Ohr, so wie es das Foto zeigt. Eine kleinere Schale darf näher dran, eine größere weiter weg.

Wenn du hier sanft spielen kannst, dann kannst du spielen. Doch Obacht: Verschiedene Menschen sind so nahe am Ohr verschieden hörempfindlich. Auch kann die Klangsensibilität derselben Person von Tag zu Tag variieren.

Stufe III: Das Ohr lieben

Für diese Übung ist es wichtig, dass dein Partner sich durch das bisherige Anspiel wirklich gut entspannt fühlt. In diesem Zustand „öffnet" sich das Ohr und der Geist wird empfindsamer.
Spiele weg vom Ohr – nicht zum Ohr hin.

Jetzt spielst du hier die Schale an und zwar ganz sanft mit dem lauschenden Finger, also so sanft wie es irgend geht und an der Grenze des für dich Hörbaren.
Bedenke, dass du das Hörorgan Ohr durchaus mit einer Klangschale beschädigen kannst.
Jetzt (und wirklich erst, wenn er sich relaxt fühlt) kann dein Partner einschätzen, ob du sanft genug spielen kannst oder ob das Anspiel vielleicht doch noch ein Stückchen zu laut ist.
Es heißt: Das Ohr ist das Tor zu Seele. Wenn

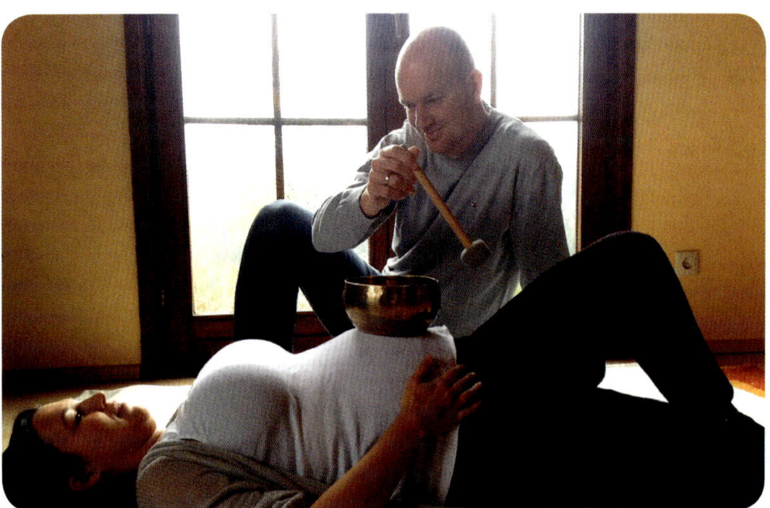

Es ist ganz simpel: Bevor wird Klangschalen aufstellen, sollten wir mit ihr Mutter, Bauch und Baby in Ruhe begrüßen.

Und stets seinen Gefühlen zu lauschen und diese sensibel und liebevoll ebenfalls zu respektieren. Es ist ein Spiel. RASSL-Spiel.

Es gibt Tage, da nervt mich Rockmusik. An anderen finde ich sie richtig klasse. Mit Klassik geht es mir genauso. Und auch mit Klangschalen. Und ich bin vom Fach – ihr könnt also ganz entspannt sein. Klang ist etwas sehr Lebendiges. Es kann von der Tagesform abhängen, wie ich ihn wahrnehme.

Alleine spielen geht auch!

Hast du keinen Partner, dann spiele die Schale auf der flachen Hand an und führe sie in weitem Bogen um deinen Bauch und deinen Kopf. Fühle hinein, wie dir das gefällt.
Du kannst die Schale auch auf Armlänge vor dir auf einen Tisch stellen oder auf den Boden – wenn du hockst oder liegst. Bist du mit der Schale schon vertraut, muss du nicht jedes Mal beim Selbst-Bespielen eine Annäherung machen. Sie gilt nur für das Bespielt-Werden und für neue Klangschalen.

Die Grundregel ist: Bevor die Schale auf den Körper kommt, sammle Erfahrungen im Schwingungsfeld. Hast du dich hier in Ruhe mit ihr angefreundet, dann bringe sie auf deinen Körper. Was für „normale" Menschen gilt, gilt für Schwangere umso mehr.

Und wieder: RaumZeitKlang

Klang wirkt in der Zeit. Das heißt: eine Wirkung von Klangschwingungen kann zum Teil deutlich zeitversetzt zum eigentlichen Klangerleben auftauchen. Du hörst zu laute oder zu viele Klangschalen und eine halbe Stunde danach wird dir übel. Du bekommst eine Klangmassage und eine Woche später steigt eine große Euphorie und Lebenslust in dir auf – um nur zwei Beispiele zu nennen. Besonders wenn man erleben muss, wie Klangschalen auf einem ohne Respekt gespielt werden, führt das gerne zu Übelkeiten oder Überreizung.
So fanden wir heraus: Oft wird zu viel Klang verabreicht. Leider fällt das dem Klienten womöglich erst deutlich zeitversetzt nach einer Klanganwendung auf. Zu viel Klang führt zu einer Aufhebung seiner angenehmen Wirkungen. Man kann emotional gereizt werden, überempfindlich gegenüber Klängen, stark ermüden oder sich verwirrt fühlen – und das erst deutlich nach Beendigung der Klanganwendung, manchmal gar Tage danach.
Wir sprechen dann von einer „Übersättigung", denn interessanterweise äußern Menschen, die

zu viel Klang erhalten haben, ähnliche Worte, wie Menschen, die zu viel geschlemmt haben.

Wie vermeiden wir solch eine Übersättigung? Zu erst einmal: hundert Prozent Sicherheit gibt es in keiner Methode. Auch Vollprofis gönnen sich schon mal eine Überdosis. Nur da sie trainiert sind, gehen sie eben professioneller mit den Folgen um. Auch ist ein Überdosis in der Regel kein Problem. Man gönnt sich ein wenig Ruhe und nach einigen Augenblicken, Stunden oder Tagen hat es sich. Aber als Schwangere solltest du Überdosen von egal was vermeiden.
Euer Kind soll ja mit dem Klang das Gefühl der Liebe verbinden und nicht Völlegefühle.

Für Einsteiger gilt: Halte dich an den Ansatz der hier beschriebenen Klangmethoden:

- Fange langsam an.
- Lasse dem Klang die Zeit, sich zu entfalten.
- Habe den Mut, auf deine feinsten Regungen zu achten.
- Die ersten Klangerfahrungen nicht länger als zehn bis fünfzehn Minuten pro Sitzung.
- Danach mindestens fünf Minuten dösen. Besser länger.
- Dann warte zwei bis drei Tage und gönnt euch erneut fünfzehn bis zwanzig Minuten Klangerfahrungen. Dösen!
- Zwei bis vier Tage warten. Nächste Klangerfahrung mit zwanzig Minuten. Dösen.

So langsam lernst du, ob der Takt für dich okay ist, oder du lieber jeden zweiten Tag oder gar jeden Tag Klang hättest oder aber lieber nur einmal die Woche..

- Nach der Klangerfahrung dösen. Ohne Dösen kein Erfolg.
- Achte immer auf auch die kleinsten Regungen deiner Gefühls- und Wahrnehmungswelt. Wir sind es leider nicht gewohnt, uns hier ernst zu nehmen, doch unsere Gefühle sagen uns mit Sicherheit, wenn wir uns zu viel gönnen. Wir überhören sie nur allzu gerne, weil unsere wissbegierigen Köpfe immer gleich alles wollen.
- Du bist neun Monate schwanger und den Rest deines Lebens Mutter oder Vater. Was du hier beginnst, vermag das Leben und die Wahrnehmung deines Kindes zu prägen. Und dein Kind wird es weiterreichen in die Jahrhunderte. Es gibt nicht den geringsten Grund zur Eile.

Nebenbei hat Entschleunigung, Langsamkeit, Achtsamkeit und Respekt einen bewiesen wohltuenden Effekt auf deine Gesundheit – und damit die deines Kindes.

Ebenso denkbar ist, dass es dir völlig genügt, in schönen Augenblicken die Schale für drei, vier oder fünf Minuten erklingen zu lassen und fertig.

Es gibt keine Verpflichtung nur für die Wirksamkeit des Jahrtausendrituals täglich oder einmal die Woche zu spielen. Spiele es, wenn ihr zufrieden seid …

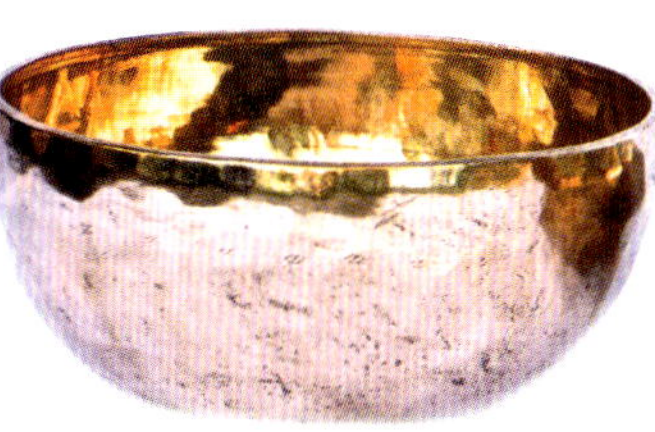
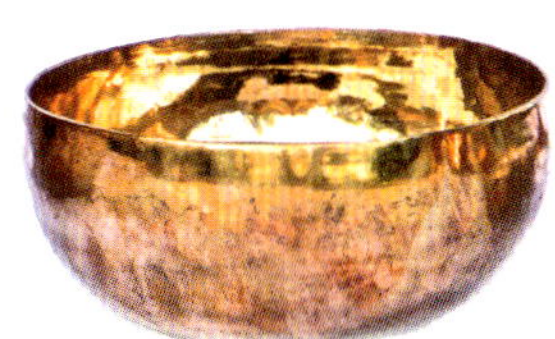
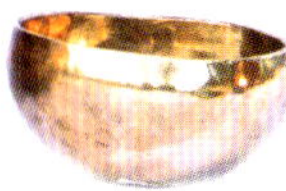

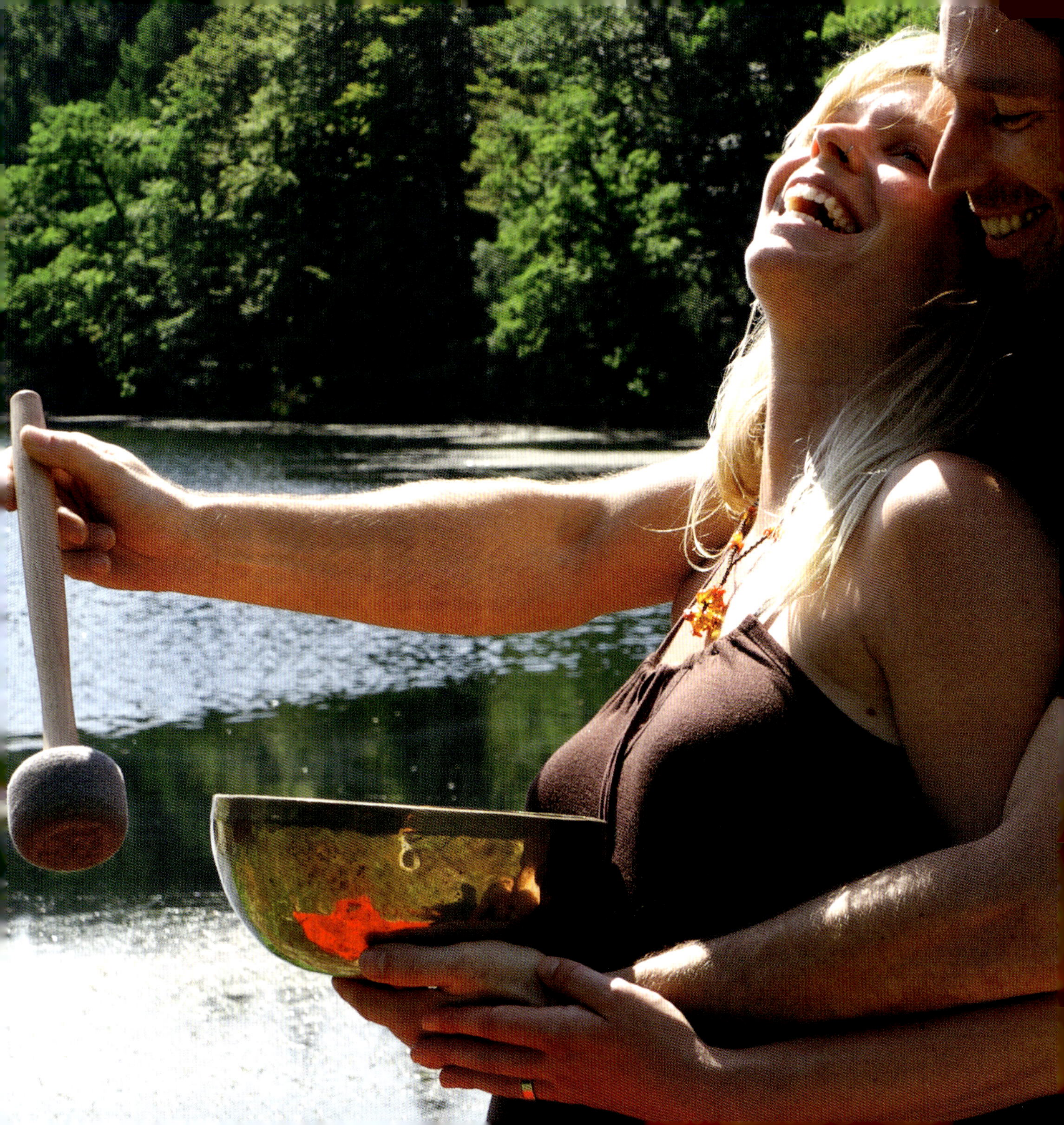

Die Einladung oder das Ritual der Bereitschaft

Die Wirkung von Ritualen

Unser Leben ist durchwirkt von kleinen Ritualen. Je älter wir werden, desto lieber werden sie uns zumeist. Zum Beispiel unser Aufstehritual. Gehen wir erst auf die Toilette? Oder stellen wir erst die Kaffeemaschine an? Nehmen wir die Zeitung mit auf die Toilette, lesen wir sie beim Kaffee? Machen wir vorher Morgengymnastik oder nach dem ersten Schluck Kaffee? Hören wir dabei Radio oder brauchen wir es ruhig? Werden wir im unserem Ablauf gestört, kann uns das nerven.

Rituale können auch zu einer Sucht werden, nämlich dann, wenn sie uns aus der Spur bringen, wenn wir sie nicht durchführen können. Manche Menschen muss man zum Beispiel nur einen kompletten Tag vom Internet fernhalten, dann drehen sie am Rädchen – ein deutlicher Hinweis auf biochemische Mechanismen, die immer noch ablaufen, auch wenn wir das Ritual einfach aussetzen.

Ich habe einmal mit einer Bolivianerin gelernt (und viel gefeiert), die gab von jeder frischen Flasche Wein oder Schnaps, die wir geöffnet haben, den ersten Schluck mit einem Schwaps aus der Flasche in die Natur und sagte dabei: „Der ist für die Ahnen“.

Beim ersten Mal fanden wir es charmant, beim dritten Mal haben wir es erwartet, beim fünften Mal habe ich es dann schon selbst gemacht. Es fühlt sich stimmig an, Oma und Opa und allen, die vor uns waren, einen Schluck zu gönnen.

Vor der Kirche werden Reiskörner geworfen. Vor der Kirche! Das ist ein zutiefst schamanisches Ritual, man nährt die guten Geister und lenkt die bösen ab, als Segen für das Brautpaar. So wie die gesamte Kirchenliturgie vor Symbolen und Ritualen überfließt, die weit älter sind als die Kirche.

Das Weihnachtsfest, Ostern, das Maibaumtanzen – das sind große Rituale. Die Taufe, die Beerdigung. Auch Atheisten trauern auf Beerdigungen. Oft mehr als gläubige Menschen.

Wie schon im ersten Kapitel beschrieben sind uns zahllose kleine Rituale in den letzten Jahrhunderten verloren gegangen. Manche Gott sei Dank, doch andere, weil man sie uns gezielt genommen hat. Für manche mögen Familiensonntage ein Graus gewesen sein, doch den siebenten Tag zu ruhen ist eine sehr gute Idee. Es erhält die Gesundheit und fördert das Bewusstsein. Wer ruht den Sonntag heute denn noch?!

Die Wirkung, der Sinn oder Zweck von Ritualen ist schon von vielen Seiten beleuchtet worden. Wir wissen heute, sie schaffen Ordnung in einem bewegten Leben. Sie geben Sinn in einer chaotisch wirkenden Welt. Ein ritualisierter Morgenablauf tut uns nachweislich gut und stabilisiert unser körperlich-seelisches Befinden. Das geht nicht ohne die in Kapitel Eins beschriebenen millionenfachen physiologischen Vorgänge in uns.

Sinnlichkeit und Freude als Ritual.

Dankbarkeit und Entspannung als Botschaft.

Liebe und Vertrauen als Zeremonie.

Viele Rituale dienen unserem „System" dazu, Energie zu sparen oder es auf etwas vorzubereiten. Das erfährst du, wenn du regelmäßig zum Klang einer Klangschale entspannst. Nach einiger Zeit wird schon die Vorbereitung der Klangrituale Reaktionen in deinem Körper auslösen, die entweder Entspannungen zur Folge haben oder eine schnellere Entspannung begünstigen. Ich brauche nur „Klangschale" denken und falle schon schnarchend um ... :-)

Manchmal lassen sich diagnostisch keine Gründe für einen unerfüllten Kinderwunsch finden. Manchmal geschehen Dinge, die wir (noch) nicht verstehen können.

Kinderwunsch mit Klangschalen

Ich weiß nicht, wie oft ich von einer schwangeren Frau zu hören bekam *»Die Ärzte haben mir gesagt, ich könne keine Kinder bekommen – also haben wir auch nicht verhütet.«*
Von noch mehr Frauen hörte ich: Nach langer und ungewollter Kinderlosigkeit änderten sie etwas in ihrem Leben. Sie begannen zum Beispiel mit Yoga, nahmen Akupunktur, machten mit ihrem Partner gemeinsam neue spirituelle Erfahrungen. Als Feng-Shui-Berater hatte ich alleine drei Kunden, die infolge einer räumlichen Veränderung (wie dem Bezug des eigenen Hauses) schwanger wurden. Erfolglos versucht hatten sie es vorher schon.
Der menschliche Geist ist ein Mysterium, und obwohl wir vordergründig oft etwas wollen (zum Beispiel schwanger werden), gibt es unterbewusst, möglicherweise Gründe, die eine Schwangerschaft verhindern. Gründe, die wir gar nicht mitbekommen. Verändern sich die Umstände, Gefühle und/oder Gedanken, kommt es nicht selten zu einer schon nicht mehr für möglich gehaltenen Schwangerschaft.
Ganz offensichtlich hat das Zeugen und Empfangen manchmal mit Kräften zu tun, auf die der moderne Mensch keinen umfassenden Einfluss hat. So liegen mir auch Berichte von Paaren vor, die nicht schwanger werden konnten, doch nachdem sie Klang(schalen) in ihr Leben gelassen hatten, schwanger wurden. Der schönste Fall: Ein Pärchen, das bei uns auf Schnupperseminar war und dann daheim eine Klangschalenzeremonie vollzog, wurde in der Woche nach dem Seminar schwanger. Geschichten dieser Art hören wir immer wieder: Manche Frauen spüren die Empfängnis in dem Augenblick, in dem sie geschieht.

Wer sich mit Menschen unterhält, die trotz allerlei mit Nebenwirkungen und Kosten verbundenen medizinischen Hilfsmaßnahmen nicht schwanger werden, der rümpft hier wohl nicht die Nase über meinen Vorschlag, es doch einmal mit Klangschalen zu versuchen.
Noch habe ich nicht genug statistisches Material, doch die Zeichen deuten an, dass Klangschalen hoffnungsvollen Paaren eine Unterstützung auf dem Weg zur Schwangerschaft sein können. Nicht zuletzt sind sie arm an unangenehmen Nebenwirkungen. Fast garantiert sind jedoch angenehme Nebenwirkungen: Es macht Spaß und tut ziemlich gut, sie einzusetzen. Sie fördern die Körperwahrnehmung und die Regeneration. Für die Sinnlichkeit wie für die vorbeugende Gesundheitspflege sind sie eine herausragende Möglichkeit. Auch und besonders, weil gerade auch Laien sie ohne weitere Ausbildung gut für sich selbst oder innerhalb der Familie einsetzen können.

Von den biochemischen Prozessen, die die Physik der Klangschale im menschlichen Organismus auslöst, einmal abgesehen, habe ich beobachten können, wie manche nicht schwanger werdende Paare mit hoher innerer Spannung krampfhaft versuchten ein Kind zu zeugen. Spannung und Krampf sind nicht nur aus Sicht energetischer Heilmethoden wie der traditionellen chinesischen Medizin (TCM) keine gute Grundlage für eine Empfängnis. Klangschalen bringen nachweislich Entspannungen, die tiefer gehen können als alles, was viele Menschen je erlebt haben. Das heißt sie entspannen oftmals nicht nur unseren Körper, sondern auch unseren Charakter.
In diesem Zustand tiefster Entspannung findet unser Organismus nicht selten zurück zu seiner inneren Ordnung. Prozesse, die eben noch gestört abliefen, geraten wieder in Fluss (im Volksmund spricht man hier gerne von „Blockaden“. Echte Blockaden gibt es jedoch nicht so wirklich, es handelt sich eher um einen verwirrten oder erschwerten Fluss. Wenn im Körper etwas richtig blockiert, dann stirbt das betroffene Organ oder System und ohne Notfallmedizin sehr bald darauf der Mensch). Klangschalen bringen Bewegung ins System. Eine ähnliche Wirkung kann ich eigentlich nur beim Singen beobachten. Beginnt ein Mensch, sein Leben mit Singen zu bereichern – also eigenem Singen, kann dies ebenfalls transformierende Wirkungen auf seine körperliche und seelische Befindlichkeit haben.
Letztendlich genügt schon folgendes Bild: Manch eine ausbleibende Schwangerschaft mag Ursachen haben, die in winzigen funktionellen Störungen begründet liegen, die sich dem Blick der Medizin entziehen oder aber die die Medizin als „kann nie mehr schwanger werden“ klassifiziert.
Ich will hier keine falsche Hoffnung schüren, aber so wie immer wieder Menschen von Krebs heile werden, die von der Medizin längst „abgeschrieben“ wurden, so werden Menschen aus den unterschiedlichsten Gründen schwanger, obwohl sie offiziell nicht dürften. Ich habe mit diesen Beobachtungen übrigens viele Ärzte auf meiner Seite. Vieles entzieht sich dem Verständnis des Messbaren in der täglichen medizinischen Praxis.
Eine Klangschale rüttelt die allerfeinsten Strukturen innerhalb deines Körpers und in deiner Seele durch. Bis hinein in den unsichtbaren Bereich, denn natürlich können sich die Zellen in einem Eierstock oder einem Hoden nicht bewegen, ohne dass seine Atome oder Quanten sich nicht auch bewegen würden. Durch diese Bewegung wird der Organismus mit all seinen Zellen und Funktionsabläufen in hohem Maße angeregt. Aus diesem Erregungszustand heraus reaktiviert er oftmals seine ursprünglichen, gesunden Prozesse. Die Klangschale heilt hier nicht etwa, sondern regt den Organismus an, sich selbst zu heilen.

Klangschalenschwingungen bringen Bewegung in die feinsten Strukturen und biochemischen Prozesse unseres Organismus.

Wir Menschen der Moderne mit unserem Machbarkeitswahn unterschätzen, wie stark die Natur bestimmt, was machbar ist und wie wenig wir selbst. Es ist Teil unserer Natur, dass wir Menschen offener werden, wenn wir lieben und wenn wir entspannt sind. Irgendwie sind Liebe und Entspanntsein diesselben Zustände. Sagen spirituelle Meister und Verliebte.

Welche Schale für diese Übungen?

Eine, die euch gut gefällt. Ehrlich. Marke und Hersteller sind total egal. Lasst euch keine speziellen Töne oder sonst etwas aufschwatzen. Das Einzige, was zählt, ist euer Genuss.
Habt ihr noch keine Klangschale, empfehle ich die Jahrtausendschale, denn die braucht ihr bei Erfolg dann sowieso. Steht euch ein bisschen mehr Geld zur Verfügung, empfehle ich die Jahrtausendschale plus die Verwöhnschale. Sie sind eine tolle Kombination in Klang und Vibration.

Lasse die Vorstellung los, es gebe einen einfach erfassbaren Zusammenhang zwischen Klang und physiologischen Reaktionen. Schwingungen wirken je tiefer, je weniger Absicht wir uns gönnen.

Welche Klangmassagepositionen bei Schwangerschaftswunsch?

Die Vorstellung, dass eine Klangschale nur da wirkt, wo man sie aufstellt, könnte einen zu der Idee führen, bei Schwangerschaftswunsch müssten sie auf den Po, seitlich auf das Becken, in den Schritt, zwischen die Beine sowie auf den unteren Bauch und Rücken.
Und tatsächlich, wenn du da verspannt bist, kann es wirken. Die Vibration einer Klangschale durchdringt deinen Körper zutiefst. Mit ihm schwingen die Eierstöcke, die Gebärmutter, die Eileiter, die Hoden, die Samenleiter und der Penis. Pure Vibration. Kann durchaus animierend wirken. Auf die Zellen deines Körpers – und zwar alle Zellen – wirkt es garantiert aktivierend.
Doch wenn ihr euch ein Kind der Liebe wünscht, wäre es kurzsichtig, nur die Sexualorgane zu beschwingen. Da wird ja nur ein Teil der Liebe ausgeführt.
Der Grund, warum es nicht zu einer Befruchtung oder Einnistung kommt, kann ebenso in euren Herzen oder euren Köpfen stecken. Wir haben nicht vergessen: Gedanken und Gefühle sind etwas Substantielles und haben Auswirkungen auf unseren Körper und unser Leben.
Eine Grundregel, wenn ihr mit Klangschalen spielt, gilt auch für Menschen mit Schwangerschaftswunsch: Es bedarf weder einer Ausbildung, noch bestimmter Schalen. Die Klangschalen sollen euch vielmehr in die Selbstwahrnehmung und ins Loslassen führen. Egal, wo auf dem Körper das geschieht.
Was unendlich viel wichtiger als Positionen ist, ist dass ihr euch Zeit füreinander nehmt und dabei nicht immerzu ans Kinderkriegen denkt. Vielmehr geht es darum, dass ihr euch weich und durchlässig macht. Das bekommt ihr mit Denken nicht hin. Eher schon mit Klangschalen.
Was ihr euch für die Zeugungsrituale nehmen müsst, ist Zeit. Alles, was euch Druck macht, sollten außen vor bleiben.
Wisset weiterhin: Der Klang entfaltet seine Wirkung auch in der Zeit. Es ist nicht so, dass ihr nun nach jeder Klangbehandlung Sex miteinander haben müsst. Weil ihr vielleicht denkt, dass die Wirkung der Klangschalen so optimal genutzt wurde.
Natürlich, wenn euch die Lust überkommt, wäre es dumm, ihr nicht zu folgen …
Eine genussvolle Klangmassage, die ihr euch heute gönnt, kann auf eine Empfängnis, die in drei Tagen oder drei Wochen stattfindet, Auswirkungen haben. Also: Entspannt euch!
Auch eine Klangmassage direkt *nach* dem Sex ist eine Inspiration.
Kann es schaden, wenn die feinsten Schwingungen alle Zellen in Bewegung versetzen?

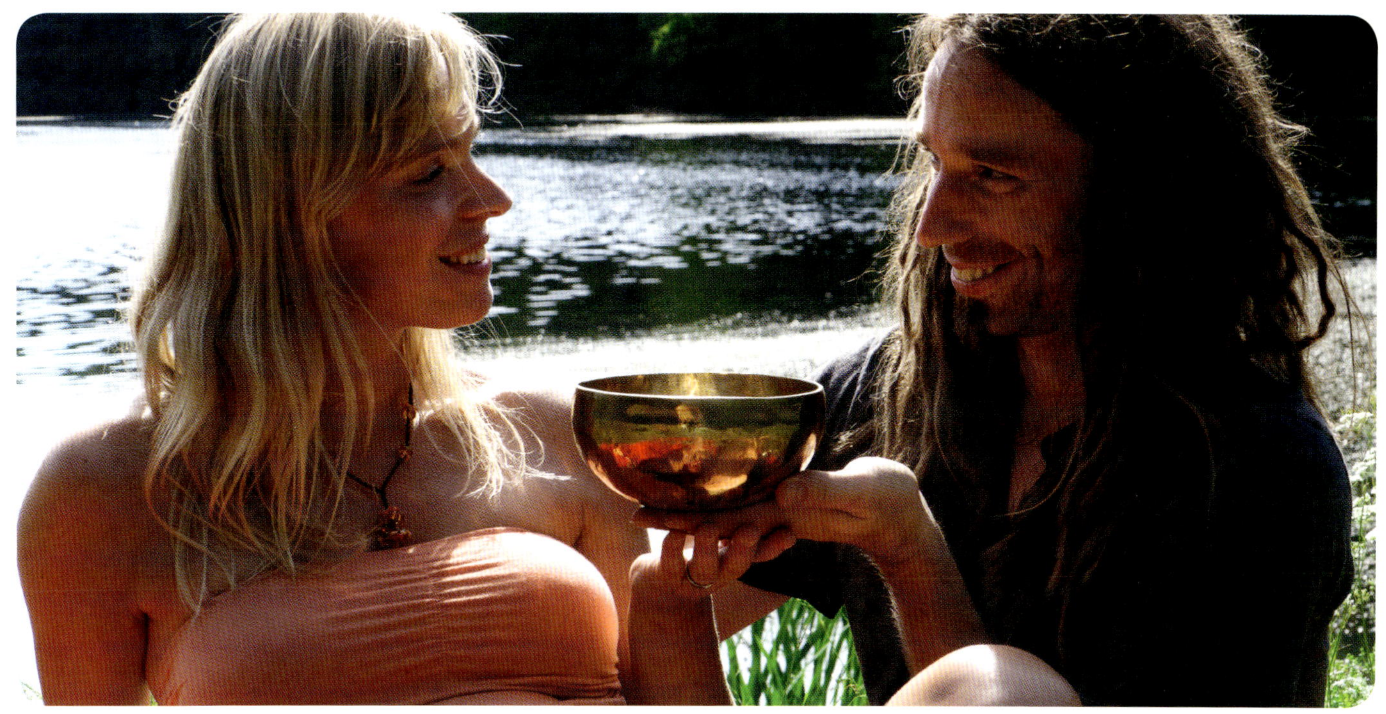

Kannst du dir vorstellen, dass Eizelle und Samenzellen sich nicht bewegen, wo doch drumherum alle Zellen am Schwingen sind? Wenn die Klangschale keinen Einfluss auf euren Kinderwunsch nimmt, wirken die Behandlungen, die ihr euch schenkt, dennoch auf euch. Schwingungsphysik macht nicht einfach so mal eine Woche Pause. Die Schale bewegt alles in euch.

Die Spielorte für die Zeugungschalen

Die Idee, dass die Klangschalen auf die Beckengegend oder auf den Schoß *müssen*, um hier optimal begünstigende Wirkungen zu entfalten, ist grundverkehrt.

Samen- und Eizellen existieren nicht in einem ereignislosen Raum. Sie stehen wie alle Zellen und Organsysteme in unserem Organismus in mannigfaltigen und komplexen Wechselwirkungen. Regt eine Klangschwingung zum Beispiel die Hormonproduktion der Amygdala im Stammhirn an, so hat dies selbstverständlich Auswirkungen auf den gesamten Organismus und natürlich auch auf die üblichen Verdächtigen unterhalb der Gürtellinie.

Lasst euch nicht in die Irre führen. Wenn ihr euch Ruhe gönnt und mit diesem Buch und Klangschalen experimentiert, werden eure Gefühle euch schnurstracks dahin führen, wo Klangschalen mit Sicherheit ihre vollkommenste Wirkung entfalten: in der Kommuni-

Es kann nicht schaden, wenn ihr für euch sorgt, euch verwöhnt und euch den Raum und die Ruhe gönnt, in dem es zwischen euch Funken schlagen darf …

Regelwerk, warum eine Schale wohin muss, wird oft von besorgten Lehrern erstellt, die ihren Schülern nicht zutrauen, selbst herauszufinden, wo eine Klangschalen wirken will.

kation mit euren Bedürfnissen. Und das sind die Regeln:

- Spielt die Schalen dort, wo es euch guttut. Gute Gefühle sind keine Luftgebilde, sondern beruhen auf komplexen biochemischen Abläufen in unserem Organismus.
- Seid kreativ. Kreativität ist der Quell, aus dem das Leben schöpft. Macht Sachen mit der Klangschale, die nicht in diesem Buch stehen. Verletzt euch dabei nicht ...
- Vor allen Dingen: Hört einander zu. Sprecht miteinander über eure Gefühle. Darüber, was ihr wahrnehmt. Sprecht auch über eure Ängste und Sorgen.
- Eine gute Übung ist es, das, was der andere sagt, nicht zu kommentieren, sondern einfach so stehen zu lassen. Wir meinen, wir müssten zu allem was sagen. Dabei wollen wir alle auch einfach mal nur gehört werden – ohne Kommentare.

Denkt dran: Klang bewegt!

Jede Beschäftigung und jeder Einsatz von Klangschalen, solange sie aus Freude und mit Spaß geschehen, können den Organismus dabei unterstützen, zu seiner ursprünglichen Ordnung zurückzufinden.

Jede Möglichkeit, euch um eure Körper und eure Gefühle und Träume zu kümmern, wenn es in Ruhe, lauschend und spürend, freudvoll und kreativ geschieht, ist eine Chance für euch. Und für das Leben.

Es schadet auf keinen Fall.

Es ist im Sinne der Gesundheitsvorsorge und der Beziehungspflege auf jeden Fall förderlich.

Eine Seele kann sich ankündigen

Matthias, ein 39jähriger Finanzbeamter, erzählte mir kürzlich während seiner Klangausbildung Folgendes: *»Hört sich vielleicht komisch an, aber ich habe Kontakt zu der Seele meines Kindes gehabt. Ich war von diesem Erlebnis so berührt, dass ich weinen musste. Die Seele hat sich angekündigt ...«*

Das hört sich gar nicht komisch an, es ist nur für unseren Kulturkreis bisher eher unüblich. In indigenen und schamanisch geprägten Kulturen (die meisten indigenen Kulturen sind schamanisch) ist es normal, dass die Frau oder der Mann oder beide eine „Wahrnehmung" haben. Ihnen erscheint die Seele eines Kindes oder ein Geistwesen erklärt ihnen, die Zeit wäre reif. Seitdem das wieder „erlaubt" ist, haben erstaunlich viele Menschen auch in unserem Kulturkreis Vorahnungen, Visionen, Träume oder ein ganz klares Vorgefühl sowohl vor sehr schrecklichen als auch vor sehr schönen Ereignissen.

Die Physik hat schon seit einer Weile gezeigt, dass unser Zeitverständnis nichts mit der physikalischen Realität der Zeit zu tun hat. Aktuell diskutierte Modelle gehen von Zeit als einer Raumdimension aus. Innerhalb eines solchen RaumZeit-Modells wäre es durchaus denkbar, in einem veränderten Bewusstseinszuständen wie einem Traum oder einer Tiefenentspannung Kontakt in so einen Parallelraum, in dem die Zukunft ist, zu bekommen. Auch Kontakt zu einem anderen ZeitRaum innerhalb unserer RaumZeit.

Die Zeitidee des Westens ist nicht universell. Traditionell aufgewachsene Araber oder Chinesen haben noch ein anderes Zeitverständnis.

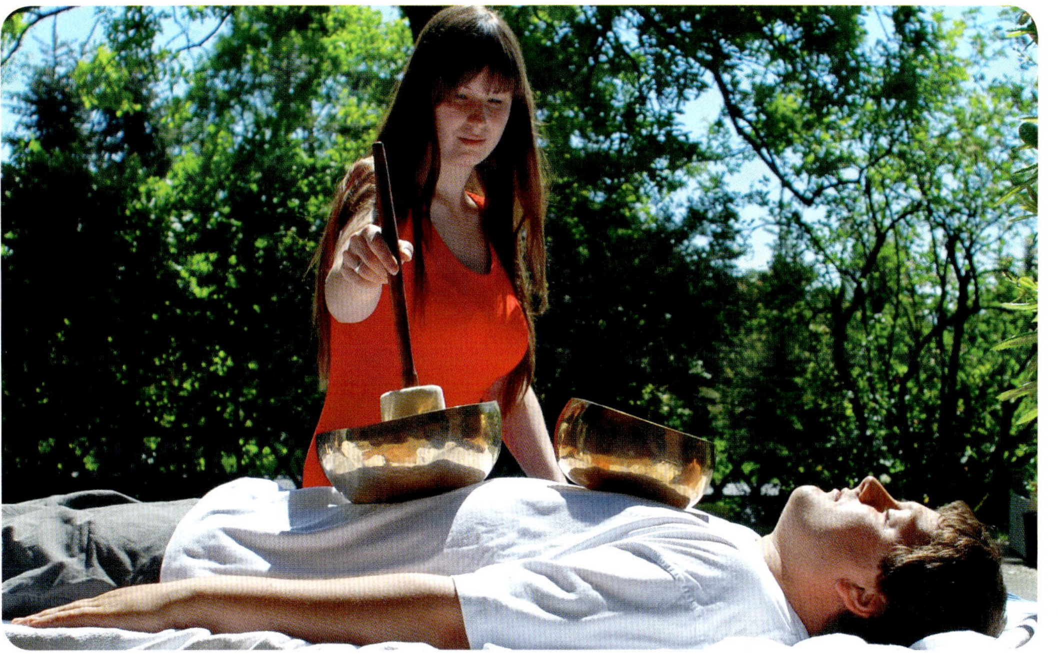

Um Rituale durchzuführen ist es nicht notwendig, an etwas zu glauben. Das reine Tun führt zu Reaktionen in unserem Körper und Geist. Aus schamanischer Sicht eben auch in der Seelenwelt.

Sie kommen der physikalischen Idee von Zyklen und Kreisen näher.
Spannend auch, wenn man liest, dass es so ein zyklische Denken in Europa auch mal gab. Im Zuge der Industrialisierung wurde unser organisches Zeitbewusstsein gezielt ausgemerzt, um die Arbeiter zu einer produktiveren Lebenhaltung zu erziehen.

Ob man nun an Seelen überhaupt glaubt oder an Zeit, die in Räumen organsiert ist, ist im Grunde egal. Für ein Ritual der Bereitschaft ist wieder nur das Wissen wichtig, dass man, wenn man es durchführt und die passenden Worte spricht, nicht einmal unbedingt an eine Wirkung glauben muss – Wirkungen innerhalb unseres Gehirnes können erstaunliche Reaktionen im Körper auslösen. Wir bekommen so etwas nicht mit, wenn wir nicht dafür geschult sind – doch es geschieht.
Also möchte ich euch anregen, wenn es sich gut für euch anfühlt, Kontakt zur Seele eures möglichen künftigen Kindes aufzunehmen.

Das Ritual der Bereitschaft

Ein Einladungsritual kommt dem einen oder anderen Leser denn vielleicht auch ein wenig komisch vor. Wenn man einen unerfüllten Kinderwunsch hegt und erleben musste, wie medizinische, mit erheblichen Nebenwirkungen und Kosten verbundene Maßnahmen nicht gewirkt haben, mag man dennoch Verständnis für jeden haben, der auch diesen Weg

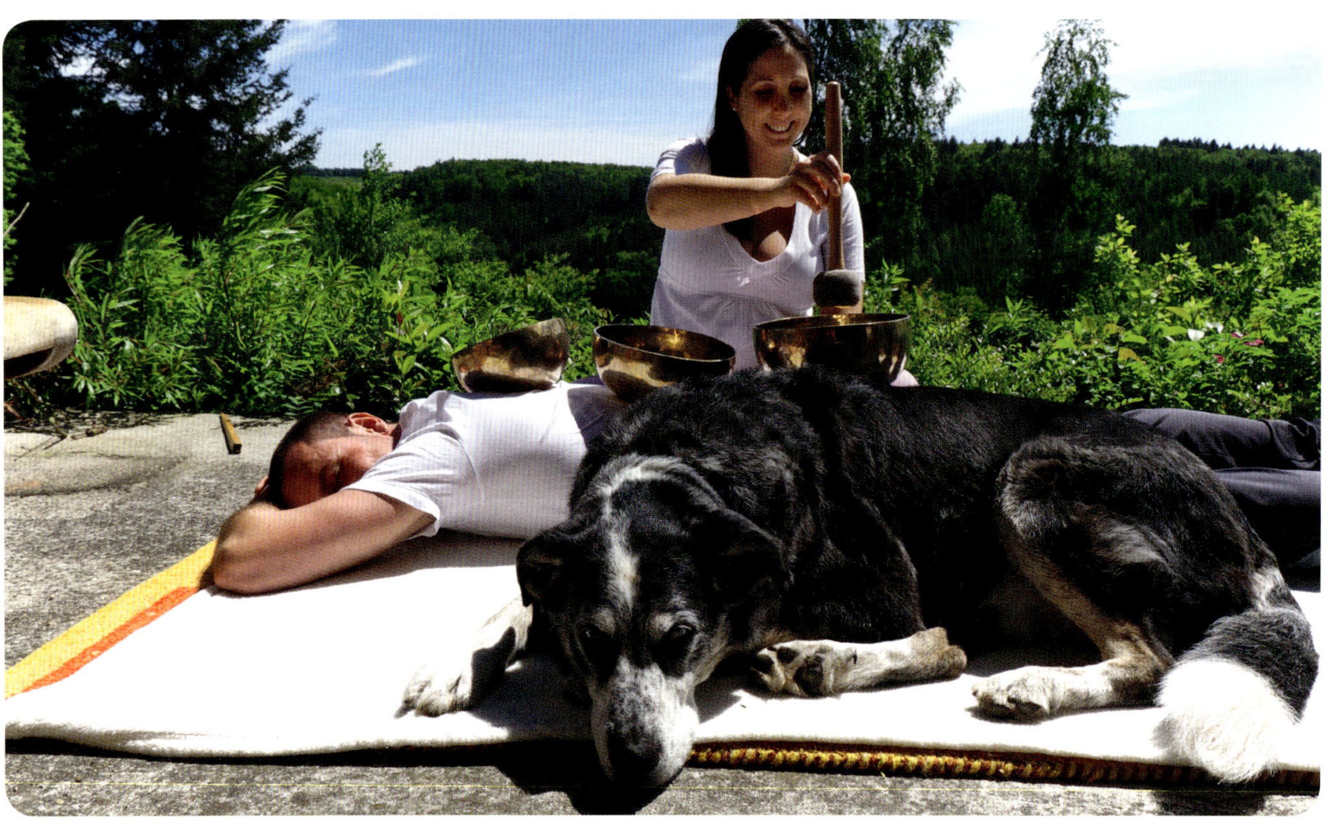

Hier auf dem Foto seht ihr eine tolle Position zur Förderung einer Empfängnis: Sie behandelt ihn! Das Wetter ist herrlich! Sie sind draußen! Der Hund ist bei ihnen! Allen geht es gut!

Nichts ist ungünstiger für euren Kinderwunsch als wenn ihr euch Stress macht. Alles, was euch relaxt, miteinander in Berührung bringt und was euch guttut, ist förderlich.

ausprobiert. Oder ihn vielleicht ausprobiert, bevor er mit schweren Geschützen auffährt. Rituale dieser Art führen Menschen seit Jahrtausenden durch. Sie wirken stärkend auf unsere sozialen Bindungen.

In eurer Vorstellung mit der Seele eures künftigen Kindes zu kommunizieren, kann ausgesprochen starke innere Bilder und Emotionen in euch wecken.

Für das Einladungs-Ritual gibt es also diese schöne Vorstellung: Die Seele des Kindes, was einst euer Kind werden wird, ist bereits im Universum unterwegs.

Ihr sprecht die Seele dieses kommenden Wesens an. Ihr tut ihm die Freude kund, die euch durchflutet bei der Vorstellung, der Kanal für seine Ankunft sein zu dürfen. Ihr dankt der Seele, dass sie euch wählen wird. Ihr berichtet ihr von der Schönheit und Liebe, die in euch ist. Davon, wie schön das Leben ist und dass es sich wirklich lohnt, zu kommen. Das ist die Variante für spirituelle Menschen.

Für christlich religöse Menschen wiederum kann in so einem Ritual ein Gebet an Gott enthalten sein. Schenkt ihm euer Vertrauen. Bittet um seine Gnade, seine Liebe.

Die Variante für Menschen, die sich eher atheistisch sehen und Kinder und Empfängnis für einen Zufall halten, läuft ganz ähnlich ab. Nur dass ihr nicht die Seele des Kindes ansprecht, sondern miteinander über genau diesselben Dinge sprecht. Ihr habt dabei im Hinterkopf, dass über etwas sprechen zu Veränderungen im neuronalen Netzwerk, eurem Gehirn führen. Die Dinge benennen, das ist mehr als gut bewiesen, führt dazu, dass sie sich in unserer Wahrnehmung verändern. Verändert sich unser Gehirn und unsere Wahrnehnung, so hat das Auswirkungen auf unsere Körper. Manche so winzig, dass wir nichts mitbekommen, andere vermögen es womöglich, flache Bäuche dick zu machen.

Ein Mann könnte seiner Frau sagen, wie sehr es ihn stolz macht, dass sie die Mutter seiner Kinder werden möchte. Wie schön er sie findet und wie sehr er ihr zutraut, eine gute Mutter zu sein. Er kann ihr erzählen, wie sehr er das Leben liebt und wie er sich vorstellt, wie schön es sein wird, sich um sie und das Kind zu kümmern. Wie sehr er hofft, das Kind möge nach der Mutter kommen. Wie es ihn erregt, dass sie ihn empfangen will, um ein Leben zu zeugen.
Die Frau kann dem Mann erzählen, wie es sie beglückt, dass er mit ihr ein Kind zeugen will. Wie aufgehoben und sicher sie sich bei ihm fühlt. Wie sie ihm zutraut, sie und das Kind gegen die Unbilden des Lebens zu verteidigen. Wie schön, liebenswert, stark und klug sie ihn findet. Wie es sie erregt, ihn empfangen zu dürfen, um ein Leben zu zeugen.

Wichtig: Einladungsrituale dürft, ja solltet ihr (auch mal) völlig unabhängig von einem Zeugungsversuch durchführen. Es kann mit Sex verbunden werden, wenn euch danach ist oder zum Beispiel gerade ein fruchtbarer Tag ist, aber „Sex machen müssen“ ist keine gute Idee – sonst wird es eher ein furchtbarer Tag. Sex darf aus sich heraus geschehen.
Ein Einladungsritual könnte so ablaufen: Reinigt euch von der Energie des Tages (Duschen/ Waschen). Das entfällt, wenn ihr gleich am Morgen, womöglich noch im Bett, beginnt. Macht euch hübsch und trefft euch in einem stillen Raum. Es sollte gemütlich sein. Kerzen und wohltuende Räucherstäbchen sorgen für Atmosphäre. Wem Rockmusik und Brötchenduft besser bekommt: eben diese.
Trinkt keinen Alkohol und raucht auch keine bewusstseinsverändernden Substanzen. Es ist nachgewiesen: Es bringt keinen Vorteil, birgt aber Risiken für ein erfolgreiche Befruchtung und Einnistung.
Natürlich könnt ihr, wenn ihr schon eine oder mehrere Klangschalen besitzt, diese spielen. Gemeinsam, abwechselnd. Oder der Mann bespielt die Frau, umspielt, umklingt und entspannt sie. Sprecht euch eure Liebe und eure Freude aneinander offen aus.
Hier würde ich durchaus die künftige Jahrtausendschale einsetzen, ihr als das erste Paar dürft das noch. Nach einer Empfängnis ist die Schale dann natürlich ausschließlich für das Spiel für euer Kind reserviert.
Es wäre ja ein furioser Start in das Ritual, wenn sie euer Glück nach erfolgter Befruchtung nicht nur begleitet, sondern sogar mit einleitet.

Vielen Menschen fällt es nicht leicht, diese Worte im Augenblick zu sprechen. Doch es ist wichtig, sie auszusprechen, damit verändern sich die Vernetzungen in unseren Gehirnen. Eine einfache Hilfe kann es sein, die Worte einfach aufzuschreiben und vorzulesen. Ihr könnt sie gerne auch hier abschreiben und euch dann schenken ...

Mimikforscher haben herausgefunden, dass ein bestimmter Gesichtsdruck, wenn man ihn lange genug schauspielert, dieselben Hirnreaktionen erzeugt, wie man hätte, wenn so ein Gesicht macht, weil man das entsprechende Gefühl hat. Sag Liebe und schau auch so …

Für manche mag sich das, wenn sie daran denken, komisch anfühlen. Wir sind es leider nicht mehr gewohnt, Gefühle auszusprechen. Vielleicht meint ihr auch, das wäre doch sowieso klar.
Doch das gesprochene Wort hat Macht. Es ist eine andere Form der Wirklichkeit als „es zu wissen". Darum sagt es euch laut.

»Ich liebe dich.«
»Ich wünsche mir ein Kind mit dir.«
»Ich möchte Vater/Mutter unseres Kindes werden.«

Dann spürt die Welt. Die Welt spürt man am besten, wenn man alle Sinne öffnet und sich nicht mehr am Denken festhält, sondern hört, riecht, schmeckt, fühlt, lauscht und spürt.

Irgendwo in dieser Welt wartet eine Seele, euch zu erwählen. Irgendwo sucht sie nach einem Tor, das ihr sein könntet. Manche spirituellen Traditionen sagen, die Seele sucht sich ihre Eltern aus. Die Vorstellung finde ich fragwürdig, denn es bleibt so ein Geschmäckle von „Wenn einer Eltern hat, die ihn missbrauchen, ist seine Wahl gewesen." Das klingt erschreckend nach Schuld und haut in die Wunde, die so viele von uns tragen: Schuldig, weil wir leben. Mir sind viele Menschen begegnet, die sich schuldig fühlten, wegen Taten, die sie im Vorleben begangen haben sollen. Das war ihre Erklärung, warum sie nun in diesem Leben leiden müssen.
Schamanische Traditionen haben diese Schuldideen nicht oder nicht so wie wir. Lassen wir uns von ihnen inspirieren. Sie haben vierzigtausend Jahre funktioniert. Die Wissenschaft ist gerade 300 Jahre alt.
Wenn ihr Klangschalen spielt und die Klangschalen mit euch spielen, dann spielt eine der entscheidendsten physikalischen Kräfte der Schöpfung mit euch. Diesselbe Kraft, die ganze Galaxien durch das Universum bewegt.

Einladung an eine Seele

Kleine Seele, weiser Traum,
ich bin (Name der Frau) – und ich bin (Name des Mannes).
Wir wollen dich einladen,
uns als Eltern zu wählen.
Wir möchten dir ein Zuhause geben
und freuen uns schon so sehr auf deine Ankunft.
Wir können uns nichts Schöneres vorstellen,
als dass du zu uns kommst.
Das Leben hier ist wirklich schön
und l(i)ebenswert.
Es gibt so viel zu entdecken, so viel zu erleben.
So viel zu zu sehen, zu hören, zu riechen und zu schmecken,
so unendlich viel zu fühlen.
Es gibt Wind in den Haaren,
Wasser auf deiner Haut.
Gehaltenwerden und andere halten.
Wir werden dich warm halten und dir helfen,
die Welt zu entdecken,
wir werden dich nähren und später zeigen wir dir, wie du dich selbst nährst.
Wir werden dich mit Liebe umschützen und
irgendwann, wenn deine Zeit gekommen ist,
werden wir dir helfen, dich selbst so zu lieben,
dass du in die Welt hinausgehen willst.

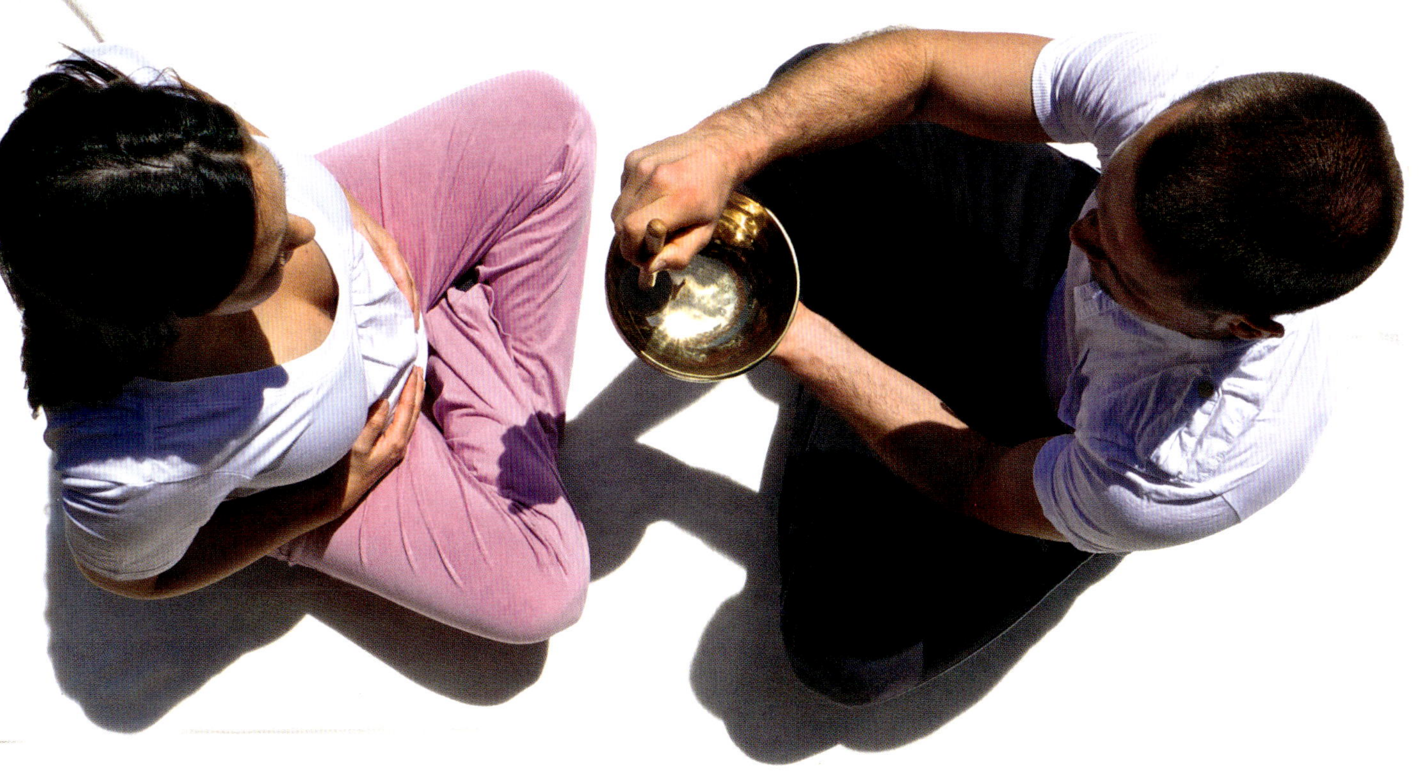

Und ja, die Liebe.
Es lohnt sich schon nur wegen der Liebe hierherzukommen.
Sie ist etwas, was dich lachen lässt und dir die Tränen in die Augen treibt, sie ist das Allerschönste, was sich die Welt (die Schöpfung/Gott) ausgedacht hat. Du wirst sie so sehr mögen.

Wir möchten dir Mutter, möchten dir Vater sein und wahrlich, du bist uns willkommen.
Für den Fall dass: *Gleich werden wir uns vereinen und unsere Vereinigung soll ein Gebet sein, eine Einladung an dich.*

Denn du, du bist das Leben. Wir laden dich ein, durch uns zu kommen und mit uns zu wachsen. Du bist so unendlich willkommen. Wir freuen uns so auf dich. Es wird uns eine Ehre sein, eine so große Ehre, dir Heimat zu sein für deinen Beginn in dieser Welt.
Gutes Essen, schöne Klänge. Haltet euch, wiegt euch, umliebt euch, öffnet euch. Pulsiert. Schwingt. Bebt. Lebt. Liebt. Geht auch ohne Sex. Wirkt auf alle der Wissenschaft bekannten Körperfunktionen vitalisierend und ausgleichend.
Lasst die Vorstellung los, ihr wäret nicht ganz ohne Kind. Das Leben ist immer ganz. Bürdet der Seele nicht die Last auf, sie müsse kommen, um eure innere Leere zu füllen.

Wendet man eine Klangschale in einer immer ähnlichen Weise an, kann man das Übung nennen. Oder Ritual.

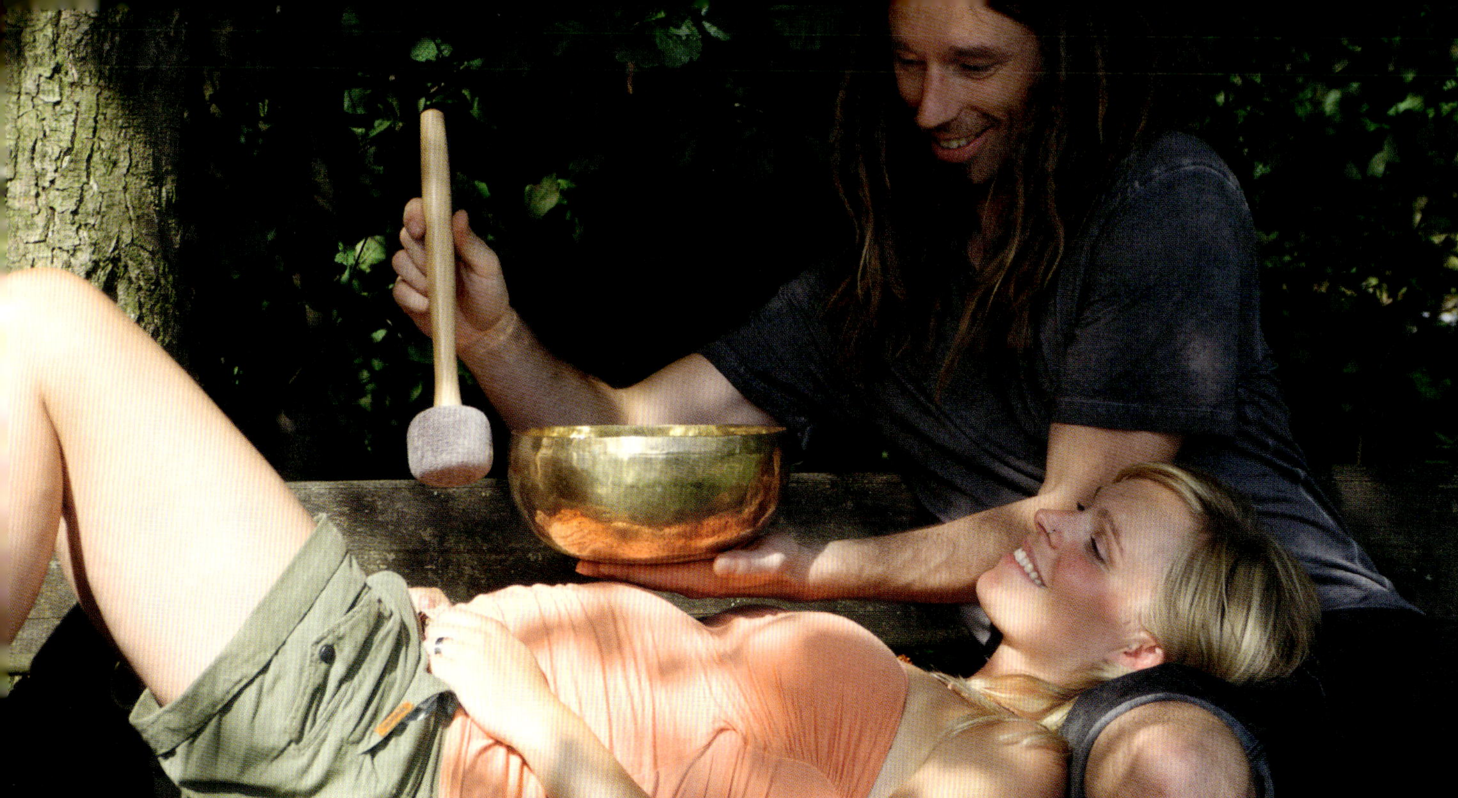

Sich Zeit füreinander nehmen, heißt einander mit Lebensenergie weihen.

Geht in die Fülle.
Das Leben liebt die Fülle. Erwartet keine Seele, weil euch etwas fehlt. Erbittet sie, damit ihr etwas geben könnt. Bietet ihr euren Reichtum an, den ihr teilen wollt.

Wechselseitiges Beschenken

Ihr könnt euch innerhalb eines Klangereignisses gegenseitig mit Klängen verwöhnen.
Zum Beispiel könnt ihr euch Klänge zuspielen: Einer von euch beiden spielt eine Klangschale, und während sie verklingt und ihr dem schwingenden Verklingen lauscht, spielt der andere eine zweite Schale. Eine Weile sind beide Klänge ineinander verwoben, bis nur noch die zuletzt angespielte Schale zu hören ist. Wenn diese leiser wird und verklingt, spielt der erste Partner wieder seine oder eine dritte und dann eine vierte, fünfte Schale oder eben, bei zwei Schalen, immer eins und zwei im sanften Wechsel.
Spielt die Übung mit einem Klöppel und einem Schlegel, sodass ihr die Obertöne und Grundtöne eurer Schalen im Wechselspiel betonen könnt. Dazu müsst ihr euch (so ihr nicht von jeder Anspielhilfe mehrere habt), den Klöppel und Schlegel hin- und herreichen. Tut dies ohne Worte, mit ruhigen Bewegungen. Konzentriert euch, den Schalen zu lauschen. Ihre Klangphysik bewirkt dann schon den Rest.

Diese Übung fördert das Lauschen, das Gefühl für Timing, für Übergänge, für Sanftheit und für den Zauber des Werdens und Schwindens.

Ist nur eine Schale vorhanden, wird eben die eine Schale immer wechselweise angespielt.

Hörst du sie noch?

Variiert die vorherige Übung, indem ihr die Schale verklingen lasst. Der, der sie nicht mehr hört, spielt sie wieder an.

Sitzt euch gegenüber. Die Schale steht zwischen euch. Sie spielt die Schale an (oder er) und reicht ihm (oder ihr) den Klöppel. Schaut euch in die Augen. Einfach nur in die Augen schauen und lauschen. Nicht reden.

Der Spieler schließlich nickt mit dem Kopf, ganz leicht und sanft nur, und signalisiert dem Partner, der jetzt den Klöppel hält: Nun spiele an.
Er kann das Signal für ein erneutes Anspiel geben, wenn die Schale noch gut zu hören ist. Wenn sie schon fast verklungen ist. Oder wenn sie schon eine ganze Weile nicht mehr zu hören ist. Der Partner muss warten auf das Signal. Erhält er das Signal, spielt er die oder eine Schale an. Dann gibt er den Klöppel wieder zurück.
Ihr schaut euch in die Augen, schaut einfach und lauscht.
Wartet nicht, dass der andere nickt und euch eine Signal gibt – das ist kein Wettbewerb in schneller Reaktion. Es ist ein Spiel im Erkennen und Lieben.

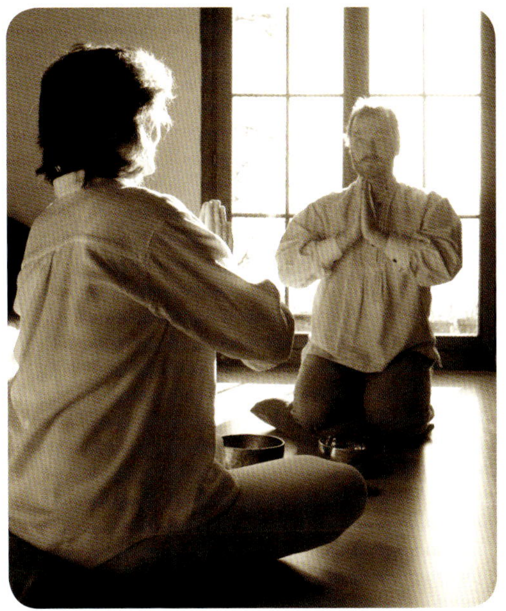

Mit einer Verwöhnschale könnt ihr tanzen. Schwingungen bewegen euch und jede eurer Zellen. Gedanken sind Vorgänge innerhalb von Zellverbänden.

Der Klang und die Stille, in die ihr abtaucht, können verändern, was ihr in den Augen eures Partners seht.
Weiterhin müsst ihr euch als Klöppelhalter nicht darum kümmern, wann angespielt werden soll, euer Partner wird sein Bedürfnis durch eine winzige Kopfbewegung äußern.
Das ist ein Tanz.
Tanzen kommt aus der Natur, tanzen ist Ausdruck von Lebensfreude. Es dient dem Bezirzen des Partners. Als Paar kann nur (schön) tanzen, wer auf den anderen lauscht.

Klangübung: Ich sehe dich

Unser Paar heißt Michael und Andrea.
Andrea spielt die Schale an. Sie schauen sich in die Augen. Die Schale verklingt. Stille. An-

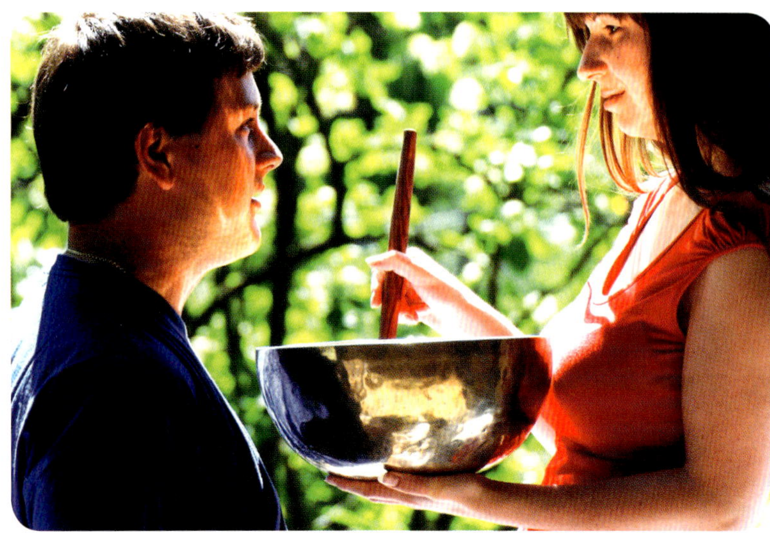

Manchmal ist es schwerer, die Liebe eines Menschen in das eigene Herz zu lassen, als ihm Liebe zu schenken.

drea sagt: *»Michael. Ich sehe dich.«* Die Worte schwingen und verklingen und Michael lässt sie wirken, so wie Andrea auch. Dann sagt Michael: *»Andrea, ich habe dich gehört.«*
Dann spielt Michael die Schale. Sie verklingt und er sagt, Andrea in die Augen schauend: *»Andrea. Ich sehe dich.«*
Andrea lauscht den Worten. Lässt sie in die Stille wirken. Und sagt: *»Michael, ich habe dich gehört.«*
Ihr wechselt wieder und sie sagt *»Andreas, ich liebe dich.«* Andreas lauscht und spürt den Worten nach. Spürt ihnen wirklich nach. Gesagt zu bekommen, dass man geliebt wird, ist nämlich längst nicht alles. Es ist nur die Hälfte. Wo fühlt sich das in dir an? Wie fühlt es sich an? Wenn du dir innerlich wiederholst: *»Sie liebt mich! Ja wirklich, sie liebt mich! Ich werde geliebt! Ich!«*
Für sehr viele Menschen ist es viel schwerer, Liebe anzunehmen, zu akzeptieren und sich über diese Liebe zu freuen, als Liebe zu geben. Viele Menschen in unserer Welt denken nämlich insgeheim, sie seien nicht liebenswert. Das liegt auch daran, dass wir es in den ersten Lebensjahren nicht genau genug gespürt haben. Uns fehlt oft das Urvertrauen. Das Bewusstsein, dass wir nur durch unser Dasein eine Lebensberechtigung haben. Dieser Wahn nimmt in der letzten Zeit zu, wo einer ohne Arbeit nicht als Mitglied der Gesellschaft taugen soll und Frauen ohne eigene Kinder meinen, sie seien nicht erfüllte Wesen.

Gehört und gesehen werden. In Stille. Im Fast-Nichts-Tun.

Ankündigung über deine Träume

Nicht selten nutzen Seelen (oder unser Unterbewusstsein) unsere Träume, um mit uns in Kontakt zu treten.
Um Traumnachrichten zu empfangen, kann es hilfreich sein, deine Träume ernst zu nehmen. Das kannst du zum Beispiel signalisieren, indem du ein Notizbuch mit Stift neben dein Bett legst. Wenn du morgens oder in der Nacht aufwachst und bemerkst, dass du einen außergewöhnlichen Traum hattest, solltest du sofort das Licht anmachen und den Traum notieren. Sonst kann es sein, dass du wieder einschläfst oder ihn bei der Morgentoilette schon wieder vergessen hast.
Aus schamanischer Sicht nehmen kommende Seele über unsere Träume Kontakt zu uns auf. Manchmal bitten sie oder fordern sie etwas, das wir erst erledigen müssen, bevor sie kommen können oder wollen.

Zur Interpretation deiner Träume brauchst du keinen Traumdeuter noch ein Deutungsbuch. Die Idee, Träume hätten eine universelle Bedeutung, die man in einem Katalog nachschlagen kann, ist ziemlich veraltet. Denn die Deutungshoheit über deine Träume hast nur du.

Du solltest dich fragen, was bedeutet der Traum für mich? Dein Partner oder deine Freundin oder ein Therapeut liefert seine Interpretation deiner Träume. Das geht ziemlich oft schief beziehungsweise kann dich in die Irre führen.

Es ist Ausdruck unserer verunsicherten Gesellschaft, dass wir für ein Gefühl oder einen Traum, den wir haben, einen Experten aufsuchen, der uns dann sagen soll, was Gefühl oder Traum für uns bedeuten. Ein Experte wird dich fragen, was der Traum *für dich* bedeutet und dich sanft dahin coachen, es selbst herauszufinden. Das ist so klar, wie ein vernünftiger Psychotherapeut deine Gefühle nicht erklärt, sondern dich dazu bringt, selbst herauszufinden, was deine Gefühle für dich bedeuten.

Du kannst auch die geistige Welt jeden Abend einladen. Vielleicht wenn du das Licht ausmachst. Sage zu dir oder sprich es laut: *»Wenn ihr mit mir kommunzieren wollt, erscheint in meinen Träumen. Und gebt mir die Klarheit, mich nach dem Aufwachen zu erinnern.«*

Viele große Künstler und Wissenschaftler nutzten und nutzen ihre Träume als eine Quelle für geniale Einfälle. Bei indigenen Völker ist der „große Traum" ein Bestandteil der Kultur. Was soll es schaden? Begrenzungen erlegen wir uns so schon genug auf .

Und dann wäre da noch eine Option:

Manchmal hilft gar nichts. Invasive Medizin, Schamanimus, Kräuterkuren, Klangschalen und Häuslebauen – trotzdem bleibt man ohne Kind. Dann fragt man sich, warum Leute Kinder bekommen, nur um sie in der Kinderpornoszene zu vernichten. Warum Menschen mit Herz und Liebe im Übermaß keine Kinder bekommen, die aber schon? Die Frage deutet an, dass wir alle vermuten, es gäbe so eine Art System dahinter, wer schwanger wird und wer nicht. Falls es das gibt, dann fällt es bei solchen Betrachtungen schwer, einen Sinn in einem solchen System zu erkennen.

Wenn wir an einen Sinn glauben oder aber gerade, wenn wir es nicht tun, macht es dann nicht Sinn, an die zigtausende Seelen zu denken, die der Unterstützung bedürfen?

Ein Kind zu adoptieren oder in Pflege zu nehmen bedeutet, dem eigenen Leben einen Sinn zu geben und dem Leben des Kindes Wärme, Halt, Orientierung, die andere, bessere Seite unseres Menschseins. Die dunkle Seite musste es ja schon ertragen.

Ich bin der Meinung, dass sich ungewollt kinderlose Paare nicht davon abhalten lassen sollten, die Liebe in der Welt zu mehren. Wie könnte ich, schreibe ich doch gerade dieses Buch?!

Adoptieren. In Pflege nehmen. Sich für seine Mitmenschen engagieren.

Bitte besuche unsere Webseite:
www.derklangderliebe.org

Der Infopool rund um Zeugung, Schwangerschaft, Geburt und Klangschalen. Teilt eure Erfahrungen und Tipps mit der Menschheit.

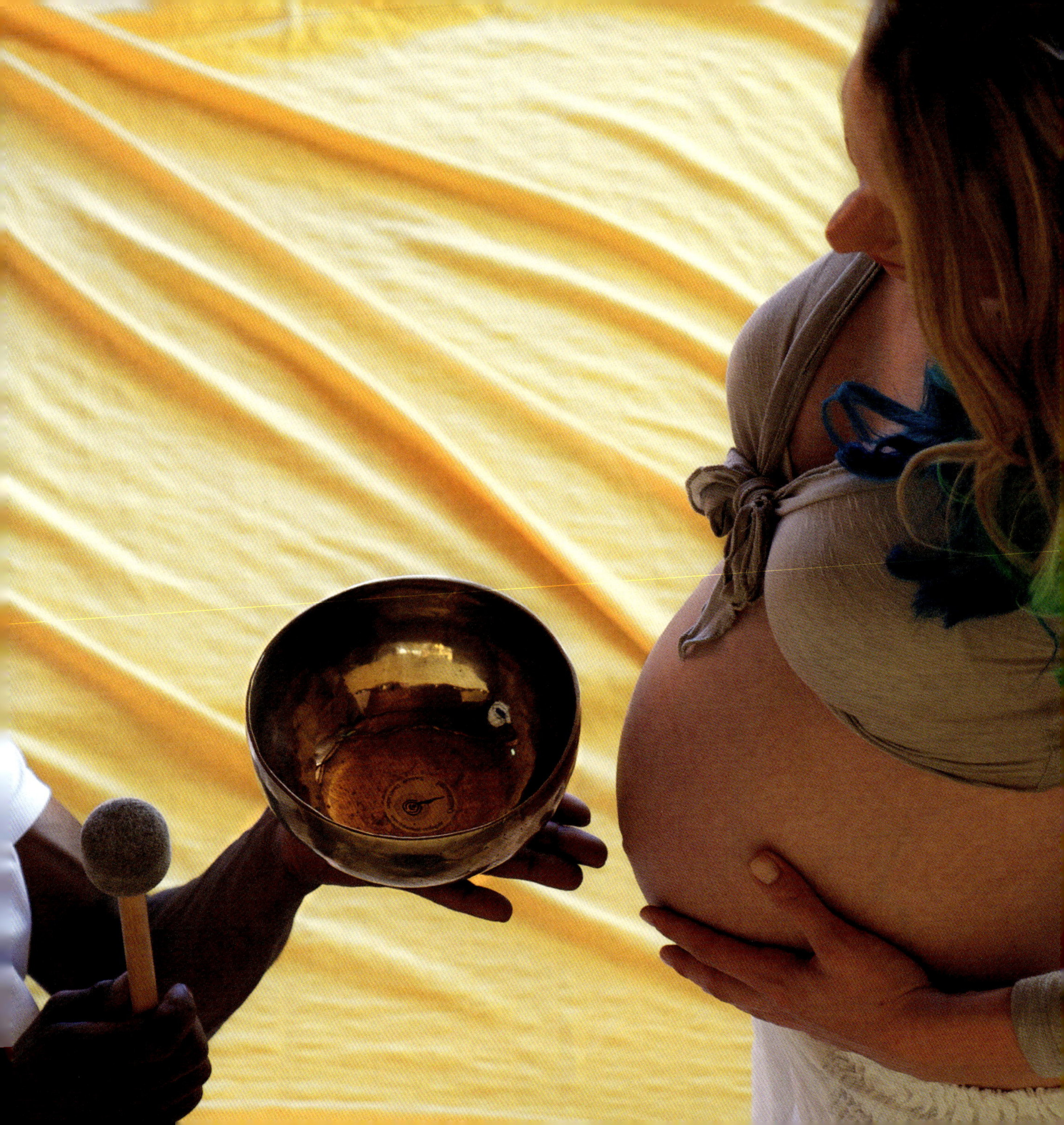

Klangschalenspiel für ein wachsendes Leben

Die Biochemie des Klanges

In diesem Kapitel geht es um den Einsatz von Klangschalen in der Schwangerschaft. Zur Erinnerung: wir unterscheiden zwei Verwendungsarten und damit auch zwei Arten von Klangschalen. Die Lebensschalen, und die Jahrtausendschale.
Die *Lebensschalen* könnt ihr immer einsetzen, wenn euch danach ist. Zur Wellness, zum Stressabbau oder zum Beispiel um Rückenbeschwerden entgegenzuwirken. Meditatives Klangschalenspiel kann ausgleichend wirken, wenn man unter Weltschmerz leidet oder einfach mieselmupfig ist. Es ist nicht notwendig, dass ihr euch oder du dich gut fühlst, wenn ihr oder du sie einsetzt. Doch es ist durchaus wahrscheinlich, dass sich mit dem Spiel die Stimmung wandelt. Entspannung. Regeneration. Den Kopf frei bekommen ...
Die *Jahrtausendschale* wird ausschließlich eingesetzt, wenn ihr euch schon gut fühlt und bei euch, in eurer Mitte seid. Wenn ihr ein Gefühl der Freude und Liebe in euch habt. Dann spielt ihr die Schale in dem sicheren Wissen, dass euer Kind sowohl das angenehme Gefühl von Zufriedenheit und Liebe hat und diesen schönen Klang fühlt und hört. Dieses Wissen, das Ritual und die damit verbundene Klangerfahrung wiederum werden euer körperlich-seelisches Befinden fördern. Ein Kreislauf der Liebe.

Relaxen und Liebe verändern alles

Wie schon im ersten Kapitel des Buches beschrieben, finden Gefühle und Gedanken nicht in einem luftleeren Raum statt. Sie sind nicht etwa ätherische Ereignisse, sondern können nur entstehen, wenn es vorher zu biochemischen und biolektrischen Vorgängen im Organismus gekommen ist. Ein Gedanke oder ein Traum erfordern immer neurobiologische Aktivität und sie ziehen immer biochemische Reaktionen nach sich, denen Gefühle folgen. Manche flüchtig wie der Kuss eines Schmetterlings, manche so mächtig und nachhaltig, das sie das Leben verändern. Manchmal verändern auch die Küsse von Schmetterlingen ein Leben.
Das bedeutet entspannen, chillen, träumen, miteinander reden, sich lieb halten, sich fühlen und berühren, dem anderen zuhören – vielleicht auch mal, ohne immer gleich zu kommentieren. Einfach nur hören. All das wirkt sich auf den physiologischen Zustand des menschlichen Organismus aus. Da es keine wesentliche Schranke zwischen Mutter und Kind gibt, wirkt es nahezu immer auch auf das Kind. Da das Kind immerfort wächst und seine Sinne und sein Gehirn aufbaut, bilden sämtliche Signale, die den wachsenden Organismus erreichen, die Umgebung für sein Wachsen.

Manchmal verändern auch die Küsse von Schmetterlingen ein Leben. Eltern wissen, wovon ich rede.

Die Botschaft ist im Grunde so einfach wie es geht: Gönnt euch möglichst viel hiervon: Freude, Stille, Zweisamkeit, Genießen, Singen, Klangschale, gutes (!) Essen, liebe Menschen, schöne Bücher, schöne Landschaften, Luft, Licht, Dankbarkeit für euren Zustand und das, was euch geschenkt ist und wird. All diese Tätigkeiten sind keine Luftnummern, sondern stärken das Immunsystem und machen klug. Hier ein kleines Geheimnis, das nur selten in Glücksbüchern steht: Die Folge von Dankbarkeit ist meistens Glück. Der Rest stellt sich ganz von alleine und natürlicherweise ein.

Stress, Ärger, Anstrengung, Wut, Auseinandersetzungen – sie stärken das Immunsystem. Nur als Dauerbelastung stellen sie eine ernsthafte Gefahr da.

Keine Angst vor Regentagen

Kein Mensch fühlt sich immerzu gut, hat nicht mal Tiefpunkte, Kopfweh, Blähungen, Müdigkeit oder macht sich mal sorgenvolle Gedanken über das, was da kommen wird. Oder ist von irgendwas genervt.
Ein gesunder Mensch hat eine Vielzahl von Biorhythmen, die in Tages-, Wochen-, Monats- und Jahreszyklen verlaufen und erheblich schwanken können. Immer gut drauf sein und „positiv denken" ist eine ausgesprochen gefährliche Ideologie.
Beim Jahrtausendritual geht es nicht darum, etwas perfekt zu machen, sondern so schön und freudig und sinnlich, wie es euch gelingt, ohne dabei zu krampfigen „Du-musst-positiv-Denken-Chaka-Chaka"-Heinis zu mutieren. Was die Menschheit braucht und schmerzlich vermisst, ist Ehrlichkeit und Authentizität.
Du solltest nicht so tun, als wärest du gerade glücklich, obwohl dir gerade die Seele oder die Blase zwickt. Wir Menschen probieren Lügen jetzt schon ein paar tausend Jahre und es war nicht von Erfolg gekrönt. Auf Dauer können wir nicht uns selbst und unsere Umwelt manipulieren, ohne uns selbst mit der Lüge zu vergiften. Also, wenn du einen grauen Tag hast, spiele deine Lebensschale(n), wenn dir danach ist. Und vielleicht wird er zu einem Sonnentag. Erst dann spiele die Jahrtausendschale. Und wenn der Tag nicht sonniger wird, spiele sie halt nicht. Die Sonnentage kommen schon ganz von selbst. Also keine Sorge, wenn es mal regnet ...

Der Unterschied im Einsatz von Klangschale und Ritualschale

Alle nun folgenden Übungen, die Positionen der Schale auf dem Körper und die Inspirationen, wie ihr die Schale rund um die Mutter einsetzen könnt, sind mit beiden Schalenarten, also den Lebens- und der Jahrtausendschale umsetzbar. WO auf oder um den Körper die Schale steht, macht keinen Unterschied.
Aber eben WIE sie gespielt wird, mit welchen Gedanken, Gefühlen und Absichten. Es geht darum, *warum* du die Schale spielst und *für wen*. Wenn du die Ritualschale spielst, so um ein Zeichen der Liebe an dein Kind zu schicken. Das ist, was du denken und fühlen solltest. Nicht als Aufgabe (so nach dem Motto *»ach weh, habe ich heute eigentlich schon den Klang der Liebe gespielt? Muss ich noch machen bevor ich die Mühltonne an die Straße fahre ...«)* sondern eben als Erfüllung. Als Bedürfnis. Als inneren Wunsch. Zur Feier deines Zustandes und deiner Befindlichkeit. Eben mit den Gedanken: *»Oh wir freuen uns so auf dich. Wir*

sind so glücklich, dass du zu uns kommst. Wir sind so gespannt, was du uns lehren wirst. Wir lieben dich. Wir lieben dich. Wir lieben dich. Wir lieben dich ...«

Wann in der Schwangerschaft beginne ich mit dem Bespielen?

Wann immer du es für dich und dein Kind als passend empfindest.
Du hörst in Klangkreisen häufiger die Warnung oder die Weigerung, Schwangere mit Klängen zu bespielen. Diese rührt aus rechtlichen Bedenken. Wenn eine Schwangere nach einer Klangbehandlung ihr Kind verlieren würde, dann besteht die große Gefahr, dass sie den Klangbehandler dafür verantwortlich macht – auch wenn gar kein Zusammenhang besteht.
Die Schwingungs- und Klangbelastung durch ein Rockkonzert, eine vielbefahrene Verkehrskreuzung oder eine zweistündige Autofahrt ist definitiv viel höher als durch eine Klangschale. Es gibt keinen mir bekannten Zusammenhang zwischen dem Verlust eines Kindes und dem Bespielen des Mutterbauches oder der Mutter durch sich selbst oder den Vater. Ihr solltet nur die Regel einhalten, die ich in diesem Buch nenne.
Die wichtigste Regel: Wenn dir etwas komisch vorkommt, lass es bleiben. Denn wie bei allen Dingen, die man im Leben ausprobiert, übernimmt man selbst die Verantwortung. Wenn du das Gefühl hast, du solltest eine Klangschale nicht auf deinen Bauch stellen oder nicht auf eine spezielle Weise anspielen, dann vertraue deinem Gefühl und lass es bleiben.

Es gibt Wissenschaftler, Ärzte und Klangpraktiker, die der Meinung sind, das Rockkonzerte oder überhaupt sehr laute Musik für das Baby eine Gefahr darstellen können. Lärm ist nie gut. Deshalb heißt er auch Lärm. Es spricht nichts gegen laute Musik, zum Beispiel wenn du ordentlich abtanzen willst. Die Dezibelstärken, die heute jedoch in Discos, Konzerten und im städtischen Verkehr gemessen werden, stellen erwiesenermaßen eine beträchtliche Gesundheitsgefahr da. Für das ungeborene Leben ist Lärm ungünstig. Denn Lärm bekommt seine Bedeutung als Lärm erst, wenn er uns nervt, wenn er uns stresst. Stressreaktionen aber wirken sich auf das biochemische Gleichgewicht eines Körpers aus – und damit auch auf das Kind.

Das Argument, die Klangschalen sollten erst eingesetzt werden, wenn die Frucht „sicher“ sitzt, ist auch nicht so richtig stichhaltig (aber wie gesagt, aus rechtlicher Sicht ein durchaus berechtiger Gedanke). Ich habe zahllose Frauen kennen gelernt, die erst nach zwei bis drei Monaten einen Plan davon bekamen, dass sie schwanger sind. Bis zu diesem Zeitpunkt gingen sie ihren alltäglichen Gewohnheiten nach, zum Beispiel Arbeitsüberlastung, Nikotin- und Alkoholgenuss (oder -konsum), viel zu viel Stress, zu viel Lärm und all das, was unser modernes Leben viel zu oft mit sich bringt. Verluste eines Embryos kommen viel häufiger vor, als man gemeinhin denkt. Sie können Aberhunderte von möglichen Ursachen haben. Klangschalen, maßvoll und mit Bedacht eingesetzt, dürften dem aktuellen Wissensstand nach nicht dazu gehören.

Das erste Sinnesorgan, das ein Embryo vollständig ausgebildet hat, ist das Innenohr. Ab ungefähr dem vierten Monat ist es vollständig ausgewachsen.

Je mehr Erfahrungen du mit Klangschalen sammelst, desto besser kannst du deine eigenen Toleranzgrenzen einschätzen. Beginne also langsam.

Viele Klangpraktikerinnen werden mit Klang schwanger und spielen die gesamte Schwangerschaft hindurch mit großer Begeisterung. Dennoch: Sei achtsam. Wenn dein Gefühl dir rät, erst nach zwei, drei oder vier Monaten mit dem Klang zu beginnen oder irgendwann wieder damit aufzuhören – dann mach es so. Habe keine Sorge, du könntest zu spät anfangen oder nicht genug Signale senden. Es gibt kein zu wenig, es gibt nur Qualität.
Sei nicht eilig. Sei nicht ungeduldig.
Vertraue darauf, dass das Richtige geschieht.

Annäherung an die Schwangere und ihr Kind

Die von mir entwickelte Annäherung mit Klangschalen oder überhaupt Klangquellen ist bei allen Wesen nahezu identisch. Denn sie basiert auf dem RASSL-Prinzip: Respektvoll, Achtsam, Sanft und Spielerisch. Mit Liebe. Das Prinzip ist erprobt und zehntausendfach angewendet in der Behandlung von Schwangeren, Kranken, Behinderten, Koma-Patienten, Kindern, Erwachsenen, Pädagogen, ITlern, Manager und Priestern, Sterbenden, Hunden, Katzen, Pferden, Zahnärzten und Finanzbeamten. Mit allen haben wir schon geübt und sie mit uns.

Wie oft solltet ihr spielen?

Fangt langsam an. Spielt wie in den einleitenden Beschreibungen angegeben, erst mit einem gewissen Abstand zwischen den einzelnen Tagen. Je mehr Erfahrung, desto sicherer könnt ihr beurteilen, was und wie lange ihr Klang gerne mögt und vertragt. Wenn ihr „trainiert“ seid, gibt es keine Einschränkungen. Dein Körper sagt dann schon, wann es genügt – und eine „Überdosis“ erschreckt euch dann auch nicht mehr, ihr habt dann bereits genug gute Erfahrungen, um sie zu integrieren.

Pause als integraler Bestandteil jeder Klangerfahrung

Schon wieder vergessen? Nach einer Klangerfahrung oder während einer längeren Klangerfahrung füge unbedingt das Dösen als Teil jeder Übung ein. Die Bedeutung des Dösens habe ich zuvor genau beschrieben. Jeder Klangphase oder Behandlung sollte mindestens fünf Minuten Stille, Augen zu und sonst gar nichts folgen. Pennen, chillen oder was halt kommt.

Besonderheit in der Anspielrichtung bei Schwangeren

Es gibt eine wichtige Besonderheit beim Bespielen einer Schwangeren.

- Die Anspielrichtung auf dem Körper sollte immer Richtung Kopf der Schwangeren gehen. Immer nach oben. Nie nach unten, nie Richtung Füße. Auf allen folgenden Fotos siehst du: Die Models spielen „nach oben“.
- Ausnahme: Klangschalenposition über dem Kopf: Diese spiele immer vom Kopf weg, nach oben.
- Spielst du im Schwingungsfeld, also um den festen Körper herum, dann spiele die Schale zum Körper hin, nicht vom Körper weg.

Für diese Spielrichtungen gibt es zwei Gründe. Der erste Grund: Wahrnehmung folgt Richtungsimpulsen. Unsere körpereigenes Schwingungsfeld richtet sich in gewissem Maße (mal kaum, mal ausgesprochen intensiv) nach Klang-Richtungsimpulsen aus. Stell dir einfach vor, du lieferst mit jedem Klangschalenanspiel einen kleinen akustischen und elektromagnetischen Richtungsimpuls. Das Schwingungsfeld aller Zellen, Sinne und Wahrnehmungen zeigt eine Neigung, diesen Richtungsimpulsen zu folgen, sich also nach ihnen auszurichten.
Während der Schwangerschaft wollen wir einen klaren Richtungsimpuls setzen: Nach innen. Zum Kind hin.

Diese Ausrichtungswirkung sollte in der Regel nicht so stark sein, dass es eine Geburt vor ihrem Zeitpunkt einleiten kann. Ist jedoch der Zeitpunkt gekommen oder überschritten, sollten wir nicht unterschätzen, was eine Richtungsänderung (siehe Kapitel *Geburt einleiten*) auslösen kann.
Also keine Sorge, wenn du mal nach unten spielst oder dies schon immer gemacht hast. Es ist nur eine Sicherheitsmaßnahme. Doch gleichzeitig ist es ein Trick. Die Spielrichtung nach oben und innen konditioniert sowohl deinen Organismus wie den des Kindes. Das ist ein neuer, von uns entwickelter Ablauf: Die Spielrichtung prägt eure Wahrnehmung, bewusst oder unterbewusst. Weiter geht es dann im Kapitel *Die Geburt einleiten mit Klang.*

Der Klang kommt an – garantiert!

Wenn du die Anleitungen in diesem Buch für das Klangsschalenspiel rund um und auf Schwangere beachtest, hast du sämtlichen Background, den du benötigst. Dann darf die Schale angespielt werden, wo du sie gerne spüren möchtest.
Die Klangschwingungen gelangen, egal wo du die Schale aufsetzt, auf jeden Fall auch zum Kind. Also auch eine Klangschale, die du auf deine Schienenbeine positionierst, pflanzt ihre Vibrationen über dein Knochengerüst und die wässrigen Strukturen deines Körpers bis in deinen Kopf – und also auch zum Kind – fort. Selbstverständlich ist die Vibration für das Kind in deinem Bauch am stärksten zu spüren, wenn du die Schale auf deinen Schambereich, das Becken, den Bauch, oder in Bauchliegelage auf deinen mittleren bis unteren Rücken und dein Gesäß stellst. Dann wird es womöglich reagieren. Wenn dein Partner die Schale auf der Hand vor den Bauch hält, anstatt sie auf den Bauch zu stellen, reagiert es jedoch auch nach einer Weile. Der Unterschied ist nur: Von der Schale auf der Hand kommt eine sanftere Welle zum Kind als von der Vibration auf dem Körper.

Bedenke, dass dein Kind in Flüssigkeit schwimmt und Flüssigkeiten Klang siebenmal besser transportieren als Luft. Bedenke, dass ein an der Wirbelsäule angelehntes Kind über die Knochenstruktur den Klang bis zu vierzig Mal besser wahrnehmen kann als bei einer Luftübertragung. Die Schale ist in dir weit lauter und intensiver als wir sie wahrnehmen.

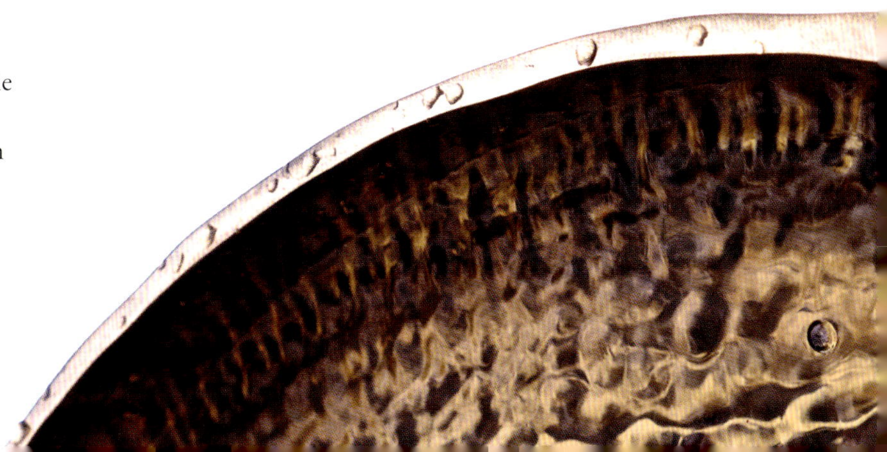

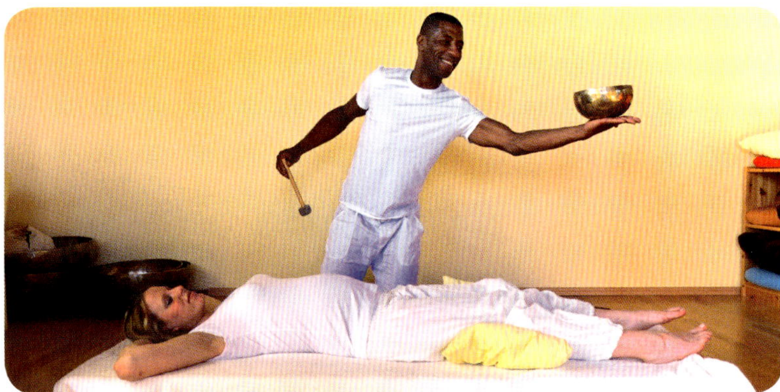

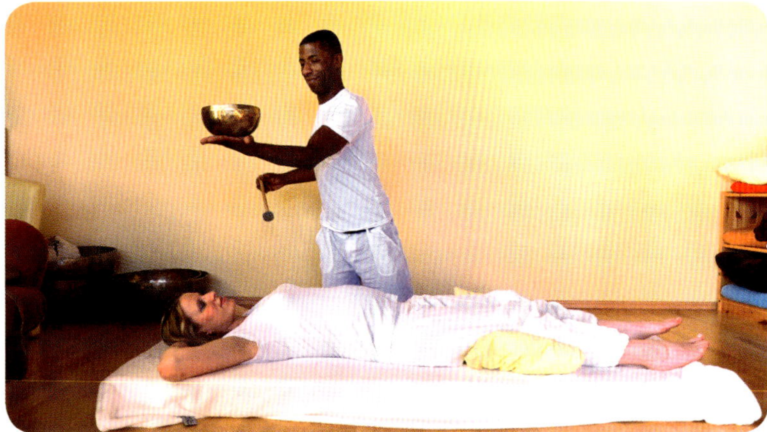

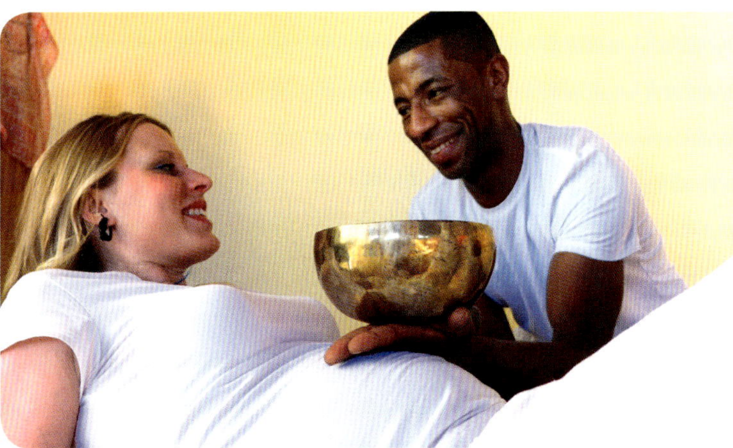

Die Annährung an den Babybauch

Wie wir zuvor schon gelernt haben, führen wir die Schale stets erst ausgiebig und mit ruhigen, schwebenden Bewegungen durch das Schwingungsfeld, bevor wir sie auf dem Körper absetzen. Das machen wir nicht nur bei Schwangeren so, sondern bei allen Wesen. Es macht die Sache runder.

Manchmal wird eine Klangschale an einer bestimmten Körperstelle als zu schwer empfunden. Dies muss nicht mit ihrem eigentlichen Gewicht zu tun haben, sondern kann eine energetisch-emotionale Wirkung sein. So mag ein zartes Mädchen vielleicht eine 3-Kilo-Schale auf dem Körper als angenehm empfinden, während ein 120-Kilo-Mann eine kleine Schale als Belastung empfindet.
Es gibt einen einfachen Trick, die Schwere einer Schale zu mindern. Sie wird nicht direkt auf den Körper gestellt, sondern die Hand des Spielers bleibt zwischen Körper und Schale. Erstaunlich viel Schwingung kann durch die Hand des Spielers, wie auf dem Foto links unten von Amin und Christina gezeigt, den Körper erreichen.
Manchmal ist auch gerade das besonders magisch: Dass der Klang durch die Hand schwingt, bevor er in mir schwingt. Wir werden sozusagen durch den Klang verbunden. Der Partner kann mit der Hand gut dosieren, wie tief oder schwer er sie mit der Schale darauf auf deinem Bauch ablegt. So kann sich eine drei Kilo Schale über die Hand des Partners zu einem Gewicht von ein oder zwei Kilo reduzieren.

Stellst du die Schale schließlich auf den Bauch gibt es nichts Neues zu beachten – nur all das, was ich zuvor schon beschrieben habe.

Klangschalen auf dem Babybauch

Die Position, die uns natürlich sogleich anlockt, ist die mitten auf dem schon mehr oder weniger dicken Babybauch.
Stellt die Schale hier schön sanft ab und achtet darauf, dass kein dicker Pullover oder Ähnliches den unteren Schalenrand berührt – damit würde sie nicht gut schwingen.
Spiele die Schale nach oben hin, zum Kopf. Spiele sanft, lasse sanft verklingen und spiele erst im Leiserwerden wieder an. Die Mutter achtet immerzu darauf, wie es ihr und dem Kind geht. Bedenkt den Zeiteffekt: Spielt nicht bis ihr satt seid, weil das wahre Sättigungsgefühl sich oft erst eine Weile nach der Klangerfahrung einstellt. Weniger ist mehr.

Klangschale in Schräglage

Oftmals ist der Bauch zu stramm und rund als dass die Schale hier gerne halten möchte.
Lars zeigt auf dem Bild unten, wie die Schale dennoch stabil steht: Seine Finger legt er sanft ganz unten an die Stelle, wo der Schalenrand in den Schalenboden übergeht. So verhindert er das Abrutschen der Schale. Liegt die Mutter in der Seitenlange, kann sie die Schale durchaus auch selbst stabilisieren, so wie Christina es auf dem Foto hier rechts unten zeigt.
Stabilisiert der Partner die Schale am Bauch, bitte immer darauf achten, dass er nach Möglichkeit auf der Körperseite sitzt, auf der

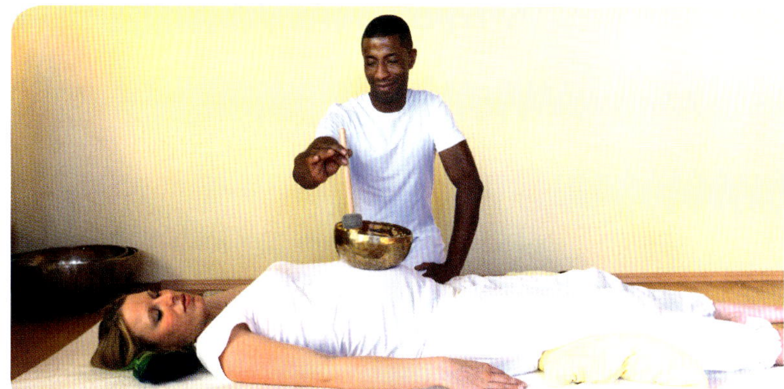

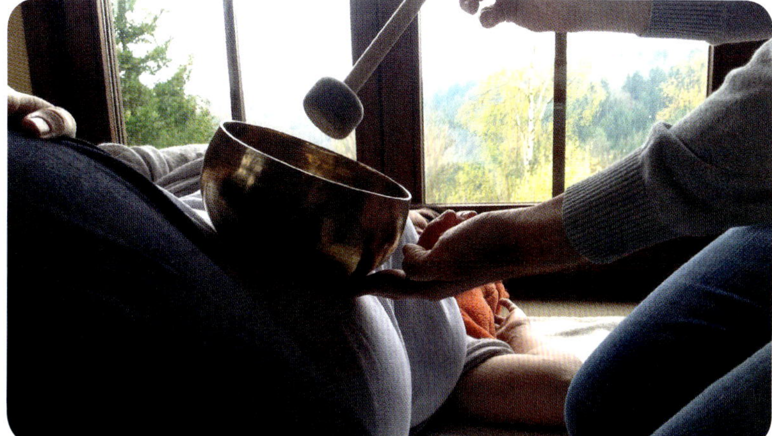

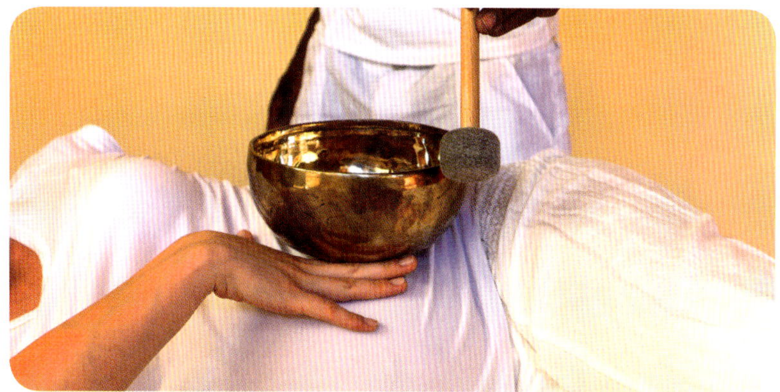

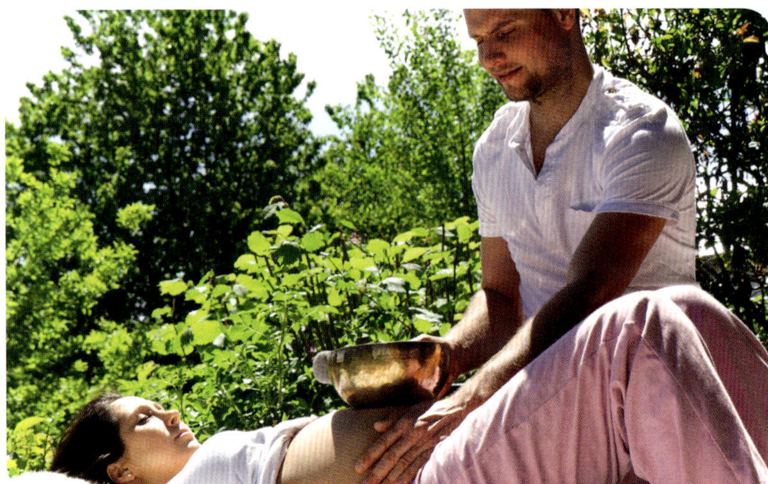

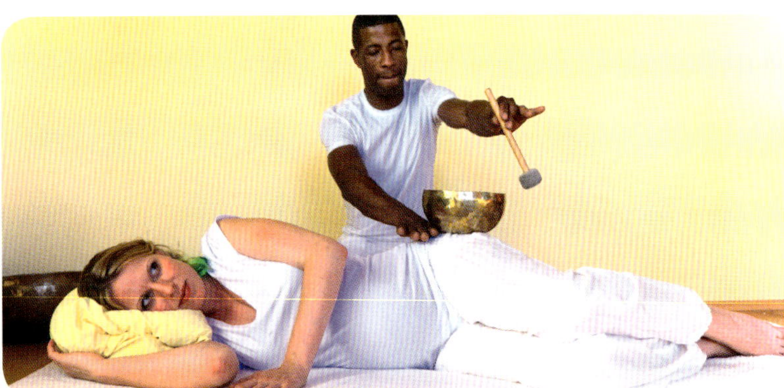

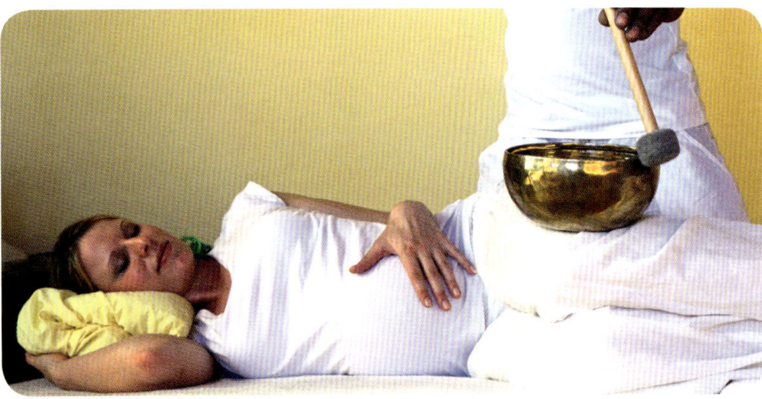

die Schale steht, damit er sich nicht über die Partnerin beugen muss. Wie schon erwähnt: Achtet darauf, in den ersten Wochen nicht zu viel Klang zu geben und zu nehmen.

Hände auflegen

Als angenehm empfinden es auch viele Schwangere (und nicht nur die), wenn gleichzeitig zur Klangschale eine Hand aufgelegt wird, so wie Rosa und Alexander es auf dem oberen Foto links zeigen.
Das ist natürlich auch eine tolle Möglichkeit für den Vater, mitzubekommen, wenn sich das Kind im Bauch bewegt. Ebenso angenehm kann die Hand auf dem Schoß, dem Brustbein, dem Busen, der Stirn, den Oberschenkeln oder den Knien strömen.

Spielpositionen Becken und Beine

Fast immer sehr angenehm ist die Spielposition in Seitenlage auf dem Becken. Über die Oberschenkel- und Beckenknochen pflanzt sich die Schwingung wunderbar im Körper fort. Foto Mitte.
Auf dem Oberschenkel (Foto unten), den Knien und den Unterschenkeln benötigt die Schale eigentlich immer die Unterstützung durch eine Hand, damit sie sicher steht. Das Foto links mit Christina zeigt die seltene Ausnahme, wo die Schale ohne Stütze sicher genug steht.
Ich würde hier gar nicht lange rumexperiementieren, ob die Schale nun steht oder nicht. Wenn sie kippelt, unterstützt man mit den Fingern und fertig. Schwankt die Schale in un-

sicherer Position beim Anspiel hin und her, so behindert dies das Gefühl der Entspannung, weil man sich unbewusst allzu oft um ihren „Absturz“ sorgt.

Klangschalen auf dem Rücken

Klangschalenspiel auf dem Rücken gehört zum Besten überhaupt. Ganze Legionen junger Menschen leiden schon unter Rückenbeschwerden. Bei Schwangeren trägt der Rücken natürlich eine Extraportion Leben. Massage und Entspannung können da echt guttun. Wir haben den ersten Teil unser neuen Klangbuchreihe konsequenterweise der Klangmassage für den Rücken gewidmet.

Für Schwangere ist, je nach Fortschritt der Schwangerschaft, die Bauchlage meist nur mit Unterstützung von reichlich Kissen, wie bei Christina auf dem oberen Foto zu sehen, entspannt möglich. Probiert es dennoch, es lohnt sich womöglich.
Auf dem Rücken gibt es eigentlich keine Stelle, wo die Schale nicht als angenehm empfunden wird. Die Fotos zeigen Positionen auf dem Gesäß, dem mittleren Rücken sowie dem oberen Rücken, wo die Schale oft abgestützt werden möchte, damit sie nicht den Nacken rutscht.
Foto vorherige Seite, unten rechts: In der oberen Spielpositon, nahe dem Ohr, muss der Spieler unendlich sanft (oder auch: RASSLig) vorgehen. Je entspannter der Partner und je erfahrener in der Wahrnehmung feiner Schwingungen, desto häufiger kommt es vor, dass ein Anspiel hier oben als zu laut wahrgenommen

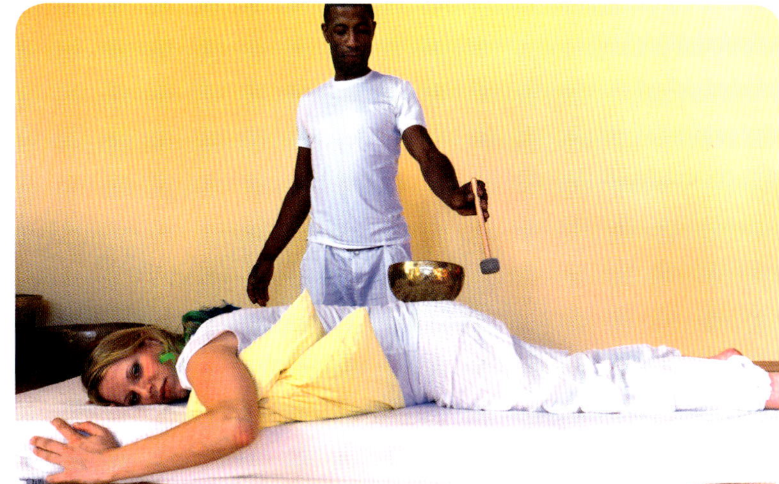

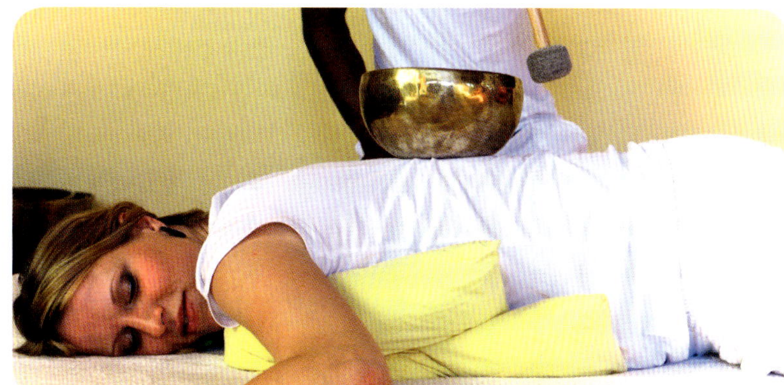

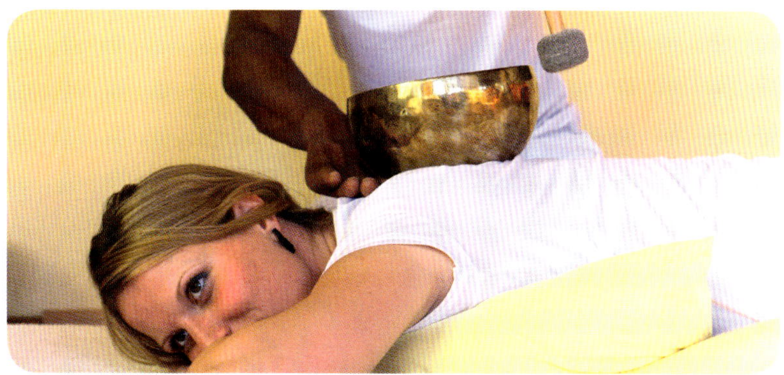

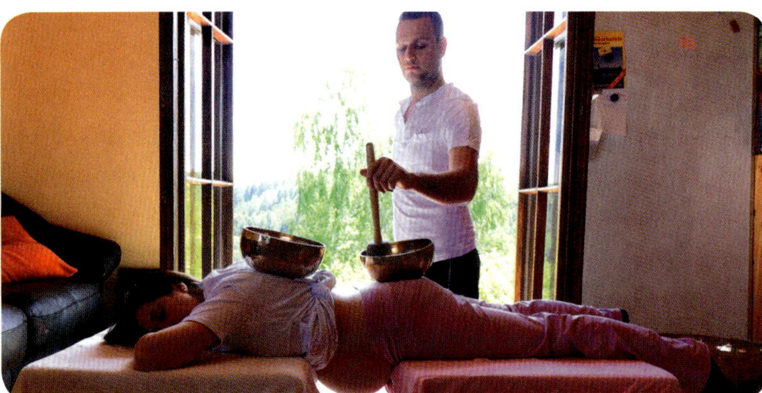

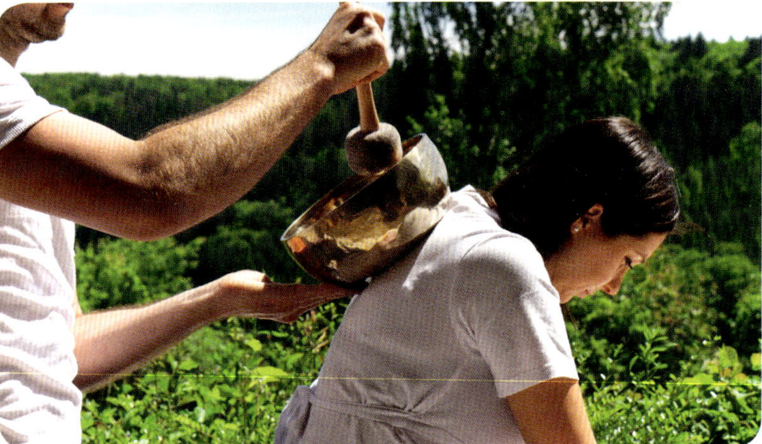

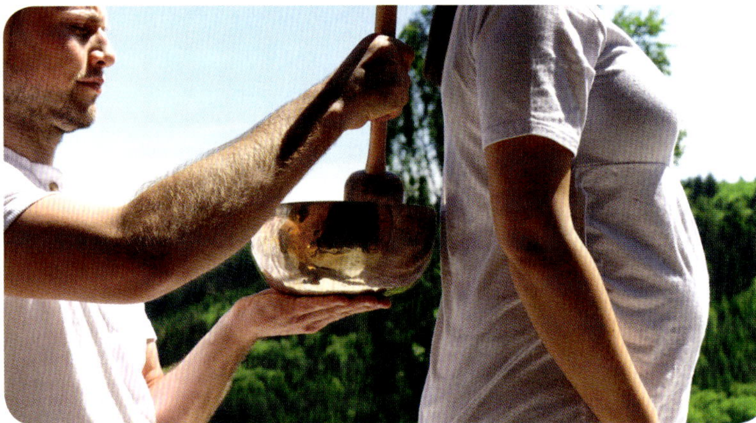

wird. Mit der Hand kann man auch das Ohr schützen. Bedenke, dass eine kräftig angespielte Schale einen kurzen Schalldruck von bis zu 70, 90 und mehr Dezibel produziert. Das ist enorm intensiv.

Kann die Schwangere trotz Kissenhilfe nicht gut auf dem Bauch liegen, zeige ich euch hier einige Möglichkeiten, auch ihr Rückengenuss zu verschaffen.

Die schwebende Schwangere

Eine lustig aussehende Möglichkeit könnte klappen, wenn ihr über zwei oder mehrere Matratzen, große Sitzeklötze, Sofakissen oder Sitzsäcke verfügt. Rosa und Alexander zeigen es auf dem Foto links oben: Der Bauch wird hierbei einfach zwischen den Matratzen „hängen“ gelassen. Das kann sogar ein ziemlich nettes Erlebnis sein, denn diese Hängeposition ist für Schwangere eine neue Körpererfahrung.

Rückenbehandlung im Sitzen

Mit einigen Fingerübungen bekommt ihr auch das hin: Die Schwangere (Foto links Mitte) sitzt vor dem Behandler und lässt sich entspannt vornüber sacken. Die Schale kann nun auf dem oberen Rücken ganz komfortabel mit stützenden Fingern gespielt werden. Schwieriger wird das am mittleren oder unteren Rücken, da die Schale dann in der Vertikalen abgestützt werden müsste. Das empfehle ich nicht ohne Anleitung, es besteht die Gefahr, dass euch die Schale runterfällt. Stattdessen den Rücken, wie Alexander es auf dem Bild links unten vormacht, mit Klang versorgen.

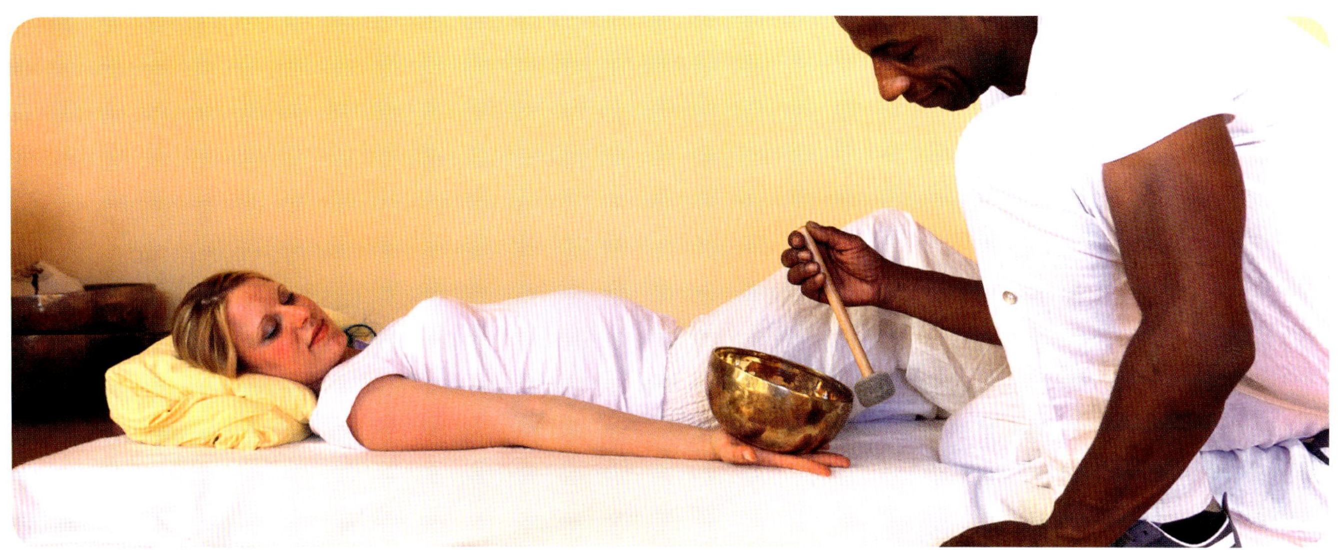

Denn was viele Anwender total unterschätzen: Wie stark die Schwingungsübertragung funktioniert, wenn die Schale parallel zum Körper angespielt wird.
So lässt sich bei der stehenden, sitzenden oder hockenden Partnerin problemlos der gesamte Rücken wunderbar mit Klang versorgen.

Einsteiger mögen beachten, dass sie ihre Wahrnehmung weg von der Oberfläche, hin zu ihrem Gesamtgefühl fokussieren. Dann ist die Wirkung oft weit grandioser.

Die Hände bespielen

Mit dieser einfachen Bespielung kann man schön erleben, wie unterschiedlich es sich angefühlt, selbst zu spielen und bespielt zu werden.
Die Klangschale auf der Hand kennt man ja eigentlich vom Ausprobieren der Schalen. Wenn man jedoch liegt, wie Cristina auf dem Foto oben, und die Schale auf die Hand gestellt und dort angespielt bekommt, so fühlt sich das oft überraschend angenehm an. Achtet darauf, dass die Haltehand mit dem Handrücken und allen Fingern schön auf der Unterlage aufliegt. So kann sie besser entspannen, als wenn die Finger noch versuchen, die Schale zu halten. Spielrichtung: nach oben. Der Spieler sollte immer auf der Seite sitzen, wo die Schale auf der Hand steht.
Nicht über den Partner lehnen.

Klangschalen „drumherum"

Ob du als Schwangere Klangschalen direkt auf dem Körper magst oder nicht, musst du natürlich selbst entscheiden. Nur so viel: Wenn du sie nicht magst, heißt dies nicht, dass ihr euer Kind mit dem Klang nicht erreicht. Einfach die Schalen neben, unter, über dem Körper

Vergleicht man die Wirkung einer Klangschale, die man sich selbst auf der Hand anspielt, und die einer Schale, die man wie hier Cristina, im Liegen empfangen darf, möchte man staunen, wie angenehm der Unterschied sein kann.

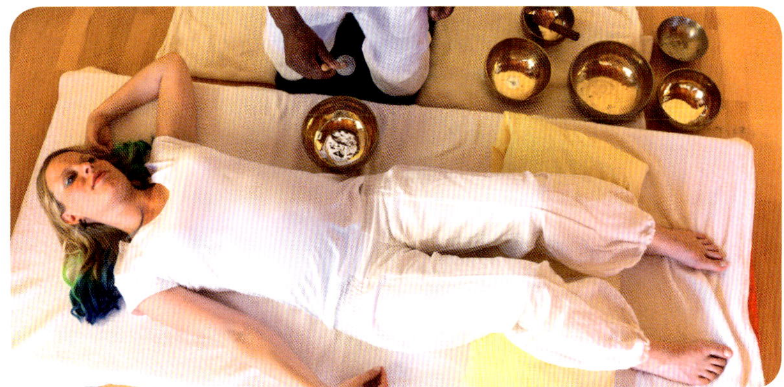

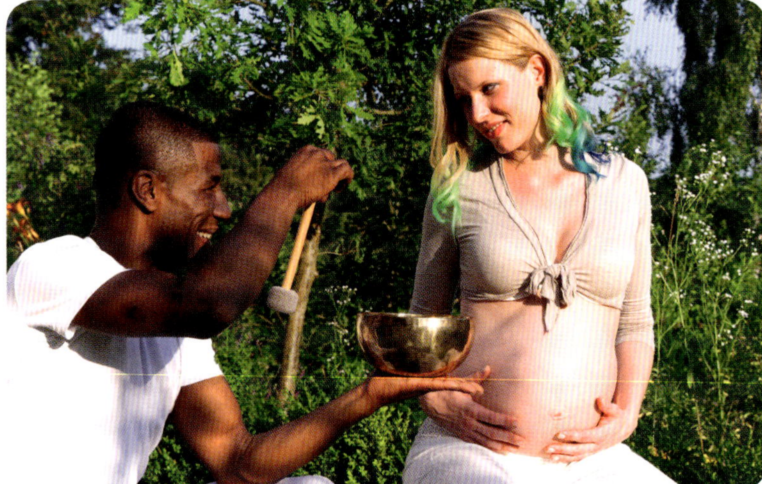

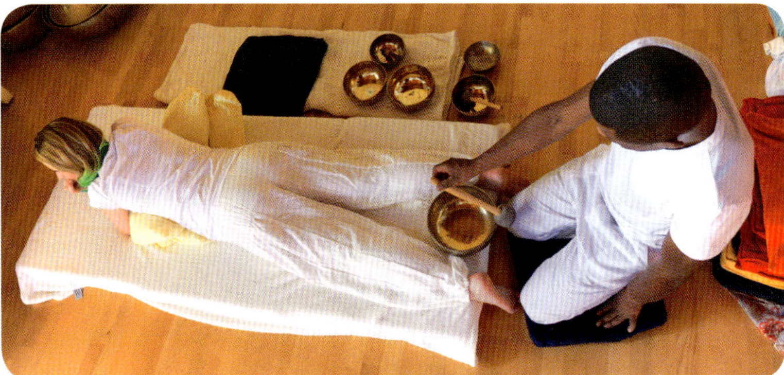

abstellen oder auf der Hand führen und dort klingen lassen. Für das Jahrtausendritual reicht das allemal. Viele Menschen, die bei uns ausgebildet wurden, sind sogar der Überzeugung, dass die rund um den Körper gespielten Schalen viel intensiver wirken als die auf dem Körper gespielten. Einen Grund hierfür liegt darin, dass der Bespielte seine Wahrnehmung auf eine andere Ebene richtet als auf den Empfang einer Vibration.

Klangschalen rundherum wollen uns nicht vibrieren, dennoch erreichen sie sowohl als Klang, aber natürlich auch als Vibrationswelle unseren Körper und unsere Ohren.

Ein wirkverstärkender Faktor ist hierbei tatsächlich, dass wir, um ihre Wirkungen wahrzunehmen, den Fokus vom Tastsinn der Haut hin zu unserem inneren Befinden verschieben müssen.

In diesem inneren Befinden jedoch laufen eben die Tausende und Millionen von Prozessen ab, die ich in Kapitel Eins beschrieben habe. Wir können, wenn wir es üben und uns darauf einlassen, sehr wohl Verschiebungen in der Biochemie oder dem elektromagnetischen Feld unseres Körper wahrnehmen. Leichter fällt dies (oder wird erst ermöglicht), wenn uns kein grober Rüttelreiz (Vibration auf dem Körper) ablenkt.

Die Schale neben dem Körper, zwischen den Füßen, vor dem Bauch wirkt nicht nur ebenso gut, wenn wir uns im Fühlen üben, empfinden wir sie als stärker wirkend.

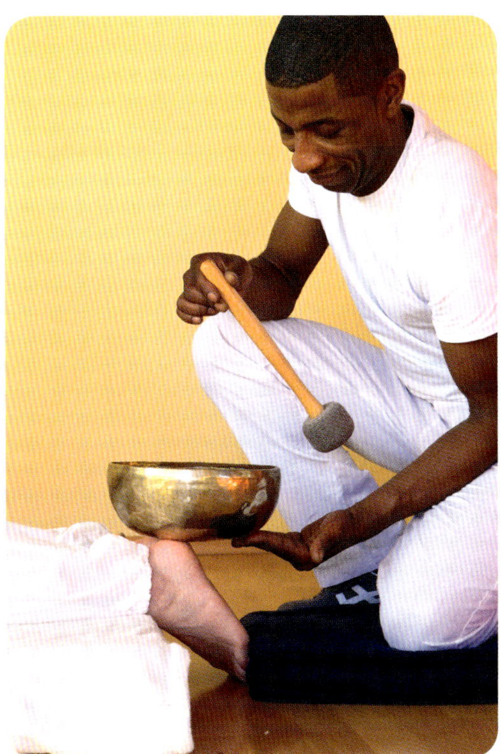

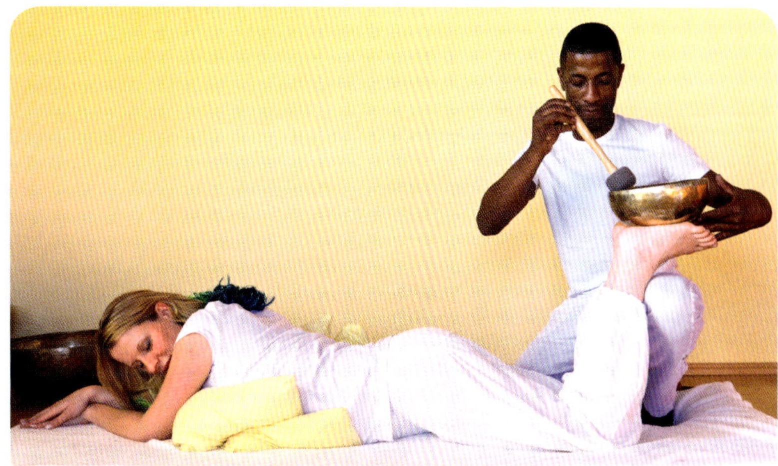

Klangschalen auf den Füßen

Unsere Füße müssen ganz schön was ertragen. Menschen mit stehenden Berufen, Übergewichtige oder Schwangere haben noch mehr Fußarbeit zu leisten. Klangschalen auf den Fußsohlen sind wahnsinnig entspannend!
Hier siehst du drei Variationen: Die Schale auf den Fersen, was wieder eine echt überraschend angenehme Position sein kann.
Von dort aus kann der Spieler die Schale sanft abkippen lassen. Die Finger müssen nur ziemlich weit unten an der Schale bleiben, sonst schwingt sie nicht mehr vernünftig.
Kann der Partner so hocken wie Amin oben auf dem Bild, dann stützt sein angewinkeltes Bein die Beine und Füße der Partnerin, und die Schale kann auf die Fußsohlen aufgestellt werden. Ohne das stützende Bein schweben die Beine der Partnerin frei, was sich nicht so schön behütet anfühlt wie mit dieser Unterstützung.

Das Klangschalenspiel auf den Füßen gelingt besser mit einer Verwöhnschale von mindestens 1500 Gramm, besser mehr. Mit kleineren Schalen erfordert es einige Übung, sie in diesen Positionen gut schwingen zu lassen.

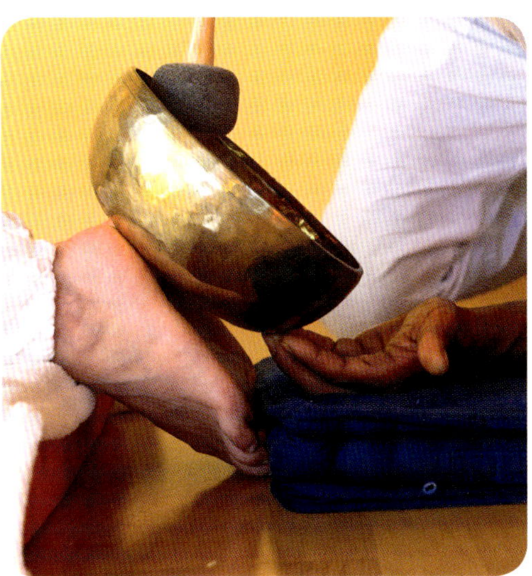

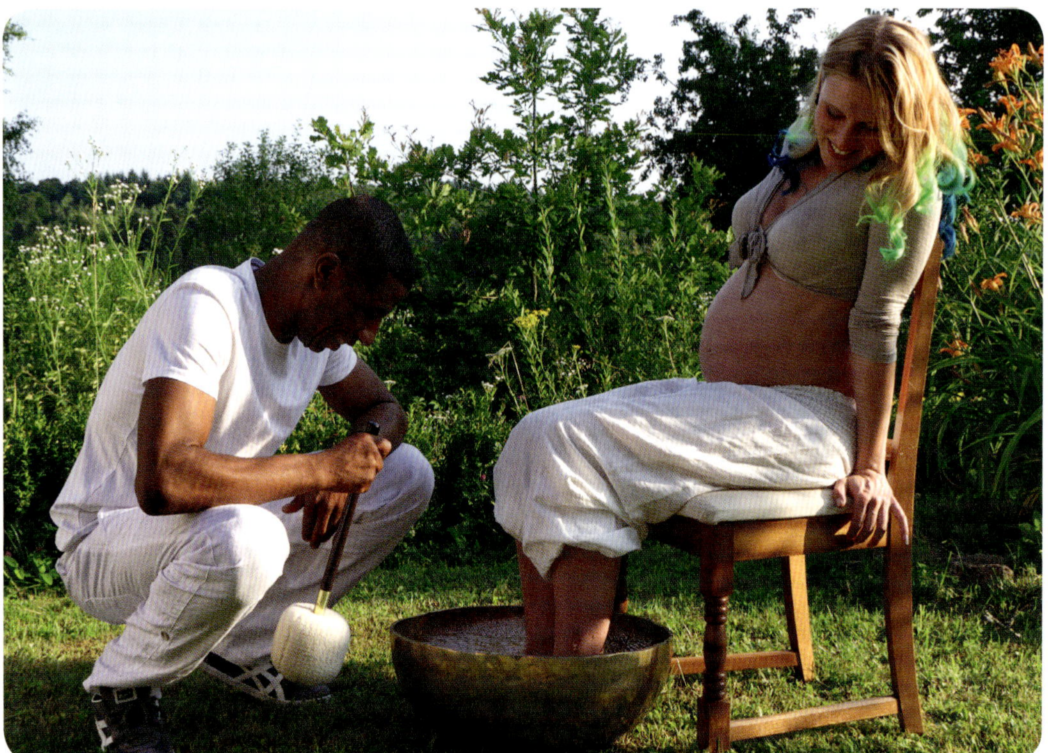

Riesenklangschalen sollten ein Gewicht von 8–10 Kilo haben. Wenn ein Mann mit großen Füßen bis Schuhgröße 47 auch in den vollen Genuss kommen soll, mit 12–13 Kilo. Leider macht dieses hohe Gewicht die Schalen zu einem echten Luxusgut. Allerdings zu einem sehr langlebigen und befriedigenden ...

Fußbad mit Riesenschale

Ein herrliches Erlebnis ist ein Fußklangbad mit einer Riesenklangschale. Die Schale wird mit Wasser gefüllt (wenn es im Sommer heiß ist, mit erfrischend kühlem Nass, im Winter mit schön warmem Wasser. Spielt ihr im Haus, solltet ihr die Schale großzügig mit Handtüchern unter- und umfüttern, denn es spritzt ein bisschen.)
Dann die Füße hinein, spielen und genießen. Durch das Wasser in der Schale erreichen die Schwingungen unsere Füße und Fußgelenke nochmals beeindruckender als mit der leeren Schale (was aber auch funktioniert!). Hier darf und muss die Schale recht wuchtig angespielt werden, denn mit dem ganzen Wasser darin ist die Schwingung sonst nicht so gut zu spüren und zu schnell vorüber.
Achtung: Fünf bis sieben Minuten genügen. Gerade bei den Riesenschalen kommt es öfters zu deutlichem „Nachschwingen".

Diese Schalen könnt ihr auch gut unter den liegenden Partner, unter die Füße stellen. Mit nur wenigen Zentimetern Abstand zu den Füßen erreicht die wuchtige Schwingung den Körper gut.

Licht. Luft. Raus!

Deutschland ist überreich mit Natur gesegnet. Von jedem beliebigen Ballungszentrum ist es nicht weit bis ins Grüne. Die meisten Babys wachsen in Gegenwart von Bäumen und Blumen auf. Und dennoch, während eine ganze Bewegung sich wieder der Landlust widmet, verharren Millionen vor ihren Fernsehern, Internetcomputern und Smartphonebildschirmen – und zwar nur dort. Es haben ja gerade Bücher Hochkonjunktur, die in den neuen Medien erneut den Untergang des Abendlandes herannahen sehen. Ähnlich wie zu Beginn des Buchdruckes, als das Radio erfunden wurde oder die Fernsehbilder Ton bekamen. Immer erhoben sich panische Stimmen, die den Zerfall der Gehirne befürchteten.

Was wir nicht belächeln sollten, ist der Ruf, uns mehr in die Natur zu begeben. Die Auswirkungen von Licht, frischer Luft und Bewegung oder Müßiggang in der Natur – und sei es im Garten, im Stadtpark oder auf doch mindestens auf dem eigenen Balkon, ist aus medizinischer, pädagogischer und schamanischer Sicht unbestritten. Es hilft uns, bei uns zu bleiben, zu uns zu kommen, zu chillen, zu regenerieren, einen Bezug dazu zu behalten, was wirklich wichtig ist, oder einfach mal nur durchzuatmen.
Der Vorteil von Klangschalen gegenüber Kontrabässen, Klavieren oder Harfen ist, dass sie sich wirklich leicht mit in die Natur transportieren lassen. Zudem klingen sie so zart, dass sie gar niemanden in der Nähe belästigen, wenn wir sie spielen.

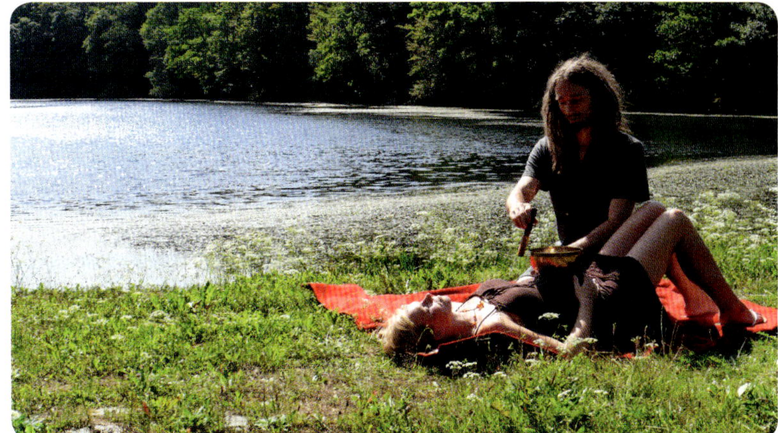

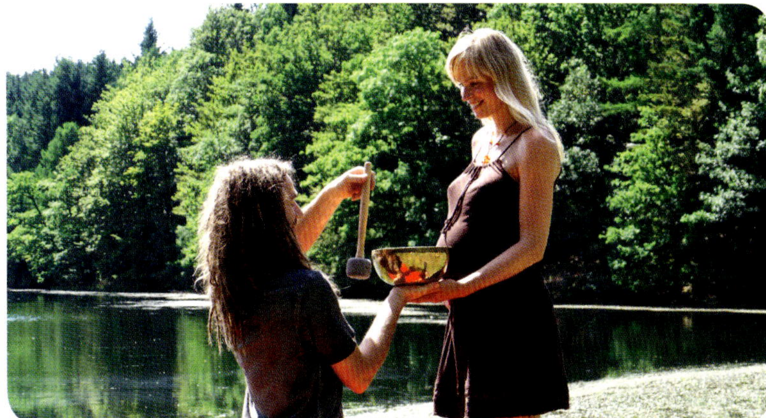

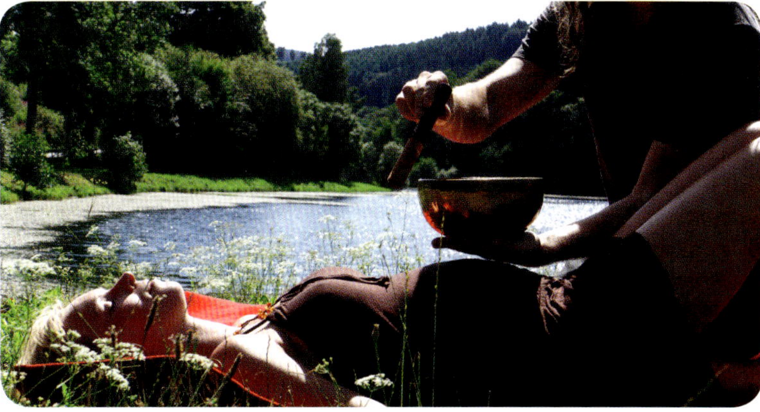

Bei allen Übungen mit den Klangschalen, ob nun mit der Jahrtausendschale oder euren Verwöhnschalen, denkt bitte daran: Klangschalen sind kein Sport, keine Disziplin, kein Programm, was ihr durchziehen solltet, damit euer Kind mal den nächsten Einstein oder Ghandi ergibt. Es gibt wahrlich angenehmere Aufgaben im Leben, als ein Genie sein zu müssen.

Es geht ums Miteinander, um Vertrauen, um Zuversicht, Freude, Dankbarkeit, das Gefühl von Fülle, von Gnade, von innerem Reichtum. Es geht schlicht und einfach darum, zu feiern. Wir leben mit dem Privileg, in Frieden, Freiheit, Kreativität und Wohlstand aufwachsen zu dürfen. Mit Bildung. Mit Wärme. In Sicherheit. Und mit der Gnade Gottes oder des Zufalls gesund oder guter medizinischer Versorgung.

Seid dankbar. Es gibt noch viele auf unserer Welt, die diesen Reichtum entbehren müssen.

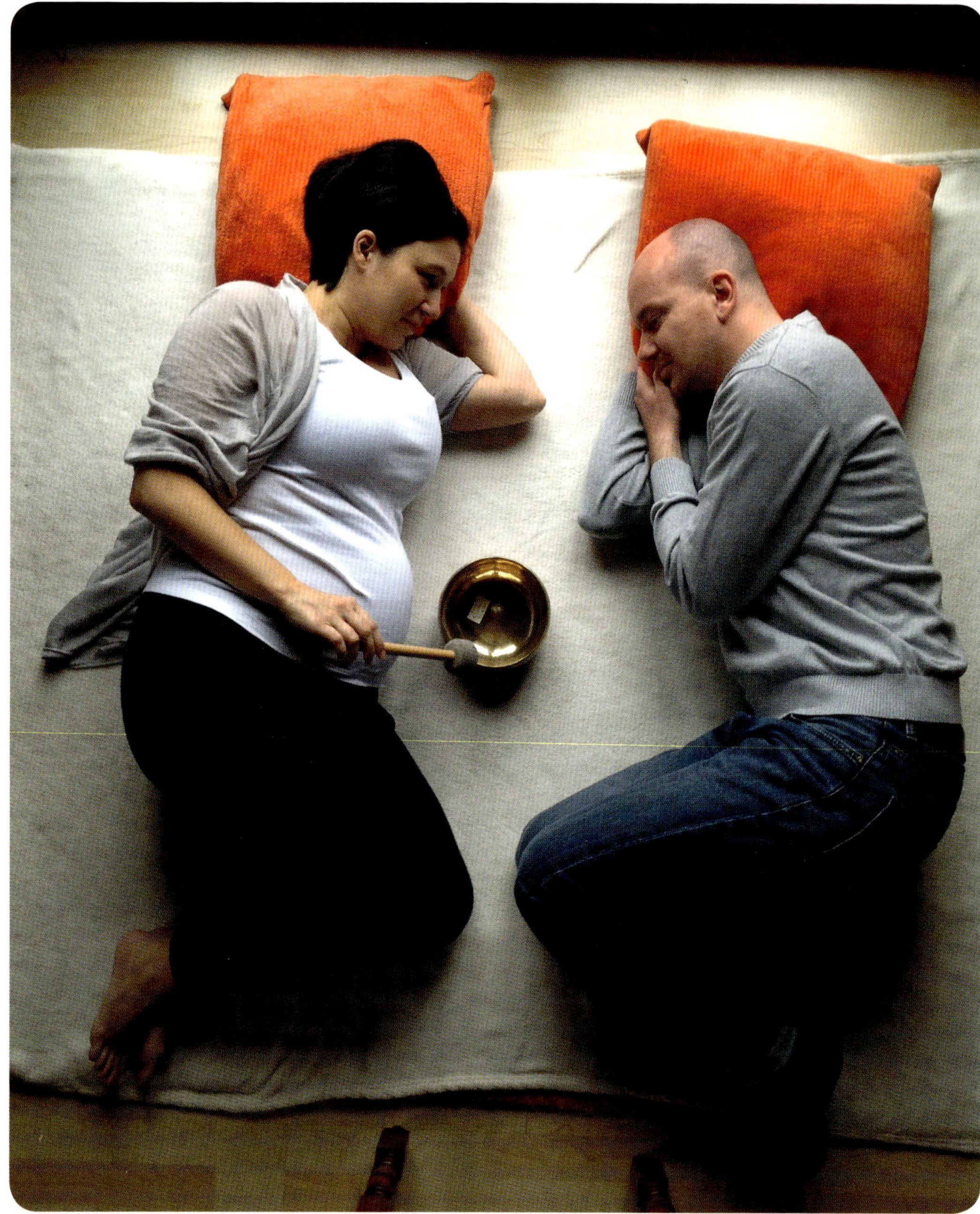

Worte der Begrüßung

Angeregt durch Forschung und Wissenschaft bespielen ehrgeizige Eltern den Mutterbauch mit klassischer Musik und spielen Aufnahmen von Vorlesungen in Neurobiologie ab. Ich habe bereits geschrieben, was ich davon halte, wenn eine Seele schon im Mutterleib mit Leistungserwartungen beschwungen wird.

Ganz und gar erstaunlich finde ich dagegen, in wie wenigen Büchern (es werden immer mehr!) die spirituelle Verbindung der Eltern mit dem Kind inspiriert wird. Als wäre je ein Mensch auf Erden glücklich geworden, weil er besonders leistungsfähig oder besonders klug ist. Da ist kein Zusammenhang nachgewiesen. Es gibt jedoch einen nachgewiesenen Zusammenhang zwischen sozialer Kompetenz, Empathiefähigkeit, Familiensinn, Kreativität, Liebe und Glücksempfinden. Tja, und fast tut es mir schon leid, es wurde sogar ein Zusammenhang zwischen all diesen Eigenschaften und einem erfolgreichen Leben nachgewiesen. Vorausgesetzt man definiert Erfolg nicht zwangsläufig mit einem sinnlos hohen Kontostand.

Die Anregung dieses Buches ist denn – hat das jemand noch nicht bemerkt? – eine neue Form der Kommunikation mit uns und unserem Kind. Das geht mit Klangschalen sehr gut – doch sollte es, wenn irgend möglich, nicht nur mit Klangschalen geschehen. Vielmehr ist das gesprochene Wort von großer Bedeutung.
Die Dinge auszusprechen ist wichtig. Einen guten Gedanken Klang werden lassen, heißt ihn in eine andere Ebene der Wirklichkeit

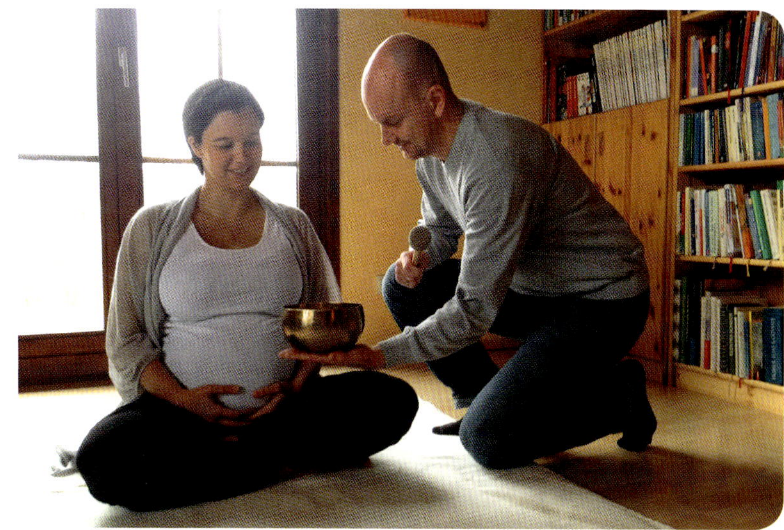

(unserer neuronalen Verarbeitung und Prägung) zu erheben. Es ist eine gute Sache, zu wissen, dass man geliebt wird. Aber Hand aufs Herz: Wenn man es gesagt bekommt, ist das noch einmal eine ganz andere Nummer.

Kleiner Zwischenversuch

Gönnt euch in einer Pause folgendes Experiment. Voraussetzung: Ihr seid beide entspannt drauf.
Nun sprecht das Kind im Bauch an und sagt: »Ich liebe dich!« oder »Wir lieben dich!«
Sehr wichtig ist das Ausrufezeichen. Das heißt, ihr müsst es auch so meinen.
Wiederholt nur diesen kleinen Satz, drei Worte. *»Wir lieben dich. Wir lieben dich. Wir lieben dich. Wir lieben dich. Wir ... «*

Nach einer Weile könntet ihr spüren, dass ihr euch besser fühlt, dass es euch irgendwie erheitert, eure Zellen oder Zehen kribbeln, ihr

Wenn wir Worte laut aussprechen, dann werden andere, für unser geistiges Wachstum hilfreiche Bereiche unseres Gehirns aktiv, als wenn wir sie nur denken.

Klang, Gefühle und Worte als ein Tanz zweier Liebender um die Geburt einer neuen Welt, eines neuen Lebens.

lächeln oder gar richtig miteinander lachen müsst. Paare fangen auch gerne das Knutschen an ...
Liebe geben und Liebe sagen muss gar nicht so weit voneinander entfernt sein. Und dann merkt man, wie die Liebe einen überschwemmt ... Biochemie der Worte.

Noch viel besser: Singt! Singt die Liebesworte. Singt Liebeslieder. Guckt mal fast ans Ende des Buches, da bereiten gerade zwei tolle Menschen eine Singunterstützung für euch vor ...

Die folgenden Worte kommen von Herzen. So wie sie hier stehen oder von dir neu kombiniert, abgewandelt, erweitert oder was auch immer werden, **sprich sie laut** oder singe sie dem Baby im Bauch.
Bete sie nicht runter, sondern achte darauf, dass du sie auch fühlst. Etwas fühlen heißt biochemische und elektromagnetische Muster zu erzeugen. Die nehmen Einfluss auf die Obertöne in deiner Stimme. Es ist hörbar, ob du an etwas glaubst oder ob du es bist. Liebe heißt Liebe, weil Liebe drinstecken sollte.

Ritualworte für eine geliebte Seele

Du bist ein Kind der Liebe.
Wir freuen uns auf dich. Du bist willkommen auf dieser Welt.
Es ist so schön, dass du zu uns kommen willst.
Hier gibt es viel zu entdecken. Die Welt ist voller schöner Farben, es duftet hier und es gibt wundervolle Musik.
Köstliche Dinge kann wirst du hier zu essen bekommen und du wirst Wind spüren in deinem Haar. Du wirst die Wärme der Sonne fühlen auf deiner Haut und feuchtes Gras unter deinen Füßen.
Du wirst der Liebe begegnen.
Der Liebe deiner Eltern und deiner Familie.
Und irgendwann einmal der Liebe einer anderen Seele, die auf der Suche nach Einheit ist. In der du dich spiegelst und erkennst.
Bereite dich in Ruhe vor für diese Welt – sie ist voller Wunder und aufregender Abenteuer. Und sie freut sich auf dich.
Die Erde ist deine Mutter und der Himmel ist dein Vater. Von ihnen kommen wir alle und zu ihnen dürfen wir einst wieder heimkehren. Das Leben, das hier auf dich wartet, ist ein großes Geschenk.
Wir fühlen uns geehrt, dass du uns als Eltern erwählt hast, erwählt, durch uns in dieses Leben geboren zu werden. Wir sind deine Eltern.
Hörst du diesen Klang? Es ist der Klang des Glückes. Glück, weil du kommst. Es ist der Klang der Liebe. Du bist hier willkommen. Wir freuen uns in einer Weise auf dich, die alles, was wir je fühlten, in den Schatten stellt. Worte können es nicht beschreiben. Du kannst es fühlen, jetzt, in dir und um dich. Du kannst unsere Liebe fühlen. Du bist in ihr. Du kannst sie hören. Sie wird dir erhalten bleiben all die herrlichen Tage, die du einst auf dieser Erde wandeln wirst.

Es gibt viele Menschen, die beim Lesen und erst recht beim lauten Aussprechen dieser Worte anfangen zu weinen. Und damit meine ich, so richtig heftig zu heulen. Das kommt, weil sie sich richtiger anfühlen als vieles andere, was wir sagen und zu hören bekommen. Das kommt, weil sie Liebe sind.

Wie spreche ich diese Ritualworte?

Aus einem Gefühl der Dankbarkeit heraus. Nicht um dich selbst zu trösten oder aufzubauen. Auch hier geht es darum, deinem Kind Schwingungsinformationen zu übermitteln, die es mit positiven emotionalen Reaktionen in der Mutter (und mit dem Vater) assoziiert. Sprich diese Worte bewusst zum Bauch. Du kannst sie auch singen. Es ist nicht notwendig, besonders laut zu sprechen, sie kommen schon an. Wichtig ist, dass du sie fühlst.
Ein Kind zu bekommen ist ein Wunder. Das Leben spricht durch dich. Die Evolution. Die Schöpfung. Wenn du magst: Gott. Wenn das kein Anlass zur Freude ist!

Wie oft spreche ich sie?

Sooft dir danach ist. Sei ehrlich und authentisch. Lieber nur einmal im Monat von Herzen als einmal am Tag als Pflichtprogramm aufgesagt. Du musst dem Gefühl folgen: Bist du glücklich, kram das Buch raus und sprich dein Kind an. Das geht aber auch bei einem Spaziergang, einer Autofahrt, einem Essen oder vor dem Einschlafen oder nach dem Aufwachen. Sag einfach: *»Hallo, kleines Wesen!«* zum Bauch. *»Du bist so willkommen hier! Wir freuen uns so sehr auf dich!«*

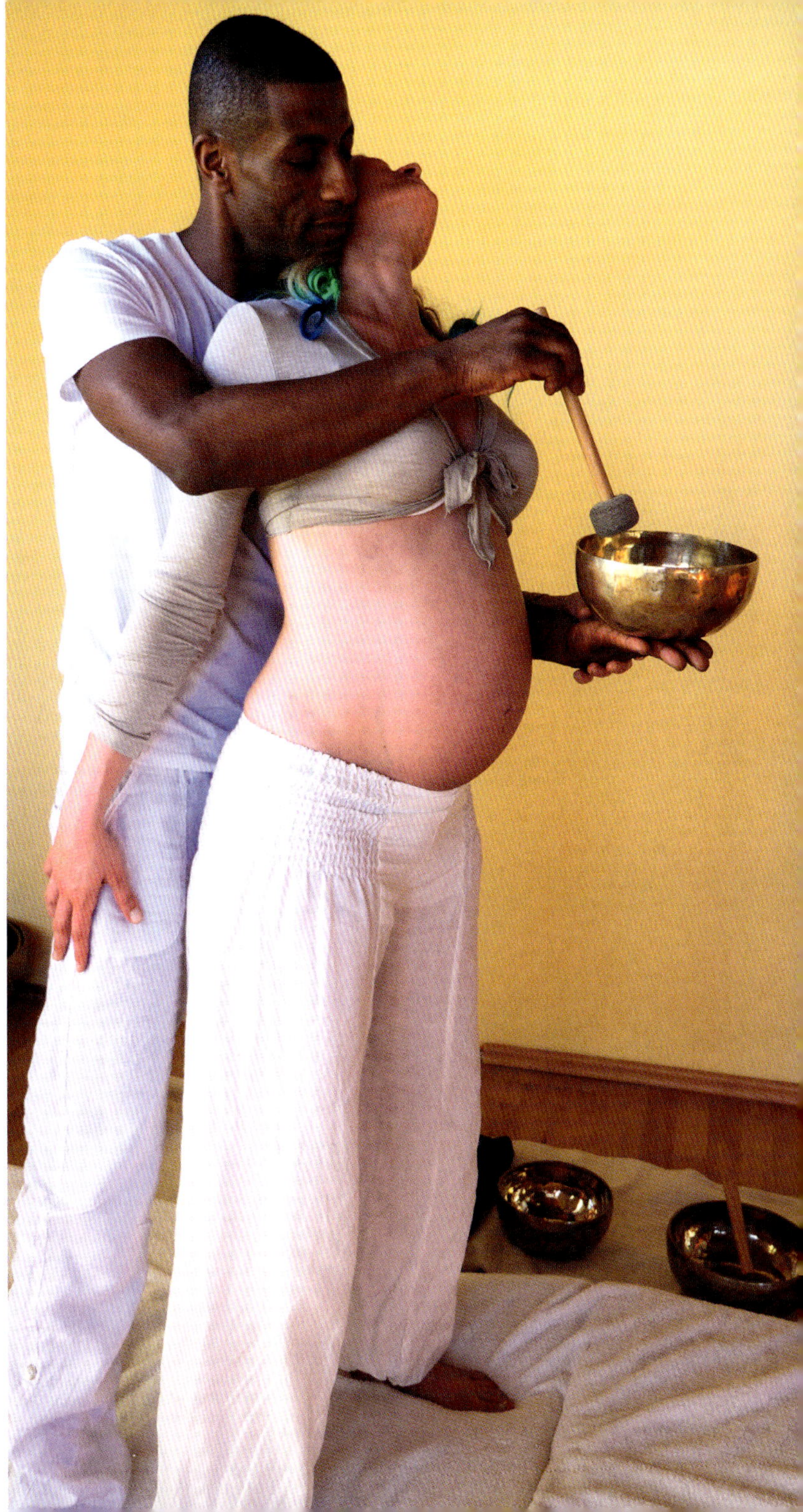

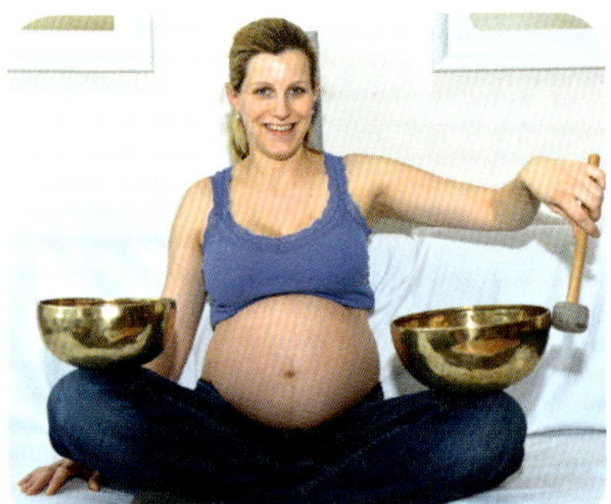

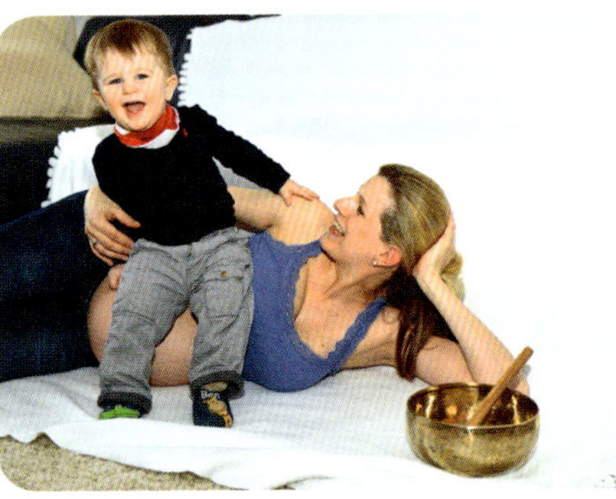

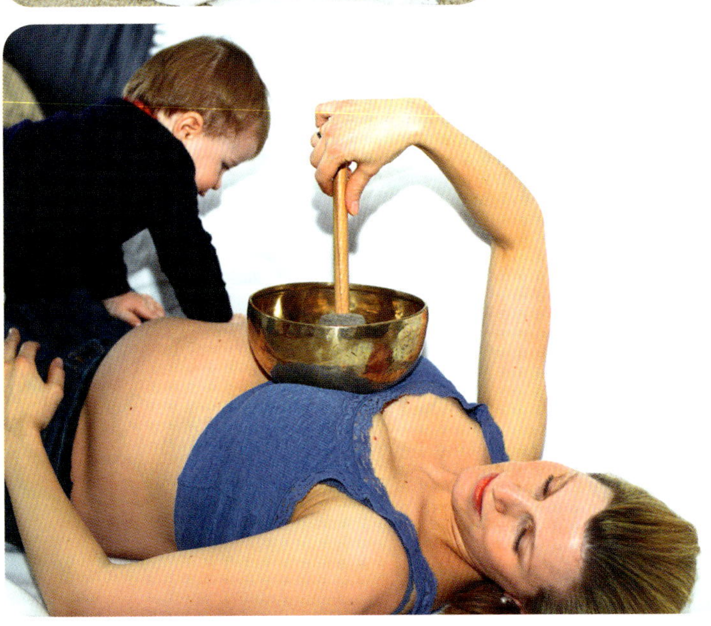

Soloübungen für Schwangere

Es gibt eine Million Gründe, warum man eine Schwangerschaft ohne Partner erleben kann oder muss. Und einhundert Millionen Gründe, warum du das Klangritual dennoch und gerade deshalb spielen solltest. Der einfachste Grund kann sein: Der künftige Vater ist gerade nicht da, du bist aber in diesem Augenblick total gut drauf. Da gibt es wirklich keinen Grund zu warten, du kannst dir die Jahrtausendschale natürlich auch selbst aufstellen oder dich selbst umspielen, um mit deinem Kind zu kommunizieren.
Wenn immer beide da sein müssen und es immer beiden gut gehen soll, kann das nämlich ganz schön verkrampft werden, so ganz nach dem Motto: Wir brauchen einen Termin, an dem wir glücklich sind fürs Jahrtausendritual. Ja Pustekuchen! Du fühlst dich gut, dann darf auch die Oma, der Opa, die Schwester, der Bruder, das eigene Kind, der Freund, die Freundin oder die ganze Nachbarschaft spielen. Und natürlich du selbst!
Ihr seid sowieso immer zu dritt. Das Leben in dir ist mit dir und durch dich und so seid ihr zwei. Und in eurem Zwei-Sein tragt ihr den Lebenscode des Vaters mit euch, ob er nun gerade beim Brötchen holen, bei der Arbeit, auf einer Raumstation im Erdorbit oder dir gar nicht bekannt ist, wie das ja auch mal vorkommen kann. Kann ja wohl kein Grund sein, sich nicht auf ein Kind der Liebe zu freuen.

Du kannst die Schale(n) auf den Bauch stellen, auf dein Brustbein, auf die Füße, auf die Knie oder einfach vor dich auf den Boden. Wenn du schon ein Kind hast, dann mag es dazugehören, es ist ja genauso ein Quell der Freude und des Glückes.
Völlig falsch wäre die Idee, das Jahrtausendritual müsse immer eine Übung mit sakralem Charakter, Schummerlicht und ganz ernster Freude sein. Das Leben ist ganz oft einfach eine fantastische Party. Und die gilt es zu feiern.
Corinna zeigt es hier auf den Fotos mit ihrem Sohn Benjamin und ein bis zwei Lebensschalen.

Der Einsatz mehrerer Klangschalen

Richtig eingesetzt, wird das Klangvergnügen mit zwei, drei oder noch mehr Klangschalen erheblich erweitert und vertieft.
Allerdings empfinden manche, gerade auch sehr klangsensible Menschen, mehr als zwei Klangschalen manchmal klanglich als Belästigung. Erst recht, wenn sie nicht nach dem RASSL-Spiel bewegt werden.
Wenn ihr mehrere Klangschalen habt oder erwerben wollt, bitte ich um Verständnis, dass es den Rahmen dieses Einführungsbuches sprengt, all die unerlässlichen kleinen Details einer komplexeren Klangmassage mit zwei, drei, vier, fünf oder mehr Klangschalen zu zeigen. Eierlegende Wollmilchsäue gibt es nur auf Kosten der Qualität. Das vorliegende Buch richtet sich an Einsteiger und schwangere Paare. Die wenigsten kaufen sich gleich ganze Klangschalen-Sets.

Hier eine Reihe von grundsätzlichen Tipps:

- Bitte alle Schalen in dieselbe Richtung anspielen. Bei Schwangeren also zum Kopf hin. Zur Geburtseinleitung dann zu den Füßen hin.
- Die Schalen nicht zu schnell hintereinander anspielen. Erst eine Schale, diese ein wenig klingen lassen, dann die nächste Schale und so weiter.
- Es müssen nicht immer alle Schalen gleichzeitig klingen. Sie dürfen aber gelegentlich.
- Nicht beidhändig spielen. Also nicht mit einem Summel in einer Hand und einem Singel in der anderen. Kein Tee-Zeremonienmeister schüttet Tee mit zwei Kannen ein, auch wenn er vierzig Gäste hat.

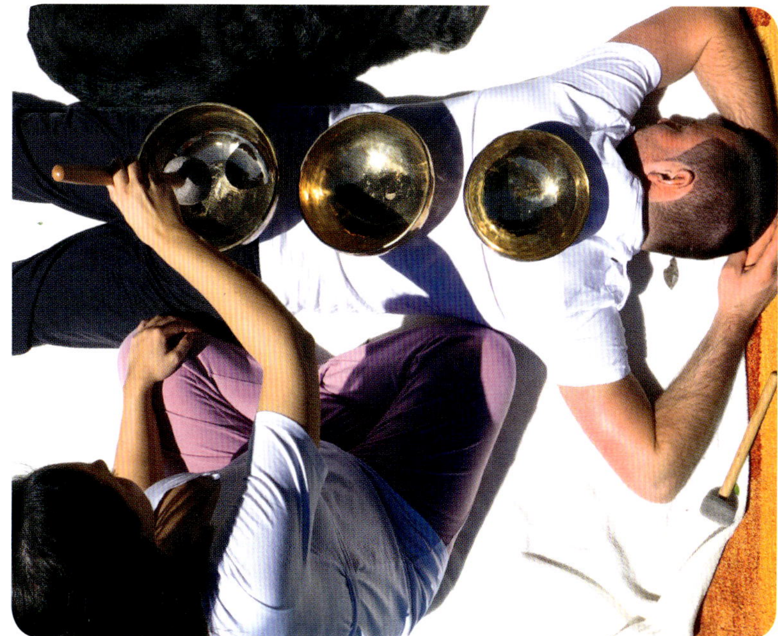

Rosa und Alexander genießen die Magie von drei Klangschalen. Wollt ihr mehrere Klangschalen genießen, empfehle ich hier das weit umfangreichere Praxisbuch „Die Kunst der Klangmassage“.

- Beachte: Die Schwingungen mehrerer Schalen addieren sich in deinem Organismus und für dein Kind. Daher:
- Übe erst mit jeder Schale einzeln. Setze jede Schale an einem anderen Tag ein. Wenn du sie gut verträgst, kannst du sie kombiniert einsetzen. Dieser Tipp gilt nicht für klangschalenerfahrene Leserinnen.

Das Fachbuch *Die Kunst der Klangmassage* enthält zahlreiche Schritt-für-Schritt-Anleitungen und Inspirationen für engagierte Laien wie auch professionell orientierte Klangmassagefans und zeigt euch, was alles mit mehreren Klangschalen möglich ist. Nur so viel: Drei oder fünf Schalen verdrei- und verfünffachen die Möglichkeiten nicht etwa – sie verzigfachen sie.

Klangschalen rund um die Geburt

Zur Vorbereitung: Wünsche anmelden

Wenn ihr Klangschalen rund um den Geburtsprozess einsetzen wollt, solltet ihr dies vorher mit eurer Hebamme und dem entbindenden Arzt besprechen. Es ist zu spät, wenn die Gebärende brüllt, der Arzt schwitzt, die Hebamme beruhigt, wenn dann plötzlich der werdende Vater anfängt, mit einer Klangschale klingelnd durch den Kreisaal zu tänzeln ...

Wir bauen gerade ein Netzwerk von Hebammen auf, die mit Klangschalen arbeiten.

Erklärt dem Fachpersonal einfach, dass die Mutter sich von der Klangschale total beruhigen lässt und ohne auf keinen Fall gebären will. Meine Erfahrung ist, dass viele Profis privat viel aufgeschlossener gegenüber komplementären Heilmethoden sind und sich nur aus rechtlichen Gründen oder um ihren Ruf als Akademiker sorgen. Sollte doch mal jemand über das Esoterikgebimmel spotten, so macht euch nichts draußen. Viele der größten Genies der Medizingeschichte wurden nicht nur verspottet, sondern von ihresgleichen verfolgt. Das Gros der Heiler und Helfer ist daran interessiert, dass es euch gut geht und akzeptiert eure Wünsche.

Sind eine Ärztin oder die Hebamme in „Klangschalenkunde" ausgebildet, muss das nicht bedeuten, dass sie achtsam mit dem Instrument und euch umgehen. Sollten sie zu laut spielen, tunt sie einfach runter.

Unterstützung durch Klang

Ich beschreibe hier drei Möglichkeiten, wie ihr rund um eine Geburt mit einer Klangschale helfen können:

1.) Man entspannt die Mutter, indem man die Geburt mit einer oder mehreren Klangschalen begleitet. Es gibt inzwischen schon viele Hebammen, die Klangschalen so einsetzen. Sie haben festgestellt: Zum Beispiel zwischen den Wehen gespielt, kann der Sound einer schönen Schale der Gebärenden helfen zu regenerieren. Ebenso kann die Schwingung der Schale dazu führen, dass ängstliche oder gestresste Frauen den Kopf frei bekommen.

2.) Man kann versuchen, eine Geburt mit Klängen einzuleiten und ein „überfälliges" Kind „herauslocken".

3.) Sollte das Kind zum Geburtstermin nicht in der passenden Position liegen, so kann man mit Klang versuchen, das Baby zu wenden.

Bei Gefahr einer verfrühten Ankunft

Sollte bei euch die Gefahr einer verfrühten Niederkunft bestehen, prüft bitte, ob ihr noch weiterhin Klangschalen einsetzen wollt. Es ist sehr gut möglich, dass die Schalen die Mutter und das Kind entspannen oder vitalisieren. So können sie ihren Teil dazu beitragen, dass es nicht zu einer zu frühen Geburt kommt. Doch genauso ist denkbar, dass eine Schale in einer Weise auf die Körperfunktionen wirkt, die man nicht aus einem Buch heraus erahnen kann. Die Verantwortung bleibt, wie bei allen Dingen, die euer Leben betreffen, bei euch. Übt es, eure Bedürfnisse wahrzunehmen und über eure Gefühle und Gedanken zu sprechen. Seid achtsam und habt Respekt vor der Kraft der Klangschalen.

Die passende(n) Klangschale(n)

Viele Fachleute gehen davon aus, dass schon eine ganz normal ablaufende Geburt für das kleine Menschenwesen eine Art Trauma darstellen kann. Da wird man über neun Monate in so einem warmen, weichen, dunklen, klangdurchwobenen Bauch sanft hin und her gewiegt und mit einem Mal: Platsch! Ist die ganze schöne, warme, klangleitende Flüssigkeit weg, alle Muskeln rund um dich kommen in Bewegung und die werdende Mama schüttet eine reichliche Portion neuer Hormone aus, die wir noch nie im Blut hatten. Schließlich müssen wir noch mit dem Kopf voran durch einen echt engen Tunnel. Begleitet wird das oft noch von einem ziemlich Geschreie von Mama. Also echt, wer würde da keinen Stress bekommen? Nicht umsonst gehören Tunnel, Schächte und Höhlen zu beliebten Orten für Horrorfilme und Angstgefühle – erst recht, wenn sie eng sind und wir da durchsollen.
Bitte nicht eure Jahrtausendschale rund um die Geburt verwenden! Auf keinen Fall! Ihr benötigt dazu eine oder mehrere andere Klangschalen. Die Jahrtausendschale ist mit den angenehmsten Wahrnehmungen assoziiert, eine Geburt ist eine stressige Erfahrung.
Als passende „Lockschale" empfehle ich die dickwandigen kleinen Klangschalen mit 250–500 Gramm Gewicht. Sie haben sehr prägnante hohe Teiltöne. Diese dringen optimal und akzentuiert zum Kind durch.
Für die Entspannung der Mutter nutzt welche Schale auch immer euch gefällt – nicht aber die Jahrtausendschale.

Anspielrichtung umkehren

Während der Schwangerschaft habt ihr die Klangschalen nach oben gespielt. Jetzt kommt ein weiterer Trick. Erstmals seitdem das Baby so bewusst bespielt wird, bewegt der spielende Partner die Anspielrichtung in Richtung Ausgang – also in Richtung unten und dann nochmal in Richtung: Zwischen die Beine. Die Grafik auf der nächsten Seite macht deutlich, wo Worte unbeholfen klingen.
Auch ein Didgeridoo lässt sich ganz gut ausrichten und in eine Richtung bewegen.

Auch ohne dass ihr Klangschalen in der Schwangerschaft eingesetzt habt, kann das Richtungsspielen unterstützend wirken.

Zusammengefasst: Der Sound sollte neu sein, spannend und in genau die entgegengesetzte Richtung, die Baby und Mutter bis dahin so erlebt haben. Was kann es schaden? Besser, man probiert es auf experimentellem Wege, eine überfälllige Geburt einzuleiten, als sofort mit Spritzen oder Tabletten loszuschlagen. Diese Option ist mit einer Klangbehandlung ja nicht vom Tisch.

Es sind Mütter, die uns Folgendes berichtet haben, in vielen Varianten. Katharina, 31: *»Ich hatte das Gefühl, dass Baby war neugierig auf den Klang. Es wollte wissen, was das ist und woher es kommt.«*

Kinder im Mutterleib sind neugierig! Wir verändern unsere Anspielweise von sphärisch und gediegen hin zu rhythmisch bis jazzig. Wer das nach Monaten der Entspannung erstmals hört, wird mit Sicherheit neugierig.

Neue Anspielweise

Probiere es mit einem neuen Klang. Das muss keine Klangschale sein, es sollte aber angenehm und sehr hoch klingen. Wir haben Grund zu der Annahme, dass ein neuer, spannender, obertonreicher Sound beim Baby genau das erzeugt, was er bei uns erzeugt: Neugier! Es will wissen, was das ist. Und: Scheinbar will es wissen, woher es kommt. Und deshalb will es da hin, wo der Klang herkommt.
Die Geburtsschale klingt neu. Spiele sie in eine neue Richtung. Spiele sie mit den Singel, aber diesmal setze ihn wie einen Schlägel ein, also deutlich temperamentvoller. Zudem spielst du nicht einzelne Töne und lässt diese ausklingen, sondern so etwas wie PingPing-PingPingPinnnnnnnng – ausklingen. Position ändern und erneut PingPingPi … Rhythmisch und schnell.
Der neue Sound und die veränderte Richtung kommen an, sei dir sicher. Die neue Spielweise natürlich ebenso. Da drin wird sich jemand-fragen, was da draußen los ist. Die Neugier eines Embryos ist immens …

1.) Klangatmen während der Geburt

Wenn ihr Klangschalen während der Geburt einsetzen wollt, sollte dies nicht eure Klangschalen-Premiere sein. Vorher solltet ihr das Anspiel und das Miteinander geübt und trainiert haben. Während der Geburt ist es viel zu aufregend als dass der Papa das Spiel ohne Übung vernünftig hinbekommt.
Manchmal stellt sich bei so einem „Feldeinsatz“ heraus, dass ein ganz anderer Klangschalensound guttut als ihr erwartet hattet. Vielleicht relaxt euch normal die Loslassen-Schale, doch plötzlich merkt ihr, die Erlösungs-Schale kommt ja viel besser. Also habt einfach alle dabei, wenn es rund geht. Wenn nicht alle dabei sind oder nur eine vorhanden ist: Auch gut. Vertraut darauf, dass Passende geschieht!
Ansonsten ist es ganz einfach: Spielt die Schale da und dann, wo und wann die Mutter es gerne hätte. Zum Beispiel zwischen den Wehen. Im Raum auf der Hand des Vaters. Auf dem Bauch der Gebärenden. Im Wasserbecken bei einer Unterwassergeburt. An den Füßen. Zwischen den Beinen. Auf den Händen abgestellt. Vielleicht atmet ihr mit dem Anspiel der Schale tief ein und mit ihrem Verklingen langsam aus?! Das kann innerhalb von Sekunden ziemlich erstaunlich entspannen.
Die Klangaktion darf euren Arzt oder die Hebamme natürlich nicht bei ihrer Arbeit behindern.
Je besser ihr geübt seid im Fühlen, wo und wie euch ein Klang guttut, desto leichter fällt die Wahl während des Geburtsprozesses. Tatsächlich kommt es auch gerne hier zu:

Überraschung! Du nervst!

Nicht untypisch ist folgende Situation: Ihr bereitet euch als Paar auf eine Geburt vor und wünscht euch, dabei Klang(schalen) einzusetzen und – Überraschung! – das Erste was die Frau nach ihrer ersten Wehe kreischt, ist: *»Hör bloß mit dieser grässlichen Klangschale auf!«*
That´s life!
Dann–lasst–es–bleiben. Das Leben ist Schwingung, ist Bewegung. Was bei der einen funk-

tioniert, müssen 99 andere nicht unbedingt auch mögen ... und umgekehrt.
Also wundere dich nicht, wenn dir einige Tage vor den Wehen, mit Beginn der Wehen oder während des Geburtsvorganges deine Lieblingsklangschale aber sowas von auf den Keks geht. Die Sympathie kommt irgendwann wieder ...

Ihr seid die Mütter. Die Weisheit, das für euch und euer Kind Richtige zu tun, ist euch zu eigen! Seid achtsam, lauscht, traut nicht den Einflüsterern, vertraut kompetenten, warmherzigen Begleitern und der Stimme in euren Herzen, dem Gefühl in eurem Bauch.

Macht doch ein Zeichen ab: Wenn die Mutter mit der Hand abwinkt, lässt der Vater die Finger von den Klangschalen. Per Fingerzeig kann sie das nächste Anspiel einfordern ...

Wenn du eine Wassergeburt erlebst, dann kannst du die Klangschale mit ins Wasser nehmen – je größer die Schale ist, desto besser und sicherer schwimmt sie. Nur die Klöppel leiden im Wasser, zur Not mit einem Plastiktütchen schützen.
Die im Wasser schwimmenden Schalen anspielen – so breitet sich ihre Klangschwingung im gesamten Becken aus und erreicht deinen Körper noch schmeichelnder.

2.). Überfällig? Rauslocken!

Ist das Kind nach eurer und nach Meinung des Fachpersonals überfällig, so gibt es möglicherweise eine Methode, es herauszulocken.

Du brauchst eine zweite Klangschale (also nicht die Jahrtausendschale). Nun die gute Nachricht: Ich empfehle unbedingt eine kleinere (und damit günstigere) Klangschale mit eher hoher Frequenz (kostet beim derzeitgen Stand der Inflation ungefähr 40-80 Euro). Warum? Weil hohe Frequenzen am besten zum Baby durchdringen, weil es neugierig darauf reagiert und weil wir hier tausendfache Informationen gesammelt haben, dass die hohen Teiltöne optimal geeignet sind, um Schmerzempfinden zu mindern oder zu lösen.

Wenn die Schwangere ihre Lieblingsschale während der Geburt plötzlich überhaupt nicht mehr mag, ist das ganz normal.

Und jetzt der Locktipp: Verändere die Anspielrichtung der Klangschale Richtung Ausgang. Seit Wochen und Monaten spielt ihr immer in eine Richtung. In Richtung *»Du bist willkommen hier drin, fühl dich wohl hier, du bist hier gut aufgehoben, bleib schön sicher da drin bis die Zeit reif ist«* – in der Körperachse nach oben. Nun spielst du, spielt ihr nach unten, zu den Füßen hin. Das ist eine der Gründe, warum ich empfohlen habe, immer nach oben zu spielen. Du hast deine Körperelektrik und Biochemie auf eine bestimmte Richtung konditioniert. Nun wechselst du die Richtung und mit diesem Wechsel auch die Botschaft.
Selbstverständlich gibt es nicht die geringste Garantie, dass das funktioniert. Doch die Mediziner lassen sich nicht umsonst alles Mögliche unterschreiben. Sie machen damit klar: Es gibt in Fragen des Lebendigen nie Sicherheit.

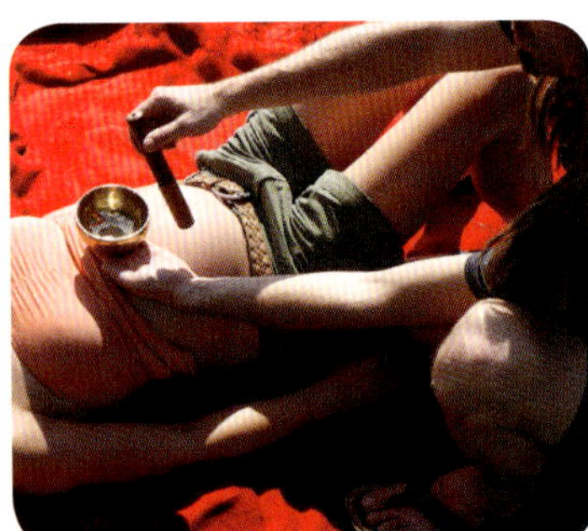

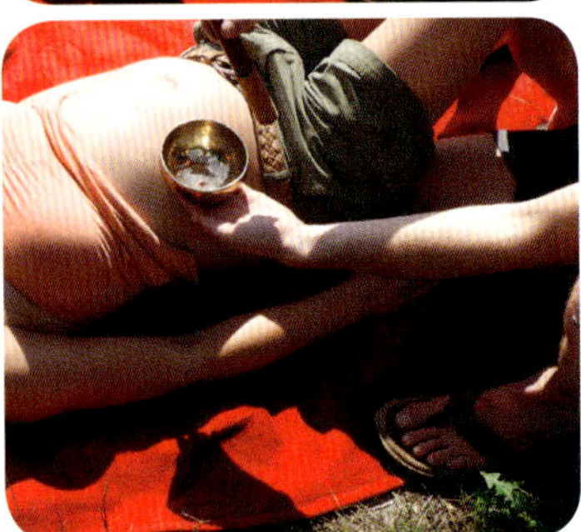

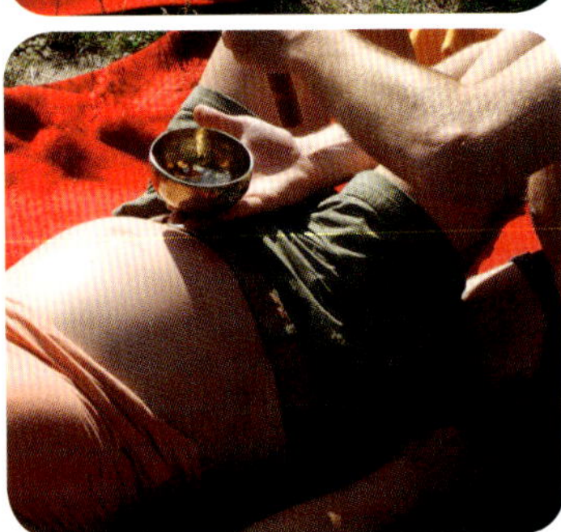

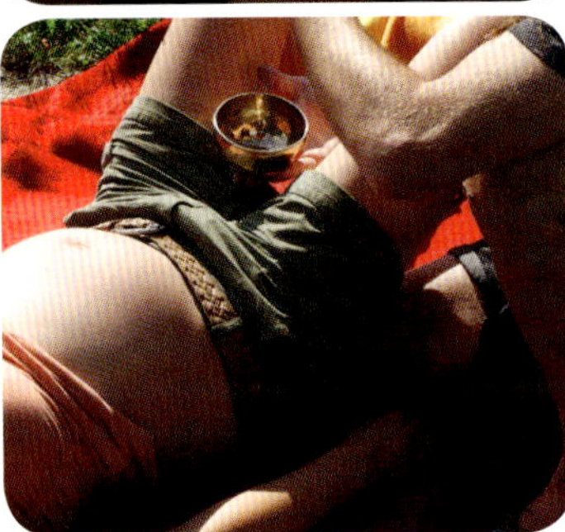

Im Halbkreis vom Kopf des Kindes in Richtung Welt spielen. Kevin spielt die Schale auf den Fotos weiterhin nach oben, weil er sein Kind noch nicht rauslocken wollte …

Wir haben jedenfalls erste Berichte, dass es funktionieren kann. Durch dieses Buch wird sich das Wissen hierzu in den nächsten Jahrzehnten mehren.
Alle Bewegungen der Klangschale sollen eine Richtung anzeigen. Beginnt immer weiter oben am Körper und bewegt sie klingend nach unten. Führt sie zum Schritt und zwischen die Beine – immer schön nach unten spielend.
Auch die Spielweise ändert ihr bitte komplett.
Bisher habt ihr im RaumZeitKlang gespielt, nun empfehle ich Variationen von kreativer Rhythmik. Drei, vier, fünf Anspiele in sehr kurzer Folge – DingDingDingDingDing – und ausklingen lassen. Dann die Schale ein Stück versetzen und wieder: DingDingDi … wie eingangs schon beschrieben.

Mögliche Bewegungsrichtungen:
Erst wird die Schale auf den Solarplexus gespielt> Bauchmitte> zum Schoß hin> unterhalb des Schoßes zwischen den Beinen.
Oder: Beckenrand/Leistengegend> Oberschenkel> Knie> Unterschenkel> Fuß> auf der anderen Seite wiederholen> schließlich unterhalb der Füße> Schale weiter nach unten rücken, sodass sie noch weiter unterhalb der Füße steht.
Spielen im Schwingungsfeld: Von oben nach unten ausstreichen. Nach außen spielen.

Die Nachricht ist klar und plötzlich völlig anders: *»Ich bin bereit dich loszulassen. Du darfst jetzt in diese Welt kommen. Wir freuen uns auf dich. Es ist schön hier. Hier gibt es Licht, Leckereien, wunderschöne Musik, lachende und streichelnde Menschen, später auch mal Pflaumenschnaps, Himbeereis, Sex und Rock ´n Roll. Vor allem aber diese interessante Klangschale, die du noch nicht kennst. Sei mutig, kleiner Geist, trau dich raus! Es lohnt sich. Wir freuen uns auf deine Ankunft!«*
Scheue dich nicht diesen Text (oder einen abgewandelten) laut vorzulesen, auch immer wieder, wie ein Mantra. Doch bitte erst, wenn die Zeit für die Geburt reif ist. Gesprochene Worte haben eine beeindruckende Wirkung, nicht nur auf das Kind, sondern auch auf das Unterbewusstsein der Schwangeren.
Ebenso wie bei der folgenden Wende-Übung könnt ihr diese Klangbewegung mehrmals am Tag wiederholen und an mehreren Tagen hintereinander. Entweder es klappt oder nicht – dann ist es immer noch Zeit genug, zu den bekannten Methoden zu greifen.

3.) Das Kind im Mutterleib wenden

Der Geburtstermin naht oder ist längst da, doch euer Kind liegt mit dem Kopf nach oben und zeigt auch keinerlei Bestrebungen, sich in Richtung Weltenwechsel zu drehen.
Auch hier habe ich einen Tipp. Es haben uns mehrere Frauen unabhängig voneinander berichtet, wie sie es intuitiv und spielerisch ausprobiert haben und – siehe da – Baby hat sich gedreht und die Aktion konnte flutschen.

Die Geburtsschale wird auf Höhe des Kopfes des Kindes gespielt. Entweder direkt auf dem Bauch oder auf der Hand, knapp über dem Bauch schwebend.
In einem sanften Bogen oder Halbkreis führst du nun die Klangschale klingend Richtung Ausgang, Richtung Schoß. Die gesamte Bewegung von oben nach unten darf fünf oder fünfzehn Minuten dauern. Schließlich wird die Schale zwischen den Beinen gehalten und dort gespielt.
Lass dich über die Drehrichtung vom Arzt und der Hebamme beraten, falls es da eine empfehlenswerte Vorgabe für dein Kind gibt, links herum oder rechts herum. Lass es dir auf deinem Bauch anzeichnen, damit es nicht zu einer Verwechslung mit Rechts und Links kommt, falls dies aus medizinischer Sicht wichtig ist. Nicht wundern, wenn deine Wendeversuche belächelt werden. Dafür wird man es, wenn es klappt, auch Zufall nennen.
Es mag fantastisch klingen, aber scheinbar folgen manche Winzlinge dem Klang neugierig. Wir hatten, wie gesagt, Feedbacks von Müttern, die es so gemacht haben. Natürlich wird auch diese Übung nicht bei jedem Menschen funktioneren. Doch bevor man einen Kaiserschnitt machen lässt, ist so eine Klanggymnastik die wohl einfachste und risikoloseste Übung.

Wenn keine Klangschale für den Wendeprozess zur Hand ist, probiert es mit einem anderen hochfrequenten akustischen Klangkörper, den das Kind noch nie gehört hat.

Singende Geburt

Wenn du im häuslichen Rahmen entbindest und genug Begleiter da sind, kann man sich auch Trommelkreise zur Unterstützung vorstellen. Das muss gar nicht im selben Zimmer sein ... Trommeln klingen durch Wände und Häuser. Oder die Gebärende hört die Trommel gar nicht, weiß aber, im Garten wird getrommelt, um eine Ankunft zu feiern. Das kann unterstützend wirken. Nur so als Idee. Es muss für dich, für euch stimmen und stimmig sein.
Genauso könntet ihr gemeinsam singen oder nur die Mutter singt oder nur der Vater singt oder oder oder ...
Einen Arzt zu finden, der singt, wird schwerer sein.
Seid nicht enttäuscht, wenn es nicht so klappt, wie ausgedacht. Das haben Geburten so an sich ...

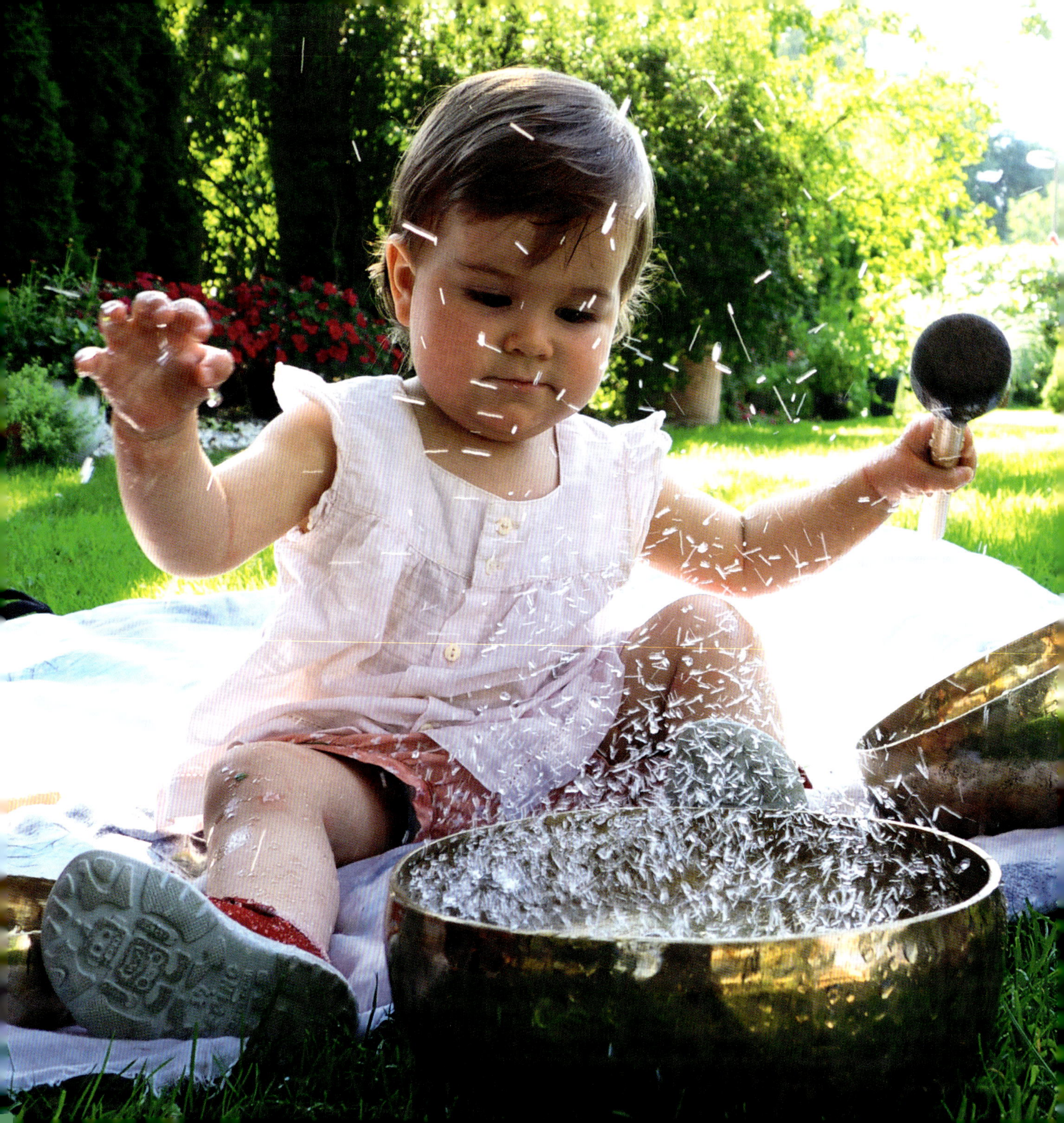

Klangschalen im ersten Lebensjahr

Klangschalenspiel für euer Baby: Woche 0–12/16

Glückwunsch! Das Baby ist da! Die ersten Wochen und Monate werden jetzt ganz schön aufregend sein und können ganz schön fordern. Wie stark man eigentlich ist, lernt man oft erst, wenn man gefordert wird. Und wie viel Liebe man in sich hat ...
Gönnt dem Baby einige Monate Klangruhe. Da sind Hunderte und Tausende von Sounds, Geräuschen, Tönen und Klängen plus der neu hinzukommenden Lichtschwingungen, der Gerüche, der Unterschiede in der Umgebungstemperatur. Und diese nervigen neuen Gefühle wie Hunger, Durst oder Blähungen. Stoßen kann man sich auch, brrr! Neuankömmlings Sinne und Hirn laufen auf Hochtouren. Nicht nötig, es hier gleich mit einer Klangschale zu beklingen.

Meine Schülerin Ulrike Tauchel, Gründerin des Rehazentrums und Inhaberin des Kindertherapeutischen Zentrums in Berlin-Adlershof, hat nach der Klangkunst-Methodik mit den Kleinsten der Kleinen gearbeitet: *»Da passieren unglaubliche Sachen, David!«* berichtete sie mir begeistert von ihren Erfahrungen mit Säuglingen, die zum Beispiel durch schwere Geburtsverläufe Bewegungs- und Haltungsprobleme entwickeln.
*»Die Kleinen reagieren extrem sensibel auf die leisesten Klänge. Man sollte sehr achtsam sein, so gibt es Kinder, die auf Klänge mit einer Korrektur ihres Bewegungs- und Haltungsmusters positiv reagieren, einige jedoch lehnen die Klangschalen total ab.
Ich würde Laien nicht empfehlen, die Babys in den ersten Lebensmonaten mit Klangschalen zu behandeln. Ohne Ausbildung fehlt es meist an der notwendigen sensiblen Beobachtung des Verhaltens«*

Wieder: dem Menschen KlangZeit geben.

Es gibt keinen Grund, einem gesunden Baby in den ersten Lebensmonaten mit einer Klangschale zu kommen – es birgt in der Regel keine Vorteile.
Meine Empfehlung: Mindestens drei oder vier Monate Klangschalenruhe für das Kind.

Es glänzt, es klingt, es bewegt sich und beim Berühren kribbelt es! Kleinkinder lieben Klangschalen ...

Eine zweite Klangschale einsetzen

Die Jahrtausendschale soll nur einem Zweck vorbehalten sein – dem Band der Liebe über die Zeiten hinweg. Wahrnehmungsexperimente könnten das Ritual verwässern oder gefährden.
Für freudvolles Üben und Experimentieren solltet ihr eine andere Schale einsetzen als die Jahrtausendschale. Es nicht nötig, extra für das Kind neue Schalen zu kaufen, so welche vorhanden sind. Habt ihr eine oder mehrere Lebensschalen, dann nehmt diese.

Sind keine Schalen vorhanden, ist es für das Spielen rund um den Körper egal, wie groß oder klein die Schalen sind. Nur bedenke, dass größere Schalen ein mächtigeres Druckbild haben und beachte die gleich folgenden Hinweise zum Spielen in Körpernähe.

Emotionale Stabilität durch Klangpausen

Es gibt einen Trick, wie ihr mit Klangschalen eurem Kind etwas Gutes tun könnt: Gönnt *euch* (nicht dem Kind) Klangpausen.

Wenn ihr zu den glücklichen Eltern gehört, deren Kind die Nächte weitgehend durchschläft, dann einen herzlichen Glückwunsch. Doch ob euch euer neues Familienmitglied nun vierundzwanzig Stunden oder doch nur vierzehn auf Trab hält: Die Umstellungen und Herausforderungen an euch sind wahrlich aufregend und können auch ganz schön anstrengen.

Klangschalen von Mutter und Vater füreinander eingesetzt, wirken erstaunlich entspannend auch auf das Kind. Ihr werdet sehen …

In dieser Phase empfehle ich euch, euch gegenseitig sooft wie möglich eine oder mehrere Lebensschale(n) aufzustellen und euch eine Klangmassagepause zu gönnen.
An den Spielpositionen ändert sich nichts im Vergleich zur Schwangerschaft: Bringt die Schale dort hin, wo sie euch angenehme Gefühle bereitet.
Gönnt euch gegenseitig viele entspannende Minuten oder gar Stunden mit Klang. Helft euch in die Entspannung oder in den Schlaf. Gerade bei Letzterem können Klangschalen Wunder wirken.

Wenn die Gedanken ums Baby kreisen, helfen die Schwingungen der Schalen, das Gehirn mal auf Relax zu schalten. Keine Sorge: Wenn euer Zögling sich meldet, werdet ihr schlagartig voll da sein – und froh, dass ihr mal ein paar Minütchen gechillt habt.

Entspannende Momente sind unendlich wichtig für beide von euch. In der Regel trägt die junge stillende Mutter zwar die Hauptlast, aber vergesst nicht den kleinen Jungen, der jetzt Papa ist. In den Seelen der jungen Väter geht die Post oft ganz schön ab. Selbst wenn sie es nicht bewusst merken oder sich eingestehen wollen. Also darf auch der Mann mal eine Klangmassage genießen und die Mama darf sie geben.

Tipp: Klangschalen entfalten ihre Wirkung extrem schnell und extrem tief gehend. Schon nach fünf bis fünfzehn Minuten werdet ihr, wenn ihr entspannt liegen könnt und euer Partner euch bespielt, ganz enorme Entspannungseffekte bemerken können.
Tipp: Je häufiger ihr übt, desto schneller setzt der Effekt ein.
Tipp: Wenn die Eltern sich entspannen, hilft das dem Kind ebenfalls sich zu entspannen. Oft stärker, als man ahnt. Wir haben in der therapeutischen Klangpraxis nicht selten den Effekt beobachtet: Spielt man Klänge für das Kind, muss die Mutter zugegen sein. Kommen Mütter oder Väter und fragen nach einer Behandlung für ihr Kind, behandle ich parallel immer die Eltern mit – oft auch getrennt vom Kind in einer Einzelsitzung. Der Effekt ist oftmals umwerfend.

Es gibt viele mögliche Ursachen, warum kleine Kinder unruhig sind, und im Zweifelsfall solltet ihr eine erfahrene Frau (oder einen erfahrenen Vater) oder einen Arzt um Rat bitten. Die Wissenschaft hat nun endlich belegt, was gute Beobachtung schon lange zeigt: Wenn bei den Eltern etwas nicht stimmt, nimmt das Baby dies mit einer Sensibilität wahr, die weit weit weit über das hinausgeht (weit weit weit, ich muss das hier betonen), was sich die meisten Menschen vorstellen können. Auf den Punkt gebracht: Der Teil im Gehirn eures Babies, der für die zwischenmenschliche Kommunikation gebraucht wird, ist sowohl hypersensibel, bereits enorm effektiv und gleichzeitig in spektakulärem Wachstum begriffen. Das menschliche Miteinander ist für das kleine Menschenwesen mit eine der wichtigsten Übungen überhaupt. Babys reagieren auf Stimmungsschwankungen und winzigste Veränderung in Mimik und Körpersprache. Veränderungen, die viele Erwachsene gar nicht mehr wahrnehmen (können) – einer der Gründe, warum die Wissenschaft so lange gebraucht hat, zu entdecken, was die Minis so draufhaben.

Ein Blick in die Forschung

Man hat in einem Experiment Babies mit Nahrung, Wärme und Hygiene versorgt, hat aber darauf verzichtet mit ihnen zu reden, die Pflegekräfte haben ihr Gesicht nicht bewegt und die Kinder wurden über die Ernährungs- und Hygienemaßnahmen hinaus nicht berührt und auch da so gut wie gar nicht. Sehr bald wurden die Babys krank und begannen schließlich zu sterben, weshalb man das Experiment natürlich abbrechen musste. Viele andere Versuche bestätigen: Kinder brauchen für ihr geistiges wie körperliches Wachstum persönliche Ansprache (gesprochene Sprache und Mimik) sowie zärtliche Körperberührungen, sonst erleiden sie mit hoher Wahrscheinlichkeit Schäden.

Darum hier der goldene Tipp: Es ist für das Wohlbefinden eures Babies von zentraler Bedeutung, dass ihr euch auch Auszeiten gönnt und seien sie noch so kurz. Wenn es euch mies geht, ihr leidet, unzufrieden seid oder euch Stress macht, kommt das mit Sicherheit beim Baby an – daran gibt es heute keinen Zweifel mehr. Das Feld zwischen Baby und Mutter (und auch Vater) ist im ersten Lebensjahr faszinierend dicht und interaktiv.

In wunderbar deutscher Manier verfallen bei solchen Empfehlungen nun tausende von Paaren in die „Ich-muss-positiv-Denken-und-Gut-drauf-sein"-Falle der Esoterik- und Managementindustrie. Die ist Müll. Denn man weiß heute auch: Eltern, die versuchen zwanghaft gut drauf zu sein, schädigen ihr Kind genau so. Verdrängte Gefühle machen krank, sie sind die Saat der Lüge. Es geht um die goldene Mitte. Mein Aufruf heißt nicht: Seid um Gottes Willen gut drauf! Sondern: Gönnt euch mal Auszeiten, Genuss, Augenblicke der Stille, der Zärtlichkeit und Dankbarkeit. Das tut euch gut und das tut dann eurem Kind gut. Dann sind die nicht so guten Zeiten auch kein Drama.

Wir leben in einer Gesellschaft des ewigen Arbeitens und des zwanghaften Gutdraufseins. Beides sind keine Ideale, mit denen wir die Zukunft der Menschheit bewältigen werden.

Wir Menschen sind uns selten bewusst, wie und warum wir was machen. Dass wir jede unserer Handlungen kontrollieren, ist schon lange als Wunschtraum widerlegt.

Klangschalenerfahrungen entspannen unser ganzes Wesen – auch den unbewussten Teil.

Aber Ehrlichkeit, Entspannung, Zusammensein in Stille, der Blick über den Wiesen und Wäldern unserer Träume – da steckt Potenzial drin ...
Sorgt also auch für euch.
Klangschalen erzeugen zügig Entspannung sowohl unseres Gehirns wie unseres Körpers.

Sind die Eltern gesund und entspannt, kann das nur von Vorteil für das Kind sein.

Dies hier sollte ein Mantra für eure nächsten Jahre werden: Entspannte und zufriedene Eltern bringen entspannte und zufriedene Kinder hervor. Ausnahmen gibt es immer.
Es gibt auch Eltern, die das bezweifeln. Nur so viel: Wenn er heimlich die Sekretärin bumst oder sie sich Sorgen macht, dass das Baby dem Nachbarn ganz schön ähnlich sieht, dann erzeugt das durchaus Felder, die ein Säugling mitbekommt und auf die er reagiert. Also bitte, meine Damen und Herren. Es liegt mir fern, hier irgendjemanden zu verurteilen, ich gebe nur zu bedenken: Die Schwingung der Lüge ist eine prägendes Informationsfeld. Wahrheit tut oft sehr weh und fordert Konsequenzen, ist aber für die Zukunft eurer Kinder garantiert der beste Dünger. Meiner Einschätzung nach für euch auch. Es soll ja keine Jahrtausendlüge werden, oder?!

Also: Kümmert euch auch ein wenig um euch. Das hat nichts damit zu tun, euren Säugling zu vernachlässigen – der klagt sein Recht schon ein. Es geht darum, dass er ein Bedürfnis nach emotionaler Stabilität hat. Diese könnt ihr besser liefern, wenn ihr euch ab und an mal ein Viertelstündchen gönnt! Wir haben für diese Pausen inzwischen den wissenschaftlichen Segen: Sie sind unbedingt notwendig!

Wenn ihr einen relativ geregelten Tagesablauf habt, hilft auch eine Ritualisierung, um den den Entspannungseffekt zu verstärken. Zum Beispiel: Dass der Mann seiner Frau vor dem Einschlafen die Schale noch fünf Minuten auf der gewünschten Stelle spielt. Oder sie ihm, wenn er von der Arbeit kommt. Was sind schon fünf Minuten? In Klangschalenzeit ein Augenblick Ewigkeit.
Denkt an meine Anleitung: Klangschalen geben, heißt Klang geschenkt bekommen. Ich entlasse nicht wenig Menschen aus unseren Seminaren und Ausbildungen, die doch tatsächlich sagen *»Klangmassage bekommen ist schon toll – aber eine zu geben ist noch schöner!«*

Wichtig: Wenn du Klangschalen richtig spielst, laugen sich dich als „Gebender“ nicht aus, sondern laden dich beim Geben auf. Sie eigenen sich also hervorragend für fünf- bis fünfzehnminütige „Quickies“.

Erst irgendwo zwischen dem dritten und achten Lebensmonat macht es Sinn, eine Klangschale rund um euer Kind einzusetzen. Wie, das zeige ich euch im folgenden Kapitel.

Grundregeln des Klangspiels rund um den Säugling

Für das Klangschalenspiel rund um einen Säugling hier einige liebevolle und deshalb ernstzunehmende Anleitungen:

- Es ist nicht notwendig, die Schale auf den kleinen Körper aufzustellen, vielmehr birgt es eine gewisse Gefahr (zu hohes Gewicht, formgebende Kraft). Doch mit der Technik

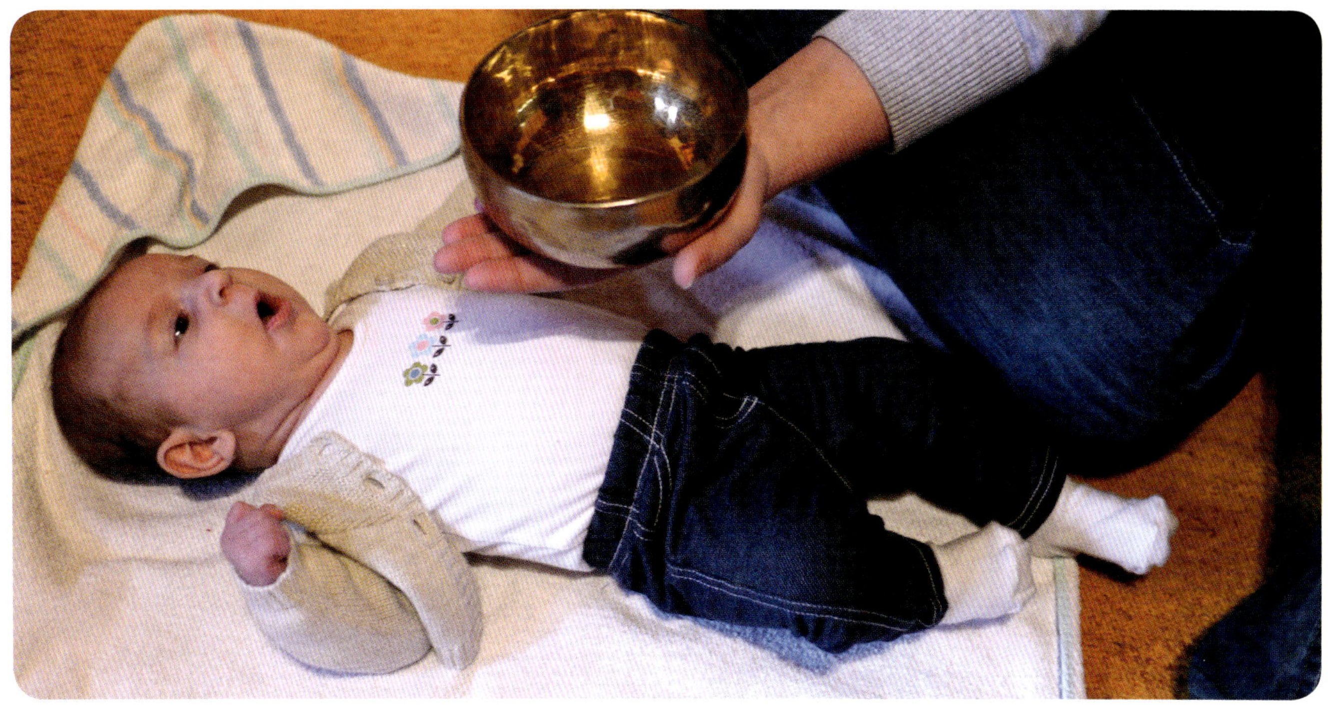

auf Seite 92, Hand zwischen Schale und Körper, kann euer Winzling Klangvibrationen spüren, ohne die Last einer Schale tragen zu müssen.

- Die Klangschale muss ausgesprochen sanft angespielt werden. Viel sanfter als beim Erwachsenen.
- Die Schale nie im Bereich des Kopfes anspielen! Auch wenn du irgendwo andere Anleitungen findest oder Fotos von Babys mit Klangschalen auf Ohrhöhe nahe am Kopf – du gefährdest das Gehör deines Kindes. Der Schallimplus beim falschen Anspiel einer großen Schale kann bis zu 100 Dezibel betragen! Eine Schale auf Kopfniveau muss mindestens eine Ellenbogenlänge neben oder über dem Kopf des Kindes stehen.
- Auf keinen Fall zu häufig anspielen, da kommt es bei vielen Babys zu Stressreaktionen. Auf keinen Fall zu lange spielen. Ein paar Minütchen genügen völlig.
- Die Verlockung ist groß, die Jahrtausendschale anzuspielen, wenn es dem Baby nicht gut geht. Es kann nämlich sehr gut sein, dass euer Baby dann mit einer Stimmungsänderung reagiert. Wie toll, wenn man das mit der Schale wegbekommt?! Nein! Ihr gefährdet die langfristige Wirkung des Rituals und der Schale. Die Jahrtausendschale ist keine Therapieschale für Kinder. Denn:

Es besteht die nicht unbeträchtliche Gefahr, dass ihr die Schale dann als Mittel zum Zweck

Die Schale bei den Minis nicht über die Herzlinie führen. Näher brauchen die an den Kopf und das intakte Gehör nicht ran.

Die Ohren von fast der Hälfte aller Zwanzigjährigen sind nicht mehr so gesund. Unsere Babys hören besser als wir!

Die Jahrtausendschale sollte niemals eingesetzt werden, um ein unzufriedenes Kind zu manipulieren. Bitte schafft euch für die Gesundheitspflege eigene Schalen an.

einsetzt – nämlich um ein Unwohlsein des Babys wegzuspielen. Dieses Unwohlsein fußt jedoch nie in einem Fehlen schöner Klänge, sondern hat Ursachen. Eine Klangschale ist sehr mächtig und kann von den wahren Ursachen ablenken – Ursachen, die für die Gesundheit eures Babys auch gefährlich werden könnten.
Darüber hinaus besteht die Gefahr, dass sich das Baby wirklich schlecht fühlt und beginnt, den Klang der Schale mit dem schlechten Gefühl zu verbinden – so nach dem Motto *»Immer wenn ich Bauchweh habe, fängt dieser Ton an zu erklingen!«* Damit wären eure Bemühungen aus der Schwangerschaft, den Klang mit einem schönen Körpergefühl zu verbinden, in Gefahr!
Die Klangschale wird also nur gespielt, wenn es euch und dem Kind gut geht.
Der gefährlichste Effekt aber wäre der einer Drogenwirkung *»Ich fühle mich schlecht. Dann kommt der Klang dieser Schale. Dann fühle ich mich gut.«* Ihr wollt doch nicht, dass euer Kind später ein Klangjunkie wird?
Nicht vergessen: Die Jahrtausendschale ist zum Feiern da, nicht zum Heilen kurzfristiger Beschwerden.
Bedenkt: Es geht hier um die Liebe von Generationen und nicht darum, euer Kind mal eben schnell stillzukriegen.

- Bei einem Neugeborenen und Säugling bis zum achten, neunten Monat würde ich es unterlassen, eine Klangschale auf den Körper zu stellen. Beim Klangspiel im Schwingungsfeld erreicht das Kind alles, was es fasziniert und an Information benötigt. Das kleine Körperchen ist so weich und beweglich und eine Klangschale hat so eine mächtige Vibration und ein auch nicht unerhebliches Gewicht – für so einen kleinen Wonneproppen könnte es zu viel sein und es fehlt dir womöglich an Erfahrung. Noch einmal: Es gibt keine mir bekannten Vorteile beim gesunden Säugling, warum man eine Schale aufstellen sollte. So ein Mini leidet nicht unter Verspannung und gegen das Pupsen hilf Körperkontakt und Babymassage.

Das Abstellen auf dem Körper kann bisweilen irritierende Wirkung auf manche Minis haben. So eine Klangschalenvibration darf man als formprägende Kraft ansehen. Da noch nicht annähernd genug statistisches Material über die Anwendung auf dem Körper von Säuglingen vorliegt, sind wir einfach sehr respektvoll, sehr achtsam, sehr spielerisch, sehr sanft und sehr liebevoll. Vermutlich ist es unbedenklich. Doch es ist nicht nötig.
Im Schwingungsfeld können wir derart viele Impulse und Inspirationen für das Baby setzen, dass es keines direkten Kontaktes bedarf.

Heiliger Klang: Spielen für unberührtes Land

Das Gehör und das Gehirn deines Babies sind weitgehend unberührtes Land. Zeugung, Schwangerschaft, Geburt und die ersten Wochen auf der Welt lösen in diesem kleinen Wesen ein unfassbares Feuerwerk der Schöpfung aus. Das Gehirn durchläuft spektakuläre Aufbauprozesse. Fortwährend werden in sei-

nem kleinen Universum neuronale Verknüpfungen installiert. Oder, mit anderen Worten: Realitäten.
Egal, was einem Kind begegnet, es besteht eine gute Chance, dass es versucht, zu seinen vorhandenen Realitäten, neue, erweiterte, für es hilfreichere hinzuzufügen.
Wenn du zu viel oder zu laut gibst, wird dieses Zu-Viel oder Zu-Laut vom kleinen Wunderwesen mit hoher Wahrscheinlichkeit genutzt, um eine Realität anzulegen.
Begreifst du, wie liebevoll und zart dein Anspiel sein sollte? Ihr beiden, ihr schafft in jedem Augenblick eures Tuns und eures Lauschens ein Universum.
Der Ursprung für einen Großteil aller menschlichen Probleme liegt in den ersten vier Jahren des Menschseins verborgen. Angst, Gier, unartikulierte Wut und uferlose Gewalt, Niedertracht, Verrat, mangelndes Selbstbewusstsein – oder wie wir auf sie reagieren; all diese zutiefst menschlichen Eigenschaften werden maßgeblich durch die Erfahrungen in unseren ersten Lebensjahren mit angelegt. Und genau deshalb ist *Der Klang der Liebe* so eine große Chance. Verlass dich darauf, ihr werdet „Fehler“ begehen in der Begleitung eurer Kinder. Doch wenn neben diesen Fehlern die Liebe eure Welt durchdringt, dann können sie keine so destruktive Kraft in der Zukunft eurer Kinder werden, wie ohne Liebe.
Und wahrlich, eure Kinder müssen viel Liebe mitbekommen, denn sie werden sich mit einer Welt auseinandersetzen müssen, in der noch immer Hunderte Millionen Kinder in Angst, Gewalt, Hunger und ohne jede Liebe aufwachsen müssen. Die Kraft der Liebenden muss für all jene mit genügen, die sie nicht erfahren dürfen – sonst wird sich die Menschheit niemals von ihrem Hass gegen die Welt und gegen ihre Mitmenschen befreien können.

Das hier ist nicht einfach nur ein Buch. Es sind nicht einfach nur Worte. Gemeinsam mit deiner Liebe und deinem Mut können sie zu einem Stück Zukunft werden.
Aber fühlt euch um Gottes Willen nicht überfordert oder „verkrampft“ im Willen „Gutes zu tun“. Die meisten Eltern machen es aus ihrem Bauchgefühl heraus ganz richtig.

Annäherung an ein Baby

Die Klang–Annäherung an einen Säugling funktioniert genau wie bei euch: Zuerst wird die Schale mit deutlichem Abstand zum Körper im Raum angespielt. Am besten einige Meter entfernt. Die Schale auf deiner Hand, durchwanderst du klingend den Raum.
Behalte beim Spielen stets dein kleines Wunderwesen im Blick.
Nähere dich langsam und mit klingender Schale dem Baby.
Wenn du dir nicht ganz sicher über seine Reaktionen bist, nähere dich dem Kind mit der Klangschale auf nicht nicht mehr als bis auf Unterarmlänge. So ungefähr 50 Zentimeter.
Du darfst die klingende Schale ganz langsam rund um das Baby bewegen. Bitte keine hastigen Bewegungen. Stelle dir immerzu vor, dass in diesem kleinen Gehirn gerade sehr viel passiert, selbst wenn das Kind keine für dich erkennbaren Regungen zeigt. Ein zu schnell gebautes Haus ist selten stabil.

Ihr habt zehn Jahre Zeit. Es gibt keinen Grund für Eile mit Der Klang der Liebe.

Jules und Yvonne machen es richtig: Die Schale unterhalb der Herzlinie und das Kind immer ansprechen – nur der Klang ist für die Kleinsten kaum länger von Interesse.

Je nach Alter des Säuglings wirst du feststellen, dass er der Schale mit den Augen oder mit dem Kopf zu folgen versucht. Wenn es dein Kind ist, wirst du seine Körpersprache unschwer zu deuten wissen. Er wird dir zeigen, ob der Klang interessant ist. Er wird dir mitteilen, ab wann er nicht mehr interessant ist.

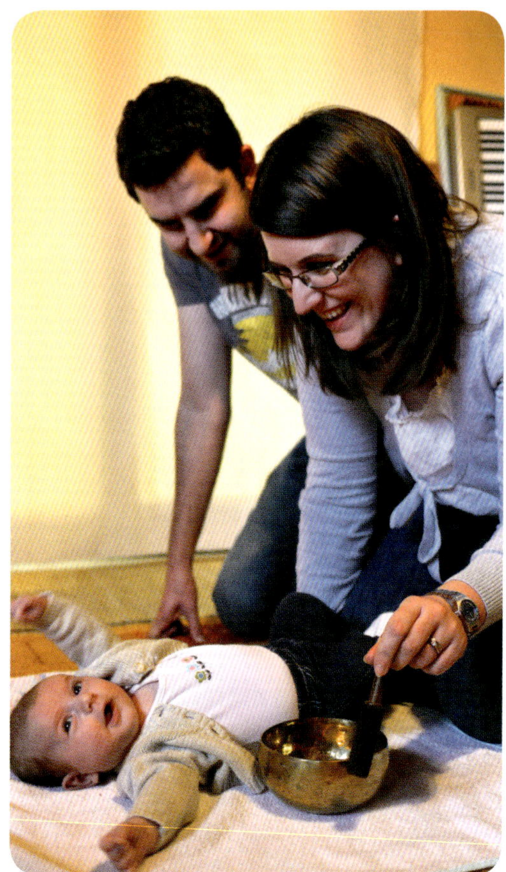

Anspielpositionen: Rund ums Baby

Bei Säuglingen gibt es keinen Grund, eine Klangschale auf den Körper zu stellen (außer von Profis zu medizinisch-therapeutischen Zwecken). Die Schale im Raum sorgt für genügend Inspiration.

Wenn es für Baby okay ist, kannst du die Schale auf deiner Hand klingend über den Körper führen. Schön zu beobachten, wie es seine Aufmerksamkeit der Schale folgen lässt. Wenn es dies nicht tut, keine Sorge: Ihm sind andere Dinge wichtiger. Das Baby weiß ziemlich genau, was von Bedeutung ist für sein Überleben.

Manchmal können die Minis etwas wild suchend im Raum umherschauen. Das liegt meist daran, dass die Klangschalen ihren Klang rundum in den Raum abstrahlen, während zum Beispiel die Schallquelle Stimme eine klarere Richtung hat. Hunde und Katzen können beim Erstkontakt mit Klangschalen den Klang auch nicht immer mit der Klangschale in Verbindung bringen und schauen sich suchend oder verwirrt im Raum um. Schon bald wird die Schale als Quelle identifiziert.

Die Schale kannst du nun neben dein Kind auf den Boden stellen. Neben den Bauch, neben das Becken, die Beine, unter die Füßchen. Spiele sanft und lasse in Ruhe den Klang leiser werden. Verfalle nicht ins Klangschalendreschen, nur damit die Aufmerksamkeit des Babies beim Klang und der Schale bleibt. Es geht nur darum, dem kleinen Organismus mal eine Klangschale und die Erfahrung, die er damit machen kann, vorzustellen. Genügt völlig. Keine weiteren Absichten und Ziele. Keine Pädagogik. Reine Sinnlichkeit. Feines Vergnügen.

Manchmal mag Baby Klang und fuchtelt begeistert mit den Ärmchen, mal verzieht es das Gesicht. Es sagt damit: Hier und jetzt – nicht gut!

Beispiel: Knie und Baby auf dem Arm

Kleinere Schalen kann man ganz passabel auf dem Knie positionieren – das Foto zeigt dir, was ich meine: Das Baby kann prima gehalten werden, die Schale ist nicht zu nah dran und ihr Klang entfaltet sich herrlich im Raum.

Körperkorrekturen durch Klang

Manchmal kann man erleben, wie ein Baby, angeregt durch eine sanfte Klangschale im Raum, plötzlich eine winzige Bewegung macht, die man sonst nicht von ihm kennt. Wenn diese Bewegung nicht mit dem Verziehen des Gesichtes, Knöttern oder Weinen verbunden ist (womit der Säugling eher Unwohlsein artikuliert), dann kann es sich um eine Haltungskorrektur handeln.

Uns sind diese Mikrobewegung erstmals systematisch aufgefallen, als wir unsere Schwingungsfeld-Massagen entwickelt haben. Beim Spielen in der „Aura" korrigieren Erwachsene mit schöner Regelmäßigkeit ihre Haltung. Der Klang regt unbewusst unsere Selbstbeobachtung an und diese entdeckt „Fehler" oder „Unstimmigkeiten" in der Art, wie wir sitzen oder uns halten. Interessanterweise können die dann unbewusst ausgeführten Korrekturen dazu führen, dass wir uns anschließend erheblich besser fühlen. Schon Säuglinge machen dies. Doch wo es nichts zu korrigieren gibt (optimal!), da kommen natürlich diese Bewegungen nicht vor.

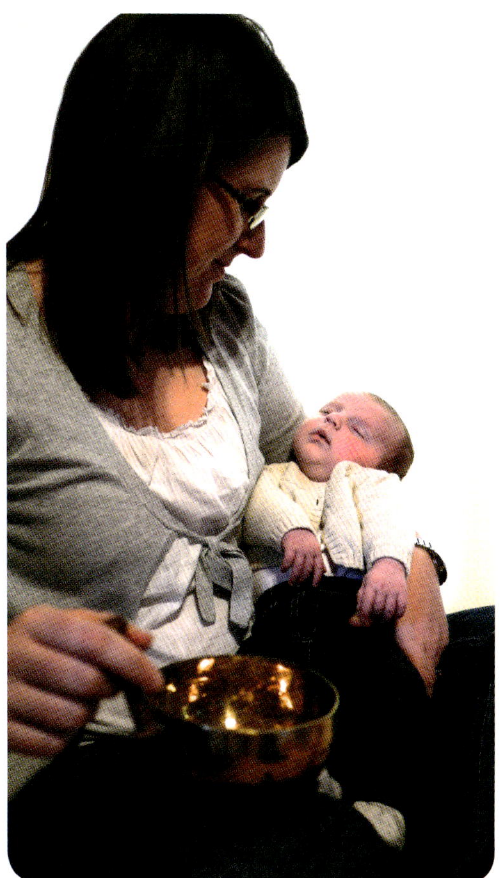

Lily Rose döst auf Yvonnes Arm und lauscht der Engelsstimme einer kleinen Klangschale.

In den ersten Lebensmonaten verpasst das Kind nichts, wenn ihr es nicht mit Klangschalen bespielt. Gönnt lieber euch etwas Auszeit. Wenn ihr euch eine Behandlung gebt, hört das Baby im selben Raum oder im Raum nebenan, wie ihr euch entspannt ...

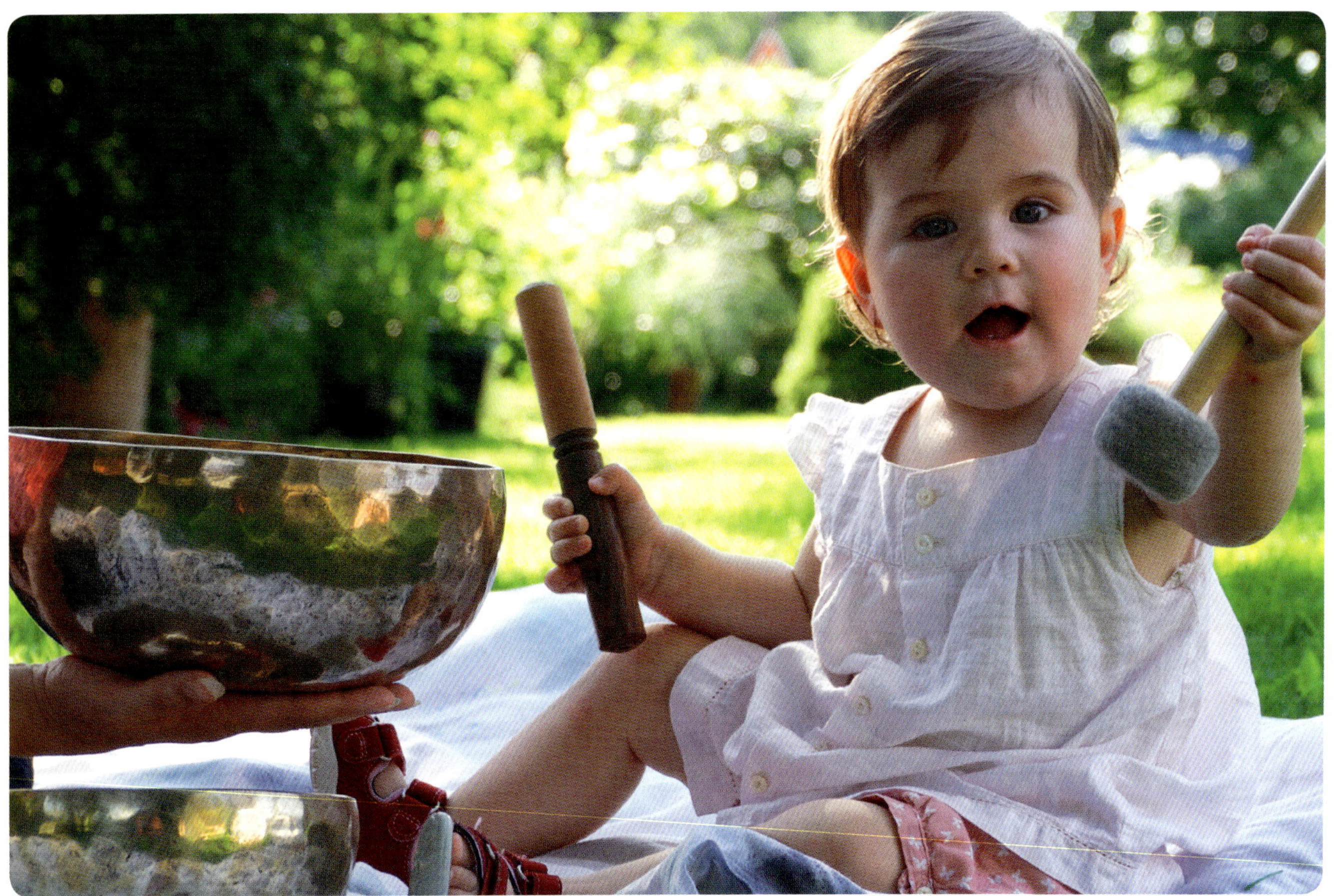

Wichtig: Das Kind muss beaufsichtigt sein, es besteht erhebliche Verletztunggefahr. Die Schalenkante ist für ein kleines Köpflein hart und scharf. Ebenso ist das Kind für das Leben der Schale eine Gefahr.

Das erste Jahr: Attacke!!!

Sobald dein Kind krabbeln und greifen kann, findet es in der Regel Klangschalen hochinteressant. Besonders die golden glänzenden. Komm ja nicht auf die Idee, du müsstest einem Kleinstkind das sanfte Anspiel nahebringen. Versteht es nicht, braucht es nicht, will es nicht. Draufkloppen ist die Devise. Ursache und Wirkung: Je doller desto voller der Ton. Dennoch kann die Schale und ihr Klang das Kind erschrecken, deshalb solltest du sie erst vorstellen, bevor das Kind selbst anspielen darf (also, bei Kleinstkindern ist das kein Anspiel, es ist eine Klangattacke): Die Schale auf die Hand nehmen und mit gebührendem Abstand zum Kind (ein bis zwei Meter) das erste Mal anspielen und dich dann mit der klingenden Schale bis auf dreißig, vierzig Zentimeter nähern. Langsam! Wenn die schwingende Schale

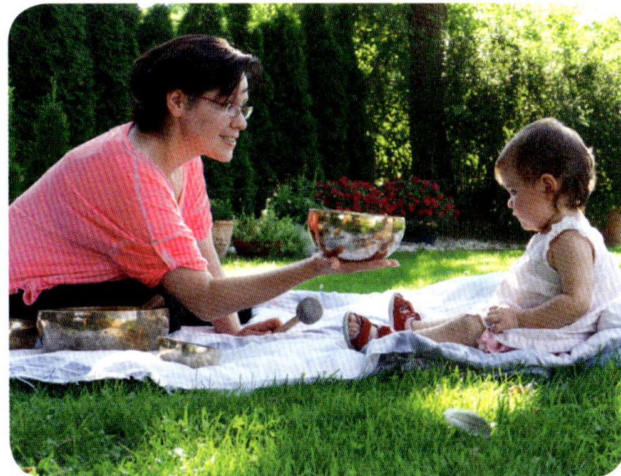

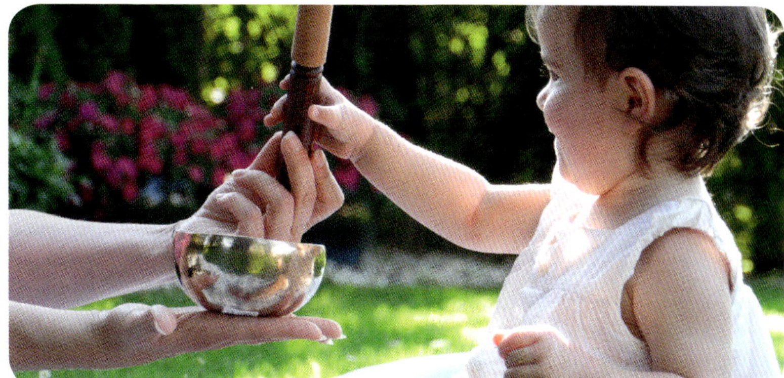

auf deiner Hand steht, kann sie ja nur interessant sein! Dann die schwingende Schale näher zum Kind führen. Dort kannst du sie erneut anspielen. Sobald es batschen kann, dürfte es versuchen die Klangschalen zu batschen. Sobald es einen Schlegel oder Klöppel halten kann, mit eben diesen. Macht es das nicht von selbst, gibst du ihm den Schlegel in die Hand, nimmst das Ärmchen mit Schlegel und führst diese kurz an die Schale. Der Effekt ist meist Begeistertung – und dann: gib ihm Saures!

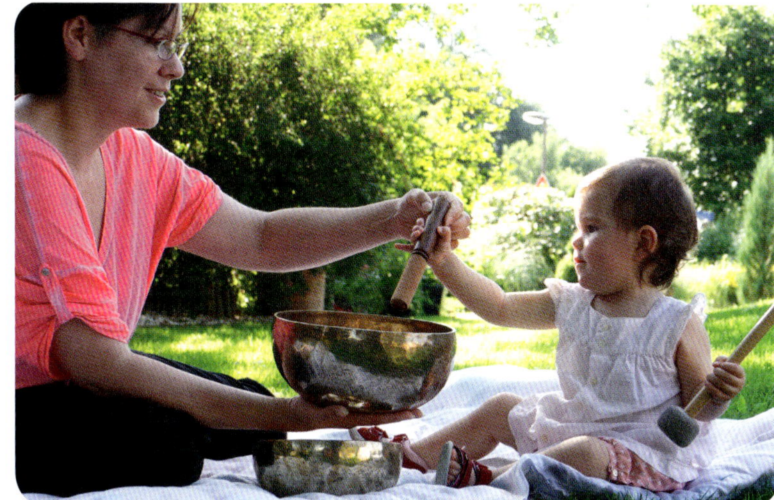

Es ist nicht ganz unwahrscheinlich, dass euer Kind sehr bald das Hin- und Hersortieren oder Stapeln von Klangschalen und Zubehör oder allem, was rumliegt, und die Klangschale echt interessanter findet als den Klang. Die kleine Kreativität sucht sich schon, was ihr gefällt.

Der Hit ist natürlich Wasser in der Schale. Dazu füllst du eine etwas größere Schale ab mindestens ein- bis eineinhalb Kilo ziemlich bis zum Rand mit Wasser (im Badezimmer bitte unbedingt ein Handtuch zwischen

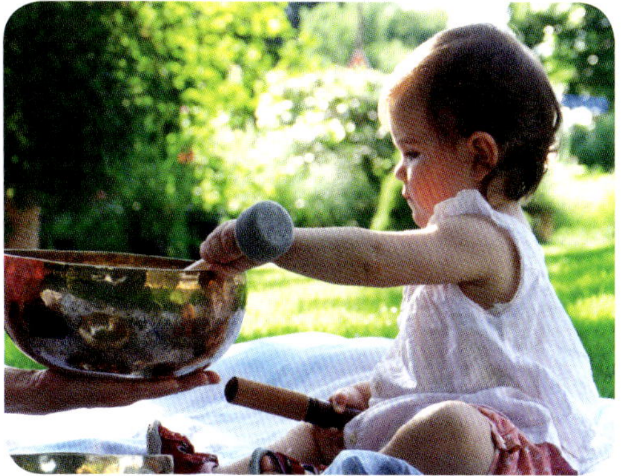

Schale mit Abstand anspielen und an das Kind heranführen. Summel und Singel in die Hand geben und zeigen, wo es Klang macht.
Danach staunen, wie wenig Interesse an feinen Tönen besteht ...

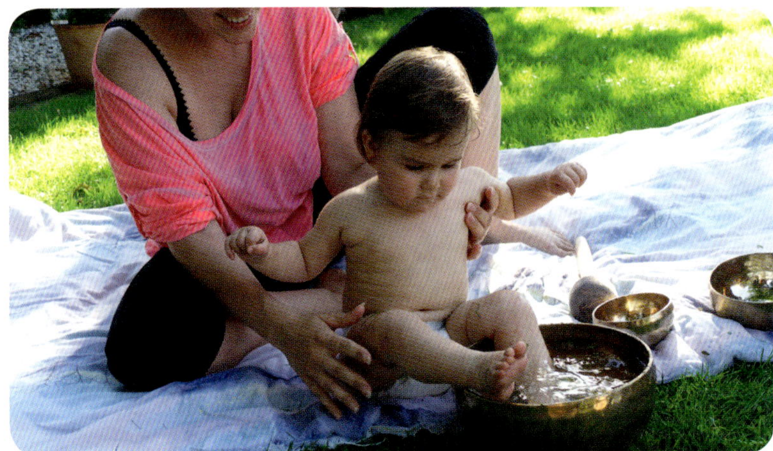

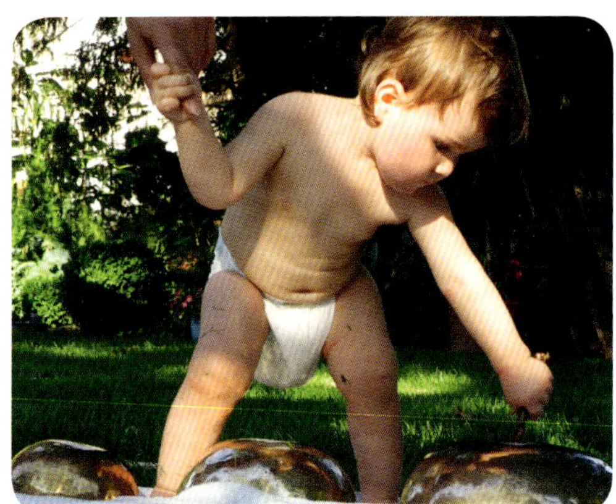

Ein Ausdruck von Kreativität ist es, die Dinge nicht nur so zu benutzen, zu sehen und zu denken, wie alle es tun. Eine Klangschale ist für ein Kleinkind wie das gesamte Leben: Ein Abenteuerland ...

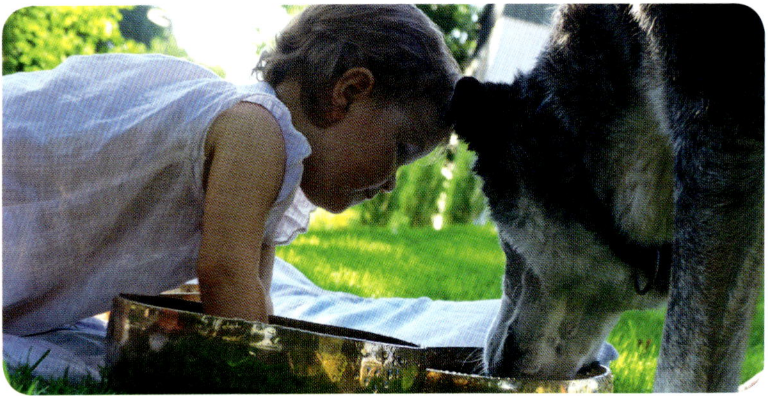

Fliesen und Schalenboden legen). Wenn du dann kräftig an die Schale spielst, bewegt sich das Wasser und bildert Muster. Mit noch mehr Kraft im Anspiel entsteht ein herrlicher Springbrunnen.

Keine Pädagogik, keine Ziele. Spaß!!!

Bitte beachte: Es geht beim Klangschalenspiel in den ersten zwei Lebensjahren nicht um „Lernen“ oder „pädagogische Effekte“. Solche Ziele verderben allzu leicht die Unschuld. Kleine Kinder erkunden ihre Umwelt. Alles, was wir tun müssen, ist, sie dabei zu unterstützen und ihnen Anregungen liefern. Natürlich passen wir auf, dass sie sich nicht übel wehtun. Ansonsten sage ich nur: Seid kreativ! Macht Spaß. Man muss mit Klangschalen nicht nur Entspannung spielen. Wasserspiele gehen auch. Umdrehen und die Schalenböden als Percussioninstrumente nehmen geht auch. Grassuppe drin kochen geht auch. Hundespielzeug drin versenken ebenso. Und wie man auf den Fotos von Sara und Hund Socke gut sehen kann, taugen mit Wasser gefüllte Klangschalen ebenso zum Planschen wie zum Durstlöschen ...

A propos Anregung liefern: Eine der wichtigsten Anregungen für das wachsende Gehirn ist die sprachliche Beschreibung von Dingen und Gefühlen, die da vor sich gehen. So weiß man heute, dass ein Kind mit dem zum Beispiel über Wut gesprochen wird, lernt, verschiedene Art der Wut zu unterscheiden. Der Unterschied zwischen der Wut, weil es Hunger hat, weil es sich wo wehtut oder weil ein anderes Kind ihm wehtut. So haben Sozialarbeiter und Psychologen festgestellt, dass jugendliche Gewalttäter, die zum Beispiel einem schon am Boden liegenden Opfer noch auf den Kopf treten, oftmals keinen Zugriff auf ihre Gefühlswelt haben. Sie spüren nur eine diffuse und übermächtige Wut, wissen aber weder woher sie kommt, noch warum es Gründe geben sollte, diese Wut nicht in Form von zielloser Gewalt auf völlig unbedarfte Menschen zu schlagen und treten. Wir wissen heute: Mit diesen Menschen wurde oftmals nicht über ihre Gefühlswelt geredet. Manche Therapeuten befürchten, dass bei einigen solcher Menschen nie wieder ein natürliches Gefühl für die Verhältnismäßigkeiten für Emotionen entstehen kann, wenn dieser Lernprozess in der Kindheit ausgefallen ist.

Auf der anderen Seite hat man beobachtet, dass Kinder, mit denen viel gesprochen wird und denen zum Beispiel auch aus Büchern vorgelesen wird, im Durchschnitt weit besser im Leben zurechtkommen, als Menschen, die nicht in diesen Genuss kamen. Das heißt nicht, dass nicht aus einem in einer maulfaulen Familie aufgewachsenen Menschen ein literarisches oder therapeutisches Genie erwachsen könnte – alleine die Chancen sind besser bei jenen, die inspiriert wurden.

Also sollte das Ziel von Eltern nicht sein, den nächsten Einstein oder die nächste Bundeskanzlerin heranzuziehen, sondern einfach, ihr Kind zu inspirieren. Zwangsläufig inspiriert das die Eltern doch auch. Womit wir wieder beim von mir empfohlenen Freude!-Prinzip wären.

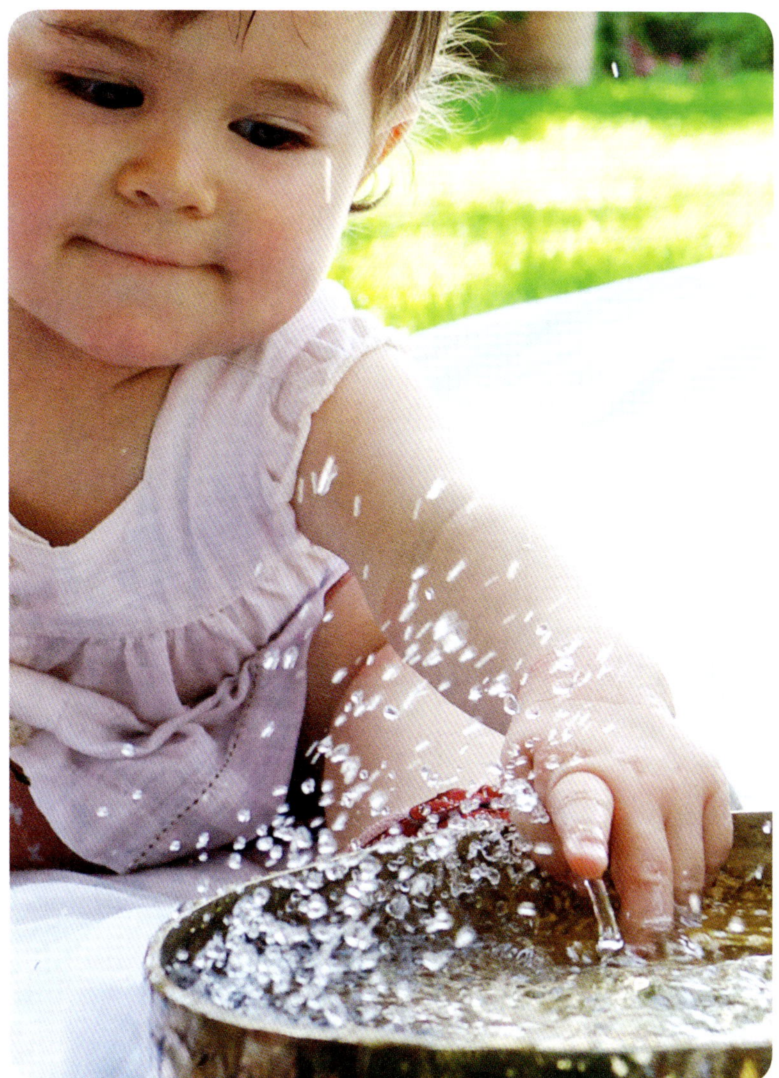

Hier geht es nicht vornehmlich um Klangerfahrungen. Es geht um Annäherung an ein Phänomen: Klangschalen.

Gefahr für eure Jahrtausendschale!

Das klingt jetzt vielleicht lustig, doch die größte Gefahr für eure Klangschalen sind: eure Kinder. Ein Kind hat natürlich keinen Bezug zu materiellen Werten und steht expe-

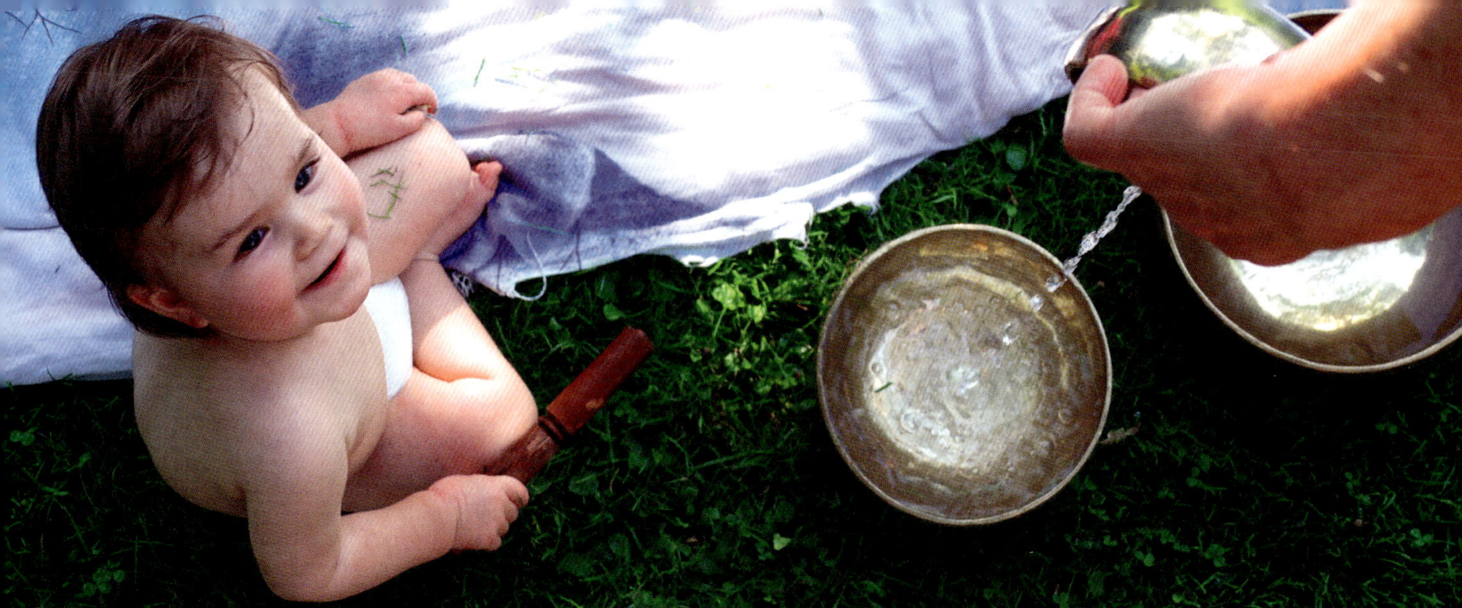

Wie kreativ schon die kleinsten Minis sind, bekommen wir zu spüren, wenn wir sie mit einer Klangschale alleine lassen - was wir daher unbedingt vermeiden!

rimentellen Zerstörungen sehr aufgeschlossen gegenüber. Wenn ein Hammer, ein Stein, ein Aschenbecher oder der Kopf eines Spielkameraden zur Hand ist, dann wird halt getestet, wie so eine Schale mit diesen Anspielhilfen klingt. Ebenso macht sie interessante Töne beim Fallenlassen oder noch besser, wenn man sie mit Tischdecke von einem Tisch runter zieht. Von unbeaufsichtigten Kindern geht eine Mordsgefahr für Klangschalen aus. Lass dich nicht davon täuschen, dass es hundertmal gut geht. Es ist eine Eigenschaft von Kreativität, dass sie beim 101. Mal auf neue Ideen kommt.

Wenn das Kind zu laufen, zu reden, Freunde zu haben anfängt, wird die Gefahr noch größer, denn es verschafft sich selbst Zugang zur Schale. Wenn die Schale weggeschlossen wird und das Kind weiß, wohin – dann ist das ein besonderes Abenteuer. Begreift es später den Sinn von Verboten, sagt tief in seinem Inneren eine drängende Stimme: *»Das musst du probieren, wie sich das anfühlt, so ein Superverbot zu ignorieren.«* Das ist an sich sehr lustig und es gehört natürlich zur Kindheit dazu. Aber was eben nicht dabei draufgehen sollte, ist eure Jahrtausendschale. Bewahrt sie absolut sicher und absolut unzugänglich auf und zwar so, dass auch ein kreativer Knirps nicht drankommt.

Unterschätze nie die Kreativität von gelangweilten oder neugierigen Knirpsen! Zweitschalen kaufen und die Kleinen damit spielen lassen. Ihnen fällt dann in den ersten zwei Lebensjahren nicht auf, dass die Jahrtausendschale nicht fürs Spielen da ist – weil sie nicht da ist. Wenn sie dann zu Ritualen auftaucht, wird es auch für euer Kind automatisch „Die besondere Schale“:

Die Schale darf nicht an unbeaufsichtigte Kinder oder Jugendliche ausgehändigt werden. Das hat rein gar nichts mit Vertrauen oder Misstrauen zu tun als vielmehr mit Erfahrung.

Das Jahrtausendritual vorbereiten

Die Saat nähren

Die Verbindung des Gefühls von Geborgensein, Liebe und dem Klang der Jahrtausendschale ist nach unserem bisherigen Erkenntnisstand umfassend. Das heißt, sie bleiben im menschlichen Gehirn auch ohne „Pflege" erhalten. Wenn die Schale also nach der Geburt oder nach der frühen Kindheit nicht mehr im Leben des Kindes auftauchen würde, würde dies nichts an der neuronalen Verknüpfung ändern. Auch nach zwanzig oder vierzig Jahren dürfte die Klangschale, wenn sie dann das erste Mal wieder gehört würde, wärmende Erinnerungen wachrufen.
Doch das ist gar nicht das Wichtigste. Denn selbst wenn das mit der neuronalen Assoziation gar nicht funktionieren würde, wäre der Wert der Jahrtausendschale dadurch ungebrochen. Das Wissen alleine um euer liebevolles Tun als Eltern wäre eine kraftvolle Botschaft an euer dann erwachsenes Kind. Die Jahrtausendschale wird auf jeden Fall einen hohen ideellen Wert für ihn oder sie haben.
Wir können die Verbindung mit der Schale, den Klang und eure Liebe jedoch über die Schwangerschaft und das erste Lebensjahr hinaus nähren. Ihr werdet sehen: Das macht enormen Spaß.
Das Wichtigste, was es zu beachten gilt, ist: Seid bloß nicht überambitioniert. Schokolade ist eine feine Sache, doch wenn man jeden Tag einen Kilo davon essen müsste, würde das in absehbarer Zeit dazu führen, dass man Schokolade auf ewig hassen würde.
Ich empfehle, die Jahrtausendschale je seltener einzusetzen, je älter das Kind wird.
Für Klangexperimente, Übungen der kindlichen Feinmotorik, Wahrnehmungsübungen und einfache Bauchentspannungen bei quersitzenden Pupsern würde ich dringlichst dazu raten, NICHT die Jahrtausendschale, sondern eine Lebensschale zu verwenden.
Die Jahrtausendschale sollte nur noch zu Ritualen und Festen auftauchen, also fein dosiert. Und nur dann, wenn ihr alle happy miteinander seid.

Eine große Gefahr für das Jahrtausendritual und die neurobiologische Integrität der Schale geht also von euch, den Eltern, aus. Wenn euer Kind quengelig, unzufrieden oder gar krank ist, dann sucht man als Eltern selbstverständlich nach einer Lösung. Die Ritualschale einzusetzen, würde das Kind womöglich beruhigen – aber es verändert nicht die Ursache seines Missbefindens. Und zudem macht es den Effekt der Schale zunichte, denn sie soll aus Freude und Liebe eingesetzt werden und nicht als Beruhigungsmittel.
Die Goldregel: Die Schale darf nur in Augenblicken des Familienglückes eingesetzt werden. Dann, wenn schon alle zufrieden sind.
Für alle anderen Zwecke schafft euch eine oder mehrere andere Schalen an. Bitte bedenkt: Ihr legt die Grundlagen für ein Erbe, das Jahrhunderte und länger überdauern wird. Es scheint uns sehr sinnvoll, eben zum Beispiel

Die Jahrtausendschale ist nicht für Experimente einzusetzen. Legt euch lieber noch eine oder mehrere Lebensschalen zu.

Kommenden Generationen wird es wie ein Märchen vorkommen, was ihr heute beginnt.

des Prinzen und seine Art, Witze zu machen, sogleich liebte.
Schon bald waren die beiden so ineinander verliebt, dass sie beschlossen zu heiraten / zusammen zu leben. Und ihre Liebe füreinander und für das Leben wuchs und wuchs und wurde immer größer und tiefer.
Schließlich wurde ihre Liebe so groß, dass sie sich ein Kind wünschten.

Schon bald wurde die Prinzessin mit diesem Kind der Liebe schwanger. Das war im Jahr 2015.
Die Freude des Prinzen und der Prinzessin waren unermesslich. Sie freuten sich so sehr auf das kleine Baby, das Kind, was in der Prinzessin heranwuchs, dass ihre Herzen ganz laut schlugen und sie sich immerzu lieb halten und lachen mussten vor Glück. Und auch das Kind im Bauch der Prinzessin freute sich auf die Welt und lachte mit. Das können die Kinder nämlich schon im Bauch der Mutter.

An einem Tag im August, das Baby im Bauch der Mutter war gerade vier Monate alt, da schenkte die Mutter Königin, die man auch Oma (Name einfügen) nennt, der Prinzessin ein geheimnisvolles Buch und eine Schale, die wundervolle Töne machte, wenn man sie anspielte. In diesem Buch stand etwas sehr Geheimnisvolles, ein altes, altes Ritual. Ein Ritual, wie man dem Baby im Bauch der Mutter mitteilen konnte, dass es über alle Maßen geliebt wird. Und das ging so: Immer, wenn die Prinzessin und der Prinz sich besonders glücklich fühlten mit dem Baby im Bauch der Mutter, immer wenn sie voller Liebe und Freude und Glück waren, dann stellten sie diese wunderschöne Klangschale auf den schwangeren Bauch der Prinzessin und spielten die Schale an. Das Baby im Bauch der Mutter konnte den Klang dieser Schale hören. Es hörte den Klang dieser Klangschale und spürte gleichzeitig, wie ungeheuer glücklich die Mutter und der Vater waren, weil es da im sicheren Bauch heranwuchs und sich auf die Welt freute.
Und immer, wenn die Prinzessin und der Prinz voller Glück und Liebe waren, sendeten sie dem Baby im Bauch den wundervollen Klang der geheimnisvollen Schale. Den Klang ihrer Liebe.
Und so wurde, nur fünf Monate später, ein Baby der Liebe geboren. Und dabei geschah etwas Wundervolles.
Wenn nämlich eine Prinzessin und ein Prinz ein Baby der Liebe bekommen, dann macht sie das zu einer Königin Mutter und einem König Vater. Das Baby vollendete durch seine Geburt einen Lebenskreis seiner Eltern und erhob sie zu etwas Höherem.

Nun gingen die Jahre ins Land und das Baby wuchs zu einem süßen und lebhaften Kind heran. Immer zu Weihnachten und zum Geburtstag des Kindes erzählten sie ihm diese Geschichte vom Klang der Liebe und spielten die wundervolle Klangschale, die sie auch gespielt hatten, als es noch als Baby im Bauch der Mutter war. So wie wir sie dir heute erzählen und diese Schale hier spielen.
Und einst, wenn das Kind selbst eine Prinzessin wird und einem Prinzen begegnet und wenn auch diese ein Baby bekommen, dann

wird diese geheimnisvolle Schale mit dem wundervollen Klang von der Königin Mutter und dem König Vater an das neue Paar weitergereicht. Dann werden sie auch wieder diese Schale spielen und ihrem Kind so erzählen von ihrer Liebe und Freude. Und so wird diese Geschichte weitergehen und bis an das Ende aller Zeiten wird diese eine Schale der Liebe von den Eltern an das Kind weitergegeben, damit sie den Babies im Bauch erzählen können von ihrer Liebe und ihrer Freude.

Dann macht ihr eine Pause – und fragt: *»Weißt du, wie dieses Baby hieß, dass die Prinzessin und der Prinz bekommen haben?«*

Es hieß (und hier den Namen eures Kindes einsetzen). Und weißt du, warum es genau so wie du hieß?
Weil dies eine Geschichte über Mama und Papa ist und du bist das Baby. Wir haben für dich gespielt, als du in Mamas Bauch warst. Immer wenn du diesen Klang gehört hast (die Klangschale anspielen), dann weil wir uns unglaublich auf dich gefreut haben und dir ein Zeichen senden wollten für unsere Liebe. Und irgendwann wirst du diese Schale von uns bekommen. Dann kannst du für dein Baby spielen.

Für Zwei- bis vielleicht Fünfjährige ist die Märchenform vielleicht spannender, danach wandelt das Märchen ruhig in die ganz reale Geschichte.
Die Geschichte, wie Mama und Papa sich trafen, verliebten und sich auf mich freuten – das ist definitiv das schönste Märchen, was ein Mensch durch sein Leben tragen kann – erst recht, wenn es ein wahres Märchen ist.
Und wurde das Kind nicht als Kind der Liebe gezeugt oder ist der Vater oder die Mutter nicht mehr da oder unbekannt: Man kann das Märchen anpassen, denn die Gegenwart ist Liebe. Und was auch immer war und sein wird – das ist es, was zählt. Mehr Inspirationen dazu unter **www.derklangderliebe.org**

Die geweihten Nächte

Meine muslimischen oder buddhistischen oder wie auch immer religiösen LeserInnen mögen sich einen Termin wählen, der für sie passt.
Die geweihten Nächte – die Wintersonnenwende – gelten allerdings für uns alle, die wir Mutter Erde bewohnen. Sie sind die Wende von der Reise ins Dunkel zur Reise ins Licht. Ein schöner Termin, um in einem jährlichen Ritual diese Geschichte zu erzählen. Aber natürlich geht auch Ostern, der Geburtstag ist sehr passend oder immer, wenn das Kind es anfordert.
Unter eurem Weihnachtsbaum oder auf einem geschmückten Tisch könnte an diesem Tag auch die Jahrtausendschale stehen. Ihr könntet diese Schale vor oder nach einer Bescherung oder vor dem Essen hervorholen oder in eure Mitte nehmen. Ihr könntet die Schale spielen oder klingend von Hand zu Hand wandern lassen. Ihr könntet die Situationen nachstellen, während ihr die Geschichte erzählt. Die drei Hauptfiguren sind ja anwesend.

Das schönste Märchen von der Welt. Hier ist man selbst Kind, Prinzessin oder Prinz und wird einst König oder Königin. Durch die Liebe …

Folgt euren Gefühlen. Ein gesunder Mensch lässt einen Säugling nicht leiden. Er macht sich aber auch nicht panisch, denn das bekommt Kindern auch nicht.

einer trockenen Windel schreien. Aber es ist auch nicht nötig, das Baby unbedingt jedes Mal zu stillen, bevor es Hunger anmeldet – macht euch nicht panisch. Die nöckern schon. Wird der Säugling älter, so einige Monate bis zu einem Jahr, kann es eben ausgesprochen kontraproduktiv sein, wenn die Brust oder die Flasche schon immer da sind, bevor er ansagt, dass da Kohldampf in seinem Bäuchlein wühlt.
Ebenso wäre es echt blöd, ein Kind, was laufen lernt, so zu umschwirren, dass es nie hinfällt oder sich beim Fallen wenigstens nie wehtut. Natürlich müssen wir aufpassen, dass es nicht die Treppe runterfällt oder die Klangschale mit dem Küchenmesser spielt. Mit dem Gesicht die Kante einer Klangschale zu massieren ist nicht empfehlenswert. Das sich so ein Mini aber einmal mit Summel oder Singel selbst eine verpasst und dabei weniger schöner Töne entstehen wie beim Anspiel der Klangschale – das ist okay.
Wichtig ist Beistand. Wird ein Kind mit aufregenden neuen Gefühlen konfrontiert, sollten die Eltern ihm erzählen, was es da erlebt und später natürlich das Kind erzählen lassen.
Das *Der Klang der Liebe* – Ritual hat rein gar nichts mit Überbehütung zu tun. Helikopter-Eltern umschwirren den Kopf des Kindes. Sie erzeugen dort ordentliches Chaos. Mir fiel nur ein Begriff ein, was Eltern sein sollten: **Erd-Eltern.** Sie sind der Grund, auf dem die Kinder wachsen. Sie liefern die Nährstoffe. Sie sorgen dafür, dass es gehalten wird, wenn es hingefallen ist. Aber tatsächlich ist es auch die Erde, auf die wir fallen und an der wir uns den Kopf stoßen (müssen).
Es ist eine wichtige Aufgabe für Eltern, älteren Kindern auch einen Widerstand zu bieten. Etwas, an dem sie sich reiben können. Gegen das sie antoben lernen. Sie müssen lernen, dass sie wütend auf Mama und Papa sein können, weil die zum Beispiel einfach nicht tun, was sie wollen. Und gleichzeitig lernen sie, dass Mama und Papa sie trotz dieser Wut und mit dieser Wut dennoch über alles lieben.
Viele alte und auch einige aktuelle pädagogische Modelle sind erwiesenermaßen ziemlicher Müll. Wir brauchen uns keine Gedanken und Sorgen um unsere Kinder machen. Wir müssen ihnen vorleben, ehrlich und wahrhaftig, wer wir sind und wie wir leben. Wir müssen ihnen die Freiheit lassen, ihre eigenen Erfahrungen zu machen. Auch und gerade die nicht so guten Erfahrungen. Wir müssen ihnen zeigen, wo die Grenzen sind. Fairness, Vertrauen, Aufopferung, Mut, Glück, Spiritualität, Kreativität, Bewusstsein für Kultur, Natur und das menschliche Miteinander, Liebe geben und Liebe annehmen lernen unsere Kinder am besten, indem wir es ihnen vorleben. Kein Mensch lernt mit Geld umgehen, weil die Eltern ihm immer alles kaufen. Keiner findet den Partner fürs Leben, weil Mama und Papa ihn oder sie von den Menschen fernhalten, von denen aus ihrer Sicht nicht so gute Erfahrungen drohen.
Werdet Erd-Eltern und eurem Kind wird der Kopf nicht schwirren. Es wird wachsen.

Teenager

Immer mal wieder fragen mich verzweifelte Mütter, was sie nur tun können, ihre pubertierenden Sprößlinge wollen gar nicht einsehen, dass Klangschalen für sie gut sein könnten.

Da habe ich zwei Empfehlungen und beide haben schon vielfach funktioniert.
Die erste Emfehlung: Lass deine Kids in Ruhe und kümmere dich um dein Vergnügen mit den Klangschalen. Wenn etwas die Neugier der Kinder erregt, kommen die schon von ganz alleine. Nichts ist so nervig, wie Eltern, die einem „Gutes tun" wollen.

Ein wenig hinterlistiger ist folgende Methode: Den Kids erzählen, das mit den Klangschalen sei nur was für Mama und Papa. Generell für Erwachsene, die viel Stress haben und so. Wenn sie dann beobachten, wie ihr nach einer Klangmassage drauf seid, wirkt das wie ein Lockmittel. Getestet und vielfach für gut befunden.

Tatsächlich gibt es immer mehr Familien, deren Heranwachsende die Wirkung von Klangschalen ziemlich abgefahren finden. Sie können sich durchaus auf das Spüren, Entspannen und Spielen einlassen – und es sogar ihren Kumpels beibringen.
Ob ihr nun Kinder habt, die mit Klangschalen aufgewachsen sind, sie cool oder uncool finden – macht euch bloß keinen Stress! Kein Mensch wird dümmer oder seelisch ärmer erwachsen, weil er sich nicht für Klangschalen interessiert. Entweder es interessiert sie, oder nicht.
Alles was ihr mit Zwang oder der Absicht

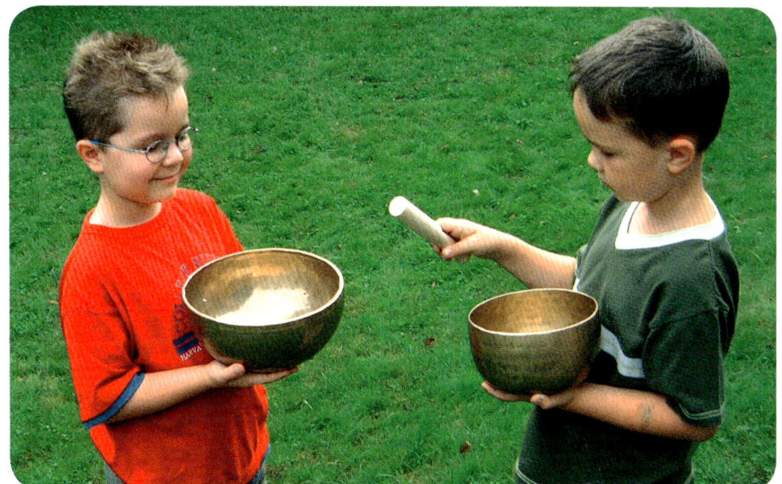

einführt, euren Kindern doch „was Gutes zu tun", führt allzu gerne zu Widerstand und Frustration auf beiden Seiten.

Sollten eure Kids Interesse an Klangschalen haben, schafft euch Lebensschalen an. Die Jahrtausendschale ist für besondere Tage reserviert.

Achtet auf das kommende Buchprogramm von Traumzeit. Ich habe noch einiges vor, um euch zu unterstützen ...

Wie klasse Klangschalen tatsächlich sind, sieht man daran, dass sie auch bei coolen Kids und Teenagern Interesse und Faszination zu wecken vermögen.

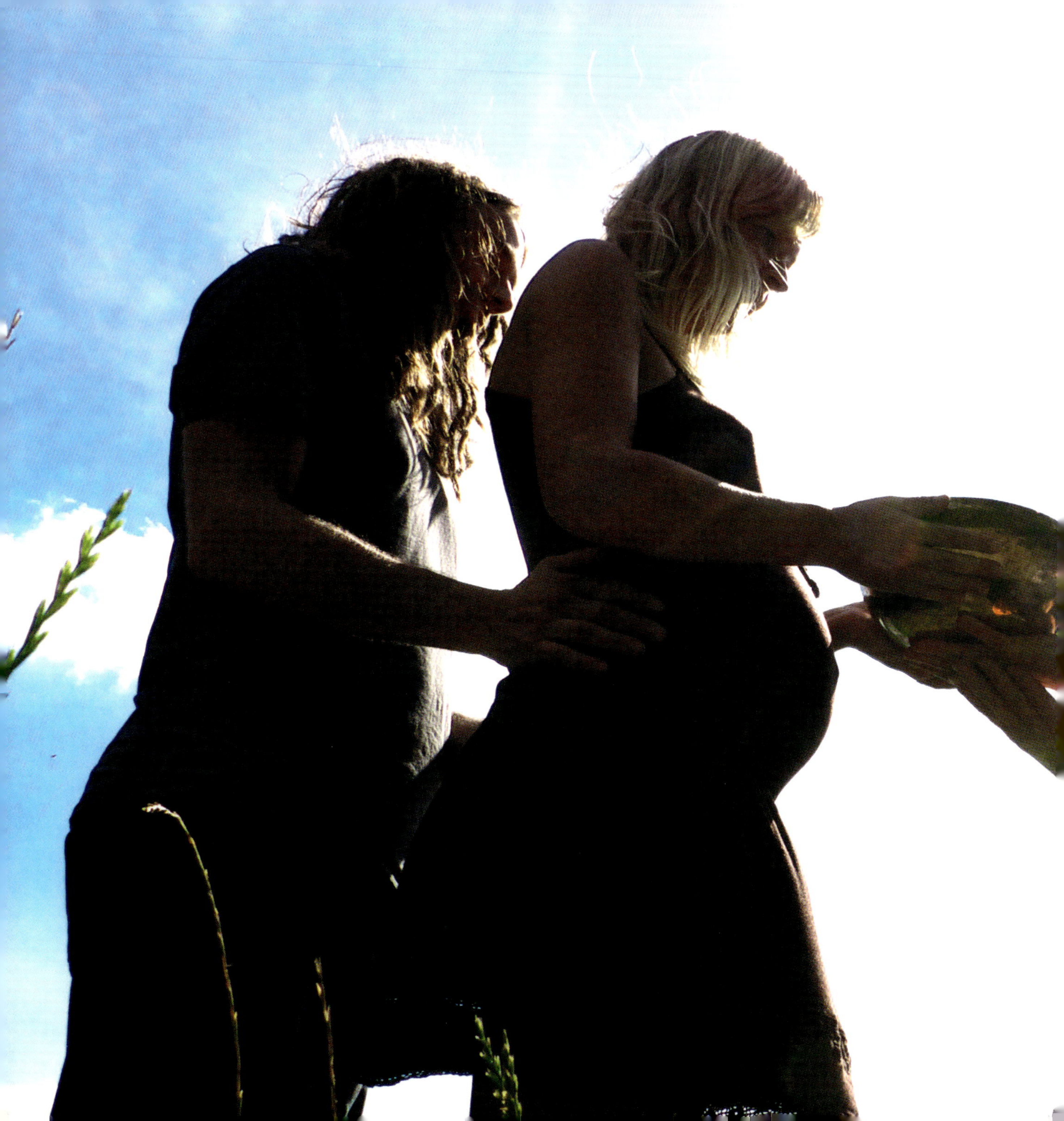

Ein Kreis schließt sich:
Das Jahrtausendritual vollenden

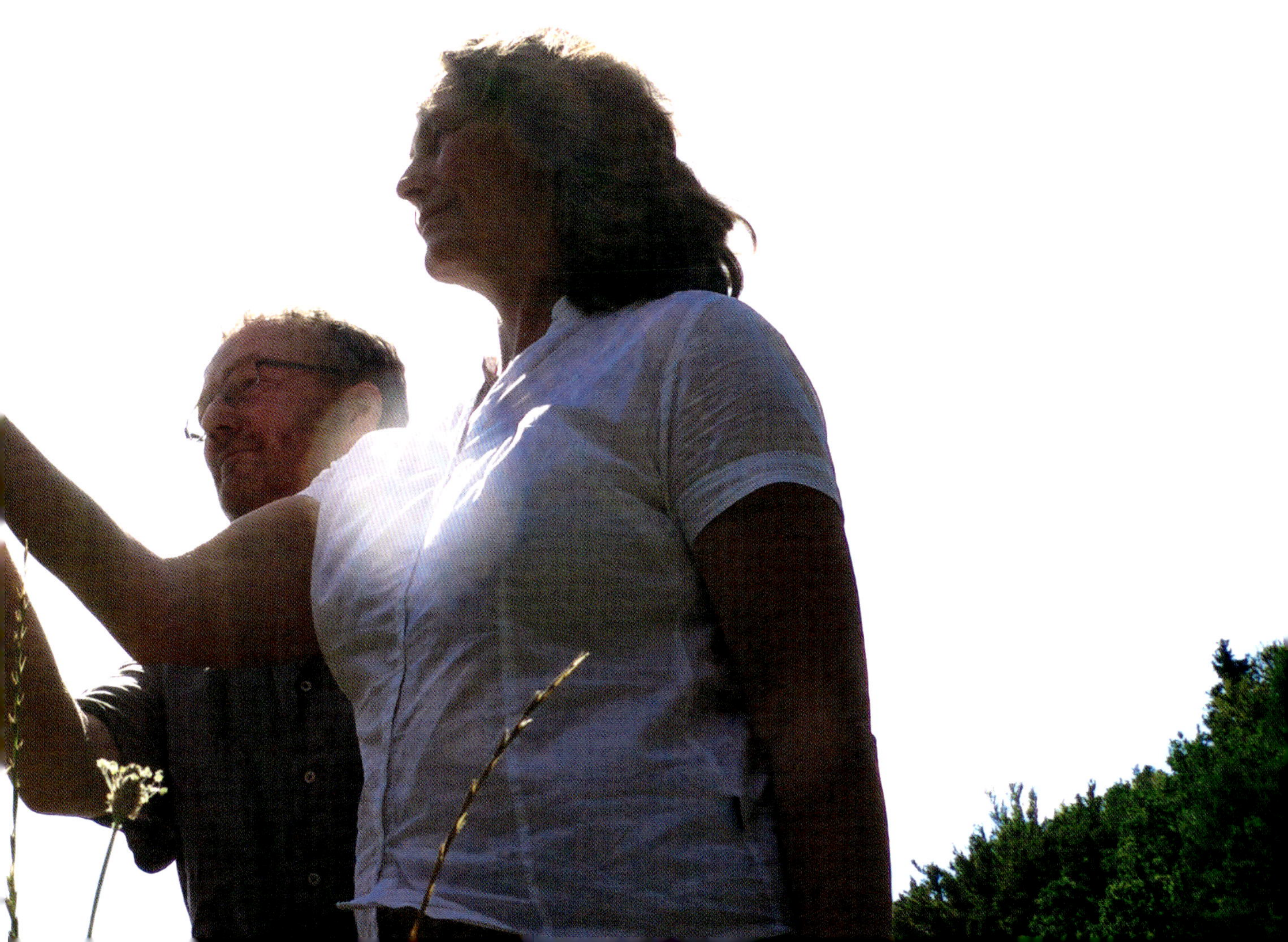

Eine weitere Evolution

Eine weitere Evolution findet in unseren Tagen statt. Wir werden immer unabhängiger von Lebenszyklen. Nicht wenige Siebzigjährige verfügen heutzutage über eine Fitness und geistige Vitalität, auf die manch ein Zwanzigjähriger neidisch sein dürfte.
Wir leben fast völlig entkoppelt von jahreszeitlichen Rhythmen, für die meisten von uns haben sie keine Bedeutung mehr. Wir sind in unserem Tun unabhängig davon, ob Schnee liegt oder Augusthitze herrscht. In den Städten werden die Nächte zum Tag. Der siebente Tag wird schon lange nicht mehr zum Ruhen genutzt. Wer kann, flüchtet an Feiertagen möglichst schnell vor der Familie.
Es heißt, der moderne Mensch denkt und plant gerade noch wenige Tage im Voraus, angepasst an seine Vorratshaltung.
Manager denken noch in Quartalen, einige in Geschäftsjahren. Politiker planen bei uns maximal auf dreieinhalb Jahre – bis zum nächsten Wahlkampf. Schaut man ihnen in der Europopolitik zu, weiß man: Die planen gar nicht mehr, die lassen sich von den Ereignissen treiben.
Das Internet und die Lieferung fast jeglicher Ware innerhalb von einem Tag oder als Download in Minuten befriedigt archaische Strukturen unseres Wesens. Wenn wir etwas Reizvolles sehen, wollen wir es haben. Sofort.
Fastfood ist Bestandteil unserer Welt, wenngleich sie vermutlich keiner Esskultur nennen möchte. Zeit zum Kochen, Zeit zum Essen nehmen sich viele gar nicht mehr.
Das Leben sehr vieler Menschen wird von ihren Arbeitszeiten und den Sendezeiten ihrer Lieblingssendungen im TV reguliert.

Wir haben die Zeit verloren. Nun gehen wir auf die Suche nach der Ewigkeit.

Wer in den Medien, der Politik und im Alltagsleben wagt es, über die nächsten Jahrzehnte, das nächste Jahrhundert nachzudenken? Das wäre ja auch schön dämlich, sich Gedanken über diese Zeiträume zu machen, nicht wahr?! Alles ändert sich so schnell. Wie sollen wir uns Gedanken darüber machen, wie es unseren Enkeln und Urenkeln gehen wird?

Doch all diese Vorgänge lösen in unseren Tagen Gegenbewegungen aus. Menschen leben wieder bewusster nach den Jahreszeiten. Sie nehmen sich Zeit, um gutes Essen zu kaufen und zuzubreiten. Sie essen gemeinsam. Immer mehr Singgruppen entstehen und auch in Familien wird wieder gemeinsam gesungen – und jetzt auch wieder gemeinsam geklungen. Immer mehr Menschen, die an Lebensqualität interessiert sind, meiden das Fernsehen, laute Orte und oberflächliches Partygetue.
Vor allem aber suchen viele wieder nach Sinn in ihrem täglichen Tun. Nach einem Sinn, der über die Zufriedenheit des Tages hinausgeht. Wir werden immer unabhängiger von der Zeit. Nun beginnen wir uns, Gedanken zu machen, die über unsere Zeit auf Erden hinausreichen.
Kluge Köpfe denken darüber nach: Was wird aus uns Menschheit? Wie können wir uns heute so verhalten, dass künftige Generationen nicht im Chaos leben, sondern noch genügend Freiräume haben, um ihre Welt kreativ zu gestalten?
Wer es wagt solche Fragen zu stellen, der wird oft von einer Herde konsumierender Zombies als Freak ausgelacht.
Wo im Leben verbinden wir uns mit unseren

Altvorderen und dem, was sie uns überliefert haben? Welche unserer täglichen Handlungen fragt sich: Wo führt das hin, was ich da gerade tue? Nicht nur für mich, heute und morgen und vielleicht noch nächste Woche, sondern am Ende meines Lebens?
Oder gar in dreißig Jahren für meine Kinder? In dreihundert für die Menschheit?
Stell dir vor, die Menschen würden sich erinnern. Daran, wie hoch der Preis für unsere Freiheit war. Wie viele sterben mussten. Wie würden wir konsumieren, wie politisch entscheiden, wenn es nicht um uns ginge, sondern um die Menschheit?
Wer keinen Halt hat in der Zeit, wer keinen Bezug mehr zu natürlichen Zyklen hat – wie kann der Visionen entwerfen?
Damit wir uns nachhaltig verhalten, brauchen wir Visionen. Ein Bewusstsein für ZeitRäume. Respekt vor denen, die kommen werden. Ideale, erhaben über die Zeit.

Ihr habt kein Kind: Dann erst recht!

Das Jahrtausendritual ist nicht nur eine solche Vision. Es ist eine praktische Übung. Eine Zeremonie. Sie schenkt Freude. Sie ist so kraftvoll, dass mir Menschen, die von ihr hörten, spontan sagten *»Wie können wir teilhaben an dieser Idee?! Wir wollen auch so eine Jahrtausendschale weiterreichen«*
Meine Antwort ist ganz klar: Ihr müsst keine Kinder haben! Ihr könnt jederzeit mit *Der Klang der Liebe - Ein Jahrtausendritual* beginnen. Wenn ihr wollt, dann werden wir gemeinsam die Welt bewegen. Schaut bitte auf der Webseite: **www.derklangderliebe.org**

Nur ein Schritt bis zur Ewigkeit

Das Spielen der Klangschale in der Schwangerschaft, verbunden mit den liebevollen Emotionen, ist in sich schon ein kraftvolles Ritual. Doch ihr könnt es unendlich kraftvoll machen – durch das Jahrtausendritual.
Zu dieser Zeremonie soll es kommen, wenn euer Kind erwachsen ist und selbst schwanger wird.
Das bedeutet, die Vollendung des Jahrtausendrituals findet nach ungefähr achtzehn bis vierzig Jahren statt. Mit Blick auf ein Menschenleben ist das ein sehr langer Zeitraum. Mit Blick auf das Jahrtausendritual nur ein winziger Ausschnitt im Kreislauf des Lebens.

Keine Sorge, ihr könntet die Weitergabe vergessen. Die wirklich guten Dinge vergessen wir nicht.

Der Beginn einer neuen Tradition

Das Ritual ist ebenso einfach wie bewegend: Wenn euer Kind ein Kind bekommt, ihr also Großmutter und Großvater, Oma und Opa werdet, dann dürft ihr (wenn ihr wollt in einer Zeremonie) die Jahrtausendschale an euer Kind und euren Schwiegersohn oder eure Schwiegertocher weiterreichen.
Verbunden mit dem Weiterreichen der Jahrtausendschale ist die Erinnerung daran, warum und wie sie einst eingesetzt wurde. Weiterhin dürft ihr mit dem Weiterreichen die Aufforderung und Bitte verbinden, euer Kind und sein Partner mögen fortan die Schale so benutzen, wie sie einst für ihn oder sie benutzt wurde.
Wer erbte je ein Vermächtnis von seinen Eltern, ein Vermächtnis, das er hören kann? Ein Vermächtnis, bei dessen Erklingen uralte Strukturen in seinem Gehirn aktiviert wer-

Beginnen wir, uns mit etwas zu beschäftigen, das deutliche über unsere Vorstellung hinausgeht, hat das schon bald Auswirkungen auf das, was wir uns vorstellen können.

den und ihm oder ihr erzählen: Du wurdest geliebt! Du warst willkommen! Wir haben uns so unendlich über die Gnade deiner Ankunft gefreut!

Ein Vermächtnis der Liebe? Ein Erbe, in dem eine Aufgabe kodiert ist: Das Bedeutendste, was wir an dich weiterzugeben haben, ist unser Weltbild: Dass die Liebe das Wichtigste ist. Wenn die Liebe stimmt, gibt sie dir die Kraft, deine Welt aus den Angeln zu heben – oder einfach nur in Frieden mit ihr zu leben. Keine Angst, keine Sorgen, keine Zweifel, kein Hass sind so mächtig wie die Liebe. Die Liebe, die wir für dich hegten und hegen und für deine Kinder und deine Kindeskinder.

Wo bekommen wir etwas vererbt, was bei seiner Benutzung neurobiologische Mechanismen in uns auszulösen vermag, die uns mit der allumfassenden Liebe unserer Eltern verbinden? Noch dazu ein Ritual, das unsere Kinder von nun an in nahezu gleicher Weise in Erwartung ihrer Kinder einsetzen können? Hier schließt sich in jeder Hinsicht ein Kreis. Und es öffnet sich ein neuer Kreis.

Mit dem Jahrtausendritual haben wir also ein alltägliches Ritual, dass wir spielen können – denn ein Spiel ist es – in dem Bewusstsein, dass wir Teil viel größerer und wichtigerer Zyklen sind als wir nur annähernd in unserem Alltag leben.

Mit dem Jahrtausendritual können wir ein starkes Signal sowohl in die Zukunft als auch an unser Unbewusstes senden: Wir wollen euch, die ihr da kommen werdet, nicht nur ein Straßennetz, eine Verfassung und Museen hinterlassen, sondern ein Gefühl. Eine Verbindung. Eine Botschaft. Ein Ideal. Eine Überzeugung: Was auch immer kommen wird, seid euch gewiss, ihr kamt in Liebe.

Erstmals in der Geschichte der modernen Menschheit haben wir ganz normalen Menschen eine Methode, die uns als Empfangende und Gebende mit etwas verbindet, was noch in tausend oder mehr Jahren geschehen wird. Nicht aus Museen und Geschichtsbüchern, nicht von weisen Gurus oder wissenschaftlichen Koriphäen, nicht von Politikern noch Priestern werden unsere Kindeskinder diese Botschaft erhalten, sondern von Mutter und Vater. Oma und Opa. Urgroßvater und Urgroßmutter. Ururoma und Ururopa. Von ihren Altvorderen. Weitergereicht in Dankbarkeit und Demut an die Zukunft. Unsere Kinder. Die Menschheit.

Wir werden sie weitergeben als Sohn und Tochter, die wie wir auch Mutter und Vater werden: Wir ehren unsere Altvorderen, die da kamen und gingen seit Äonen. Für ihre Liebe, ihren Mut und alles, was sie uns Kindern der Gegenwart geschaffen haben. Wir leben und handeln in dem Bewusstsein, dass die Gegenwart der Mittelpunkt von etwas ist, was lange vor uns war und noch lange nach uns sein wird.

Jedes Paar, das heute mit einer Klangschale beginnt, wird einen Ton erzeugen. Schon hundert Paare erzeugen einen ziemlich beeindruckenden Klang. Tausend Paare werden ein nie gehörtes Singen erzeugen. Zehn- und hunderttausend Paare aber werden eine Schwingung verursachen, die uns allen hilft, die Fragen zu stellen, die wir uns nun endlich ernsthaft stellen müssen: Welche Konsequenzen haben unser Denken, unsere täglichen Handlungen

in fünfzig oder fünfhundert Jahren?
Nie käme ich auf die Idee, wir könnten uns das vorstellen, was in fünfhundert Jahren ist. Darum geht es nicht. Es geht darum, dass wir schleunigst beginnen müssen, uns Fragen der Nachhaltigkeit zu stellen.
Gibt das Jahrtausendritual dann keine Antworten auf die Probleme der Gegenwart? Es fordert uns auf, Fragen zu stellen, das scheint klar. Doch vielleicht ist da eine Antwort enthalten. Wie verhalte ich mich, wenn ich in Liebe handele?
Wenn wir uns Fragen der Nachhaltigkeit stellen und gleichzeitig ein Liebessignal aussenden, das alle Unbilden der Zeit nicht wird ausbremsen können – dann wird dies Wirkungen haben. Ich habe keine Ahnung welche. So wenig wie ich weiß, wie ein Klangseminar auf meine Schüler wirkt. Ich weiß nur: Die Menschen, die in meinen Seminaren meine Fragen hören und den Klang spielen, beginnen sich zu bewegen. Und dann beginnt sich ihr Leben zu bewegen. Es bewegt sich in Richtung Freiheit. Kreativität. Empathie. Lebendigkeit. Leben. Liebe!
Das Faszinierende an *Der Klang der Liebe – Ein Jahrtausendritual* ist, dass es schlicht und einfach Spaß macht und guttun. Sofort. Wenn sich dann noch ganz nebenbei die Welt bewegt ... kann das schaden?!

Das Jahrtausendritual vollenden

Wenn euer Kind ein Kind bekommt, ist der Zeitpunkt gekommen, die Schale und dieses Buch weiterzureichen. Ein Kreis schließt sich. Ein neuer Kreis öffnet sich.

Ihr könnt euch überlegen: Feiern wir ein Fest oder feiern wir in kleinem Kreise? Wichtig fände ich: Es sollte ein offenes Ritual, eine Zermonie sein. Wäre es nicht noch kraftvoller mit Zeugen? Paten, Onkels, Omas, Freunde, Nachbarn oder Bekannten?
In zwanzig bis dreißig Jahren wird sich die Einstellung der Menschen zum Fühlen und zu Ritualen total gewandelt haben. Was ich hier als Neuland beschreibe, wird normal sein. Wir als Menschheit, die Wissenschaft, die Kreativen, die Menschen auf der Straße, wir sind auf vielen Ebenen auf diesem Weg. Wir beginnen gerade zu begreifen, dass wir keine logisch-linearen, sondern emotionale Wesen sind. Wir beginnen zu begreifen, dass wir für unsere Zukunft miteinander neue Arten des Umgangs und Austausches benötigen. So ziemlich die meisten bemerken, dass das „Survival of the fittest"-Dogma eine Evolution der menschlichen Spezies blockiert. Darwin muss nicht falsch gelegen haben. Die Frage ist, ob wir so weitermachen wollen, wie wir bisher meinten, es tun zu müssen. Womöglich sind wir mutig genug, uns zu befreien vom Zwang des Gegeneinander? Wir haben vor einigen Seiten gelesen: Wir sind nicht Sklaven unserer Gene. Wer sagt, dass wir auf Dauer Sklaven unserer Neuromechanismen bleiben müssen?

Dieses Buch ist Teil eines neuen Bewusstseins. Es enthält eine Anleitung, die ihr frühstens in achtzehn Jahren umsetzen werdet.

Das erste Fest des Jahrtausendrituals

Ich beschreibe hier ein Fest. Es ist nur eine Inspiration, nichts weiter. Es sind Worte der Liebe und des Herzens. Ich habe die Bücher als Hardcover mit Fadenheftung herstellen lassen (beide, die Geschenk- und die Budgetedition).

Dem modernen Menschen wurde abgewöhnt, in längeren Zeiträumen zu denken. Das normale Volk soll sich auf keinen Fall Gedanken machen. Die sollen sich um Brot und Spiele kümmern. Für den Rest sorgt schon ... ja wer denn?!

Sie werden auch in zwanzig oder dreißig Jahre noch lesbar sein. Benutzt sie gerne.

Und hier die Geschichte eines solchen Festes: Sandra und Martin Klingel haben zu einem Fest eingeladen. Die Gäste wissen, dass es eine besondere Zeremonie geben soll, die den Gastgebern sehr wichtig ist. Doch sie haben keine Ahnung, was genau da passieren soll. Wie bei Festen üblich, treffen alle Gäste so nach und nach ein. Man begrüßt und umarmt sich, erzählt nett miteinander, trinkt vielleicht einen Secco, ein Bierchen, Wein, eine Apfelsaftschorle oder was man in dreißig Jahren so trinkt.
Sandra und Martin sind Chorfans und so wundert es die Gäste kaum, dass sich irgendwann ein Kreis bildet und einige miteinander zu singen beginnen. Es sind ebenso einfache wie schöne Lieder, die oft nur ein, zwei Zeilen haben und so fallen bald alle mit ein in den Gesang. Sie spüren: Das macht einen Riesenspaß und tut gut, so gemeinsam zu singen.
Nach ein paar Liedern bitten Martin und Sandra ihren Sohn Thomas und seine Lebensgefährtin Tanja, sich in die Mitte des Gartens auf zwei Stühle zu setzen. Alle anderen Gäste sollen einen Kreis um sie bilden.
Was passiert da denn jetzt? Die Gäste sind neugierig und gespannt.
Martin und Sandra Klingel stellen sich ebenfalls in den Kreis vor ihren Sohn Thomas und seine Partnerin Tanja. Sandra hält in einem Tuch etwas verborgen. Martin hat einen Zettel in der Hand, er ist sichtlich nervös.

»Lieber Thomas, liebe Tanja, liebe Familie, Freunde und Nachbarn,« beginnt Thomas nun und blickt in den Kreis. »Wie schön, dass ihr alle da seid. Wir sind ziemlich aufgeregt und daher muss ich gleich von einem Blatt ablesen, sonst vergesse ich die Hälfte. Wir haben euch hier zu einem Ritual eingeladen, das sich das Jahrtausendritual nennt. Es war uns wichtig, dass ihr alle dabei seid, denn nach unser Hochzeit und der Geburt von Thomas vor zweiunddreißig Jahren ist es für uns das wichtigste Ereignis in unserem Leben.
Ja, vor gut achtundzwanzig Jahren, genauer gesagt im Januar 2013, kam ich von der Arbeit heim und Sandra hatte so ein Strahlen um und in sich. Das war der 26. Januar 2013. An diesem Tag erfuhren wir, dass wir schwanger sind. Das hatten wir gar nicht geplant, doch die unvermutete Wendung in unseren Leben machte mir genau drei Minuten lang schwummrige Beine. Und dann hatte ich das Gefühl, meine Brust explodiert, so viel Stolz und Freude waren in mir. Wir sollten ein Kind bekommen – was für ein Riesenabenteuer. Wir waren glücklich.

Ziemlich genau drei Monate später schenkte uns Angelika – sie ist heute auch hier – ein Buch und eine Klangschale. In dem Buch war ein Ritual beschrieben, wie wir mit Hilfe einer Klangschale zu unserem Kind Kontakt aufnehmen konnten. Was heute Allgemeinwissen ist, war damals gerade im Entstehen begriffen: Dass wir unsere Kinder im Mutterleib zutiefst prägen mit dem, was wir denken und tun. Das Besondere an diesem Buch aber war eine Vision: Man sollte diese Klangschalen nur in den Augenblicken der Schwangerschaft spielen, in denen man sich rundum wohlfühlte. Nur in perfekten Augenblicken sollte die Schale für das Kind hörbar sein. Das kleine, wachsende Gehirn sollte die Liebe der Mutter und des Vaters spüren und dabei den Klang hören. Denn später, wenn das Kind auf der Welt und ein Erwachsener sein würde, würde der Klang es erinnern an diese Gefühl der Liebe. So wie uns Gerüche an bestimmte Situationen in unserem Leben erinnern.

Wir waren damals total berührt von der Idee und spielten die Schale ziemlich oft an. Schon beim zweiten oder dritten Mal dauerte es keine Minute und Thomas drehte sich im Bauch seiner Mutter zu der Klangschale hin.
Wir waren so glücklich, dass du kommst, Thomas. Wir haben oft gelegen und der Nacht gelauscht und uns gefreut und durch den Bauch mit dir geredet, gesungen und diese Klangschale gespielt. Das Besondere aber war eben: Wir haben diese Schale nur gespielt, wenn wir uns total glücklich fühlten. Natürlich hatten wir miese Tage und haben uns hier und dort auch Gedanken gemacht, ob wir das denn alles hinbekommen mit dem Baby. Ihr wisst ja, wir waren `ne wilde Truppe, bevor Thomas kam. Doch mit jedem Tag der Schwangerschaft wuchs unsere Liebe, unsere Freude und Zuversicht.«

Inzwischen hat Sandra die Schale hervorgeholt und hält sie nun auf der flachen Hand. Thomas zieht einen Klöppel aus seiner Tasche und spielt die Schale an *»Dies ist die Schale und dies ist der Klang unserer Liebe.«* – Da geht ein leises Raunen, ein Aaah! durch die Menschen rundherum.

»Lieber Thomas,
wir waren nicht immer die besten Eltern. Hier und dort haben wir in deiner Kindheit wohl mehr an uns und unsere Bedürfnisse gedacht. Als wir unsere große Krise hatten, da warst du acht Jahre alt, da hast sehr unter unserer Dummheit und Unerfahrenheit leiden müssen. Als du in der Schule Probleme hattest, da haben wir es vermisst, dir oft genug klarzumachen, wie unwichtig Schule und wie wichtig Herzensbildung ist. Und als du in die Pubertät kamst, dann haben wir nicht immer daran gedacht, was für wilde Gesellen wir selbst einmal waren – da sind Worte gefallen, für die wir uns schämen. Wir haben es nicht mit Absicht getan, Thomas, sondern einfach, weil wir wir sind und nicht erfahren genug, nicht cool genug waren. Wir haben zwischendurch immer mal wieder den Fokus verloren – dass es doch um die Familie geht. Um die Liebe. Das Angenommensein. Womöglich hast du zwischendurch den Eindruck haben müssen, wir liebten dich gar nicht mehr. Das war nie der Fall.
Thomas, für alles, was wir nicht hätten sagen sollen und alles, was wir nicht hätten tun sollen, bitten wir dich um Verzeihung.«
Dann sagte Sandra:
»Thomas, für alles, was wir hätten sagen sollen und mit dir hätten tun sollen, aber nicht getan haben, bitten wir dich um Verzeihung.«
»Doch«, liest Martin (und da das hier keine Anleitung ist, sondern eine wahre Geschichte: mit feuchten Augen und schwankender Stimme) von seinem Zettel vor, *»wir haben euch heute nicht eingeladen, um hier Abbitte zu leisten. Vielmehr haben wir für euch alle eine Neuigkeit, eine Nachricht der Liebe – wieder ist*

Wenn ein Mensch in zwanzig Jahren etwas vorhat. Oder wenn er einplant, dass seine Urenkel in hundert Jahren etwas weiterreichen, was er heute beginnt – dann verändert dies Strukturen in seinem Gehirn.

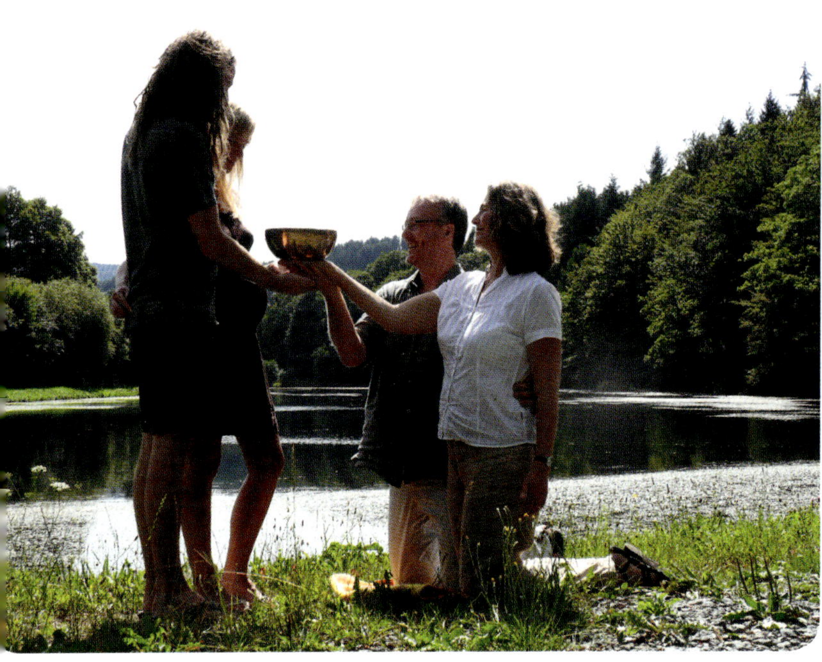

Sind unsere Kinder schon erwachsen oder haben wir keine eigenen Kinder, so muss uns das nicht hindern, eine Klangschale und dieses Buch weiterzureichen …

ein Klingel auf dem Weg, Vater zu werden. Und zwei Klingel sind auf dem Weg, Großeltern zu werden … Tanja …?!«
Thomas fasst Tanja an den Bauch. Sie lachen und Tanja sagt mit leuchtenden Augen *»Wir sind im vierten Monat schwanger!«*

Jetzt bricht ein großes Hallo aus, der Kreis bricht zusammen, eine großes Umarmen und Gratulieren.
Schließlich setzt sich Martin mit lauter Stimme durch *»Wir sind noch nicht fertig!«*
Die Menschen finden wieder in den Kreis und Martin fährt fort:
»Ein Bestandteil des Jahrtausendrituals ist es, dass wir im zweiten Augenblick allerhöchsten Glückes etwas an dich, Thomas, und an dich, Tanja, weiterreichen möchten. Es ist diese Klangschale, mit der wir unsere Liebe für Thomas hörbar gemacht haben und die Thomas´ Wachsen hinein in diese Welt über fünf Monate und seine ersten Lebensjahre begleitet hat.
Mir dieser Schale geben wir einen Wunsch, eine Hoffnung, eine Bitte an euch weiter: Dass auch ihr sie spielen möget für euer Kind. In den Augenblicken der Zufriedenheit, der Freude und der Liebe spielt diese Schale und sie wird nicht nur eure Liebe erklingen lassen, sondern auch unsere. Sie wird mit dieser Geste zu einer Ahnenschale, denn auch euer Kind mag sie von euch erhalten, wenn es einst Nachkommen haben wird. So kann Der Klang der Liebe, den wir das erste Mal im April 2014 gespielt haben, über die Generationen gespielt werden und noch fortklingen, wenn wir schon lange in anderen Welten sind …
Thomas, Tanja, würdet ihr euch bitte erheben?!

Thomas und Tanja stehen von ihren Stühlen auf, Martin und Sandra gehen auf sie zu, bis sie unmittelbar vor ihnen stehen.
»Thomas, Tanja, würdet ihr diese Schale von uns annehmen? Ihr entscheidet, ob ihr sie für euer Kind spielen wollt oder nicht. Das Jahrtausendritual kann nur eine Tradition werden, wenn ihr spürt, dass ihr sie mit Leben und Liebe füllen wollt. Würdet ihr diese Schale von uns annehmen und sie damit zur eurer Ahnenschale weihen?«
Beide nicken mit leuchtenden Gesichtern.

In diesem Augenblick knien sich Martin und Sandra hin. Martin führt seine Hand unter die Hand, in der Sandra die Schale hält und gemeinsam heben sie die Schale zu Thomas und Tanja empor.

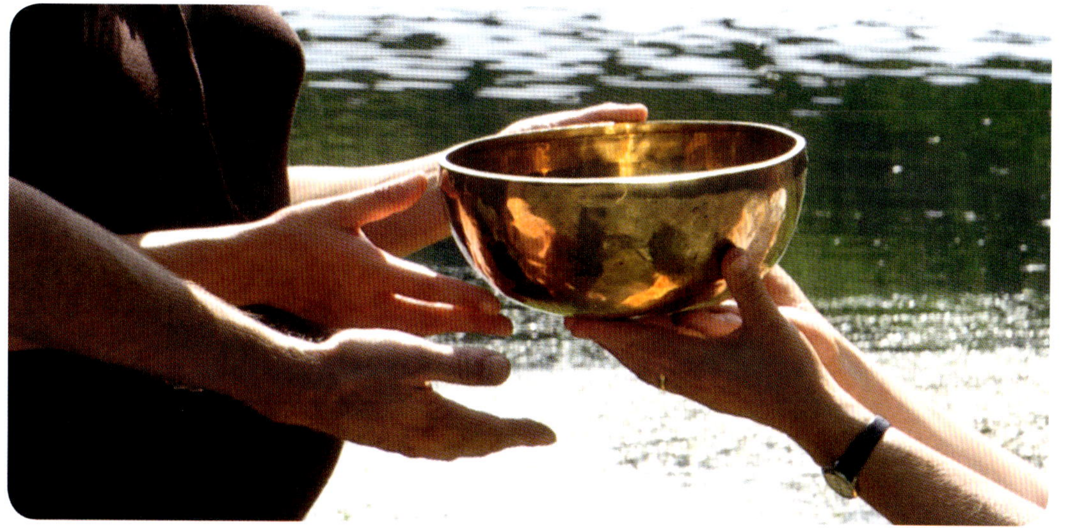

Wenn ihr sie weiterreicht, ist es schon lange keine einfache Klangschale mehr. Sie ist Klang eurer schönsten Erinnerungen …

»Thomas, wir möchten dich mit dieser Schale ehren. Du bist das Wundervollste, was uns je geschehen ist. Tanja, wir möchten dich und eurer Kind mit dieser Schale ehren – was ihr uns als kommenden Großeltern schenkt, kann sich vollendeter nicht anfühlen.
Diese Schale und ihrer Klang ist Teil von Thomas´ Wesen, von seinen ersten Erfahrungen mit der Liebe. Wir reichen sie weiter an euch, weil ihr die Zukunft seid, die Liebe, das Leben, der Neubeginn des Kreises. Mit dieser Schale wollen wir euch sagen: Wir sind für euch da. Und wir sind dankbar, dass ihr da seid und forttragt in die Zukunft, was wir einst begonnen haben: Die Liebe für euer Kind und all die Kinder, die da noch kommen werden.
Und wenn wir einmal nicht mehr sein werden, so werden wir doch immer bei euch sein als Teil eurer Familie, eurer Vergangenheit, Gegenwart und Zukunft. In Freude und Dankbarkeit.«

Ja, so oder so ähnlich könnte sich das Jahrtausendritual im Jahr 2041 abspielen, achtundzwanzig Jahre, nachdem die Schale das erste Mal für Thomas gespielt wurde.
Vielleicht wird Thomas die Schale aus den Händen seiner Eltern nehmen, auch den Klöppel vom Vater gereicht bekommen.
Vielleicht wird er sich zu Tanja hinwenden und sie fragen *»Bist du glücklich?«* und sie, sie wird *»Ja!«* sagen und dann wird Thomas die Schale anspielen und vor Tanjas Bauch führen. Und in Tanjas Bauch wird ein Menschlein wachsen, dessen Ohren bereits vollendet hören können und das sehr wohl spürt, wie die Mutter von Gefühlen des Glückes, des Stolzes und der Liebe durchflutet wird. Und dann hört es erstmals einen Klang. Denselben Klang, den Thomas vor dreiunddreißig Jahren das erste Mal hörte.
Und sein kleines wachsendes Gehirn wird sich fragen: Haben dieses wunderbare Gefühl in

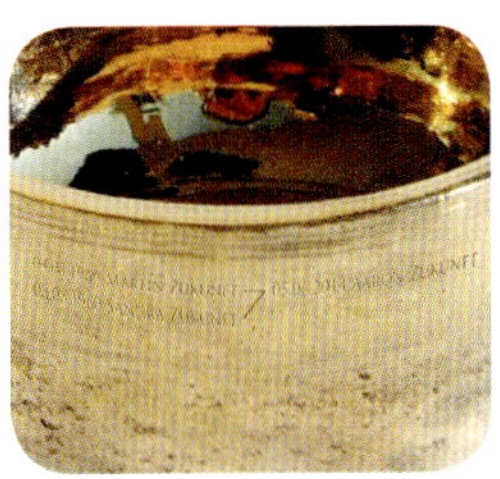

Der Klang der Liebe, das Jahrtausendritual und als Tüpfelchen auf dem i macht ihr die Legende eures Geschlechts sichtbar. Als Geschenk an alle, die da kommen werden …

steht es, wenn man durch Flüsse schwimmen muss …
Da ich mich wirklich sehr für die Menschen und ihre Entwicklung interessiere, bedaure ich es sehr, kein Elb zu sein, der Jahrtausende alt wird.
Ich beneide künftige Generationen nicht um ihren technischen Fortschritt, nicht darum, dass sie mit Krankheiten besser fertigwerden und unendlich viel tiefer ins Wissen eintauchen werden, als ich träumen kann. Ich beneide sie, weil mir Gnade zuteil wurde. Ich durfte sehen, wie die Menschheit begann, sich selbst zu entdecken. Ihr Abgründe, Mechanismen und ihre Potenziale.
Um was ich die Zukunft beneide, ist die Evolution der Liebe. Ich bin sehr oft sehr traurig, wenn ich die Lebensgeschichten mancher Menschen höre – was Menschen Menschen antun, ist so sinnlos. So schrecklich grausam. Ich beneide die Zukunft, denn fraglos werden sie herausfinden, wie sie sich über das dunkle Erbe ihrer Spezies erheben können. Das wird geschehen. Es ist unausweichlich. Denn es hat längst begonnen. Auf vielen Ebenen unseres Lebens. Viele ebenso mutige wie kluge wie fühlende Herzen haben begonnen.
Eine dieser Ebenen des Erwachsenwerdens ist *Der Klang der Liebe*. Der Klang *eurer* Liebe.

Ehre denen, die uns den Weg bereiteten. Mögen wir uns eures Erbes würdig erweisen und künftigen Generationen mehr mitgeben, als wir bekommen haben.

Die Legende deines Geschlechts sichtbar machen

Mein Herz schlug aufgeregt, mein Kopf schwirrte vor Ideen. Die Idee der Jahrtausendschale war geboren. In den Tagen nach ihrer Entdeckung lief ich schwanger über die Wiesen und Wälder rund um meinen Wohnort: In mir formte sich dieses Buch und die Ausarbeitung der Vision.
Plötzlich fiel mir ein, dass manche indischen und tibetischen Klangschalen mit Schriftzeichen versehen waren. Sofort kam mir eine weitere Idee: Was wäre, wenn wir unseren Stammbaum in der Schale anlegen? Wenn dein Name und der Name deines Partners und schließlich der Geburtstag und Name eures Kindes die Schale verzieren? Von hier kann der Klang-Stammbaum der Schale, geht man bescheiden mit der Größe der Gravur um, über Jahrhunderte und Jahrtausende die Schale erst innen und dann außen füllen.
Die Antwort ist sehr einfach: Unsere Nachfahren in hundert, fünfhundert oder tausend Jahren werden nicht nur ein spirituell aufgeladenes Objekt ihr eigen nennen – sie werden auch ihre Ahnenlinie, ihren Stammbaum in der Schale vor sich haben. Sie werden eure Namen lesen und die eurer Kinder und Kindeskinder bis heute zurück.

Fühlt sich das nicht wundervoll an? Einen Gegenstand weiterzugeben, der in Zukunft mit dem Gefühl der Liebe gespielt wird für alle eure Ahnen? Sie alle werden eure Namen lesen und die Namen aller, die diese Tradition durch die Jahrhunderte trugen: Den Klang der Liebe.

Die Ahnenschale ...

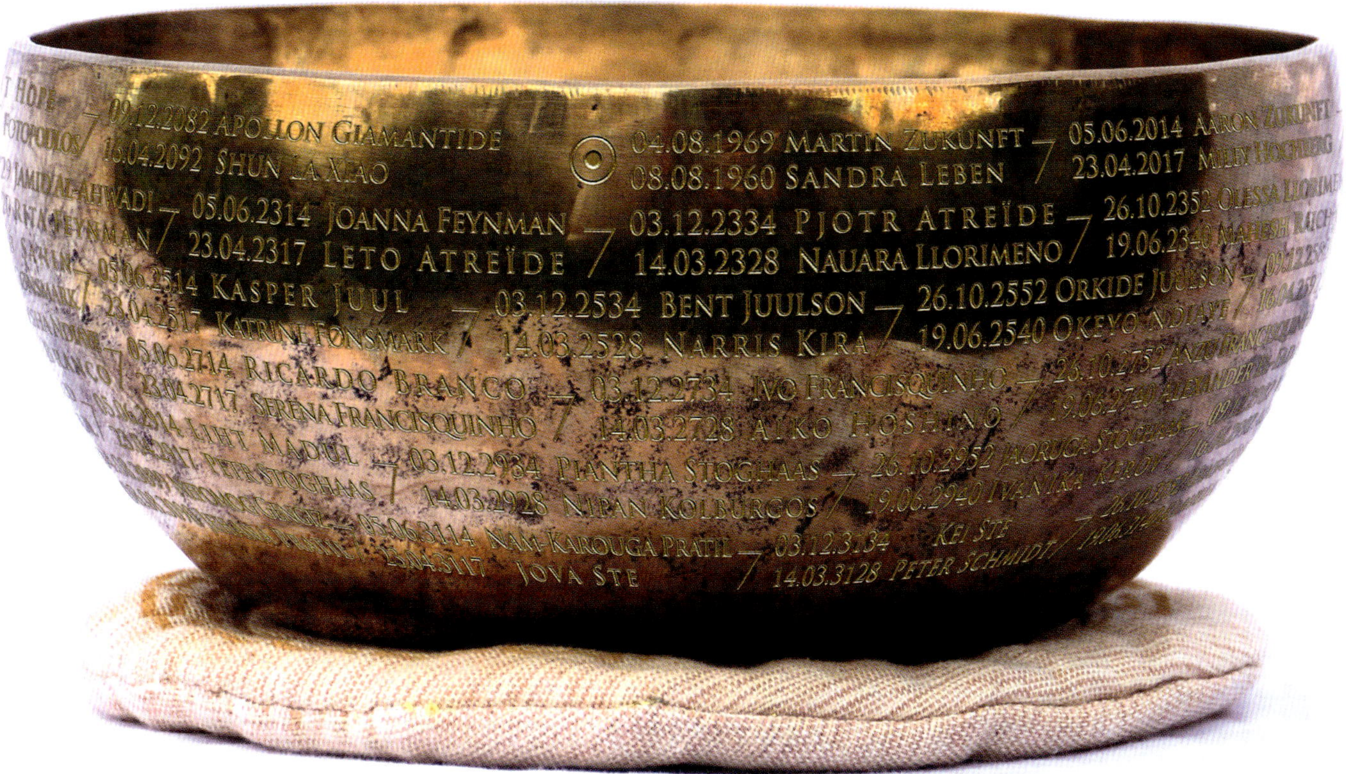

Der Gesang der Liebe

In der Zeit, als ich dieses Buch schrieb, waren wir zur Hochzeit von Wolfgang Bossinger und Katharina Neubronner eingeladen. Die Beiden sind Pioniere des Heilsamen Singens und wir arbeiten schon seit vielen Jahren zusammen. Die Trauungszeremonien, die die beiden an ihrem Hohetag abhielten, bewegten uns zutiefst: Hundertzwanzig Menschen und das Hochzeitspaar sangen sich in einem Waldrestaurant unter großen Bäumen durch die Rituale der Trauung. Wir beglückwünschten, feierten, begleiteten und erfreuten ihr Bekenntnis zur Liebe mit Gesang. Die Texte waren einfache Chants, die man leicht mitsingen konnte. Eine so kraft- und liebevolle Zeremonie hatten wir noch nie erlebt.
Wenige Tage später kam mir eine Eingebung.

Die Pioniere des heilsamen Singens, Wolfgang und Katharina Bossinger, waren von der Idee von Der Klang der Liebe begeistert. Sie produzieren nun exklusiv eine CD mit einer neuen Art Liebeslieder.

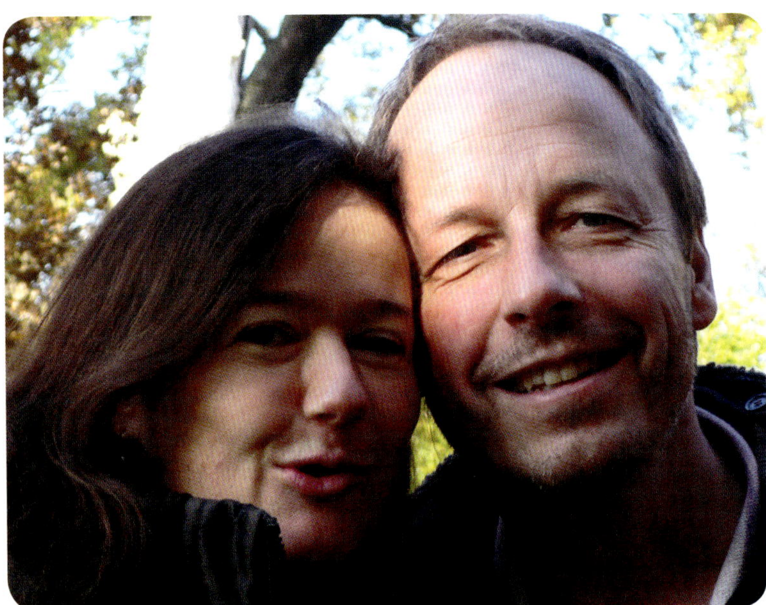

Sogleich rief ich Wolfgang und Katharina Bossinger an: *»Es gibt so viele Lieder für Babys und kleine Kinder,«* fragte ich die beiden: *»aber gibt es Lieder für das ungeborene Leben? Lieder, die seine Ankunft preisen und sich freuen? Lieder, die genau das machen, was ich mit der Klangschale vorhabe? Ein Signal an das wachsende Leben senden, dass es hier willkommen ist?«*
Wolfgang und Katharina, beides kreative Herzmenschen, fingen augenblicklich Feuer. Sie sponnen den Faden weiter, den ich ihnen soeben gereicht hatte.
»Nein, so etwas gibt es nicht. Noch nicht! Da werden wir was komponieren. Und weißt du was? Die Lieder, die im Volksgut vorhanden sind und sich an die Säuglinge richten, die haben oft nur die Absicht, dass Kind ruhigzustellen, es müde zu machen und in den Schlaf zu lullen. Da gibt es keine oder kaum Lieder, die sein Dasein feiern, die Lebendigkeit, das Leben und die Liebe der Eltern zu ihrem Kind ...«

»Warum haben wir das nicht in unserer Kultur?!«, sinnierten wir. *»Lieder, die das Kind begrüßen, in Liebe wiegen, ihm von der Schönheit der Welt und des Lebens erzählen?«*
»Was wäre, wenn ihr neue Lieder schafft? Lieder mit Texten, die Empfindungen des Geliebtseins, Vertrauens und der Geborgenheit vermitteln? Das wäre ein völlig neues Genre. Diese Lieder könnten später von den Eltern an ihre Kinder weitergegeben werden und an ihre Enkelkinder. So würde eine völlig neue Gattung Lieder das Herz der Menschheit erobern. Eine neue Tradition, eine Nachricht an die kleine Seele. Höre, du bist willkommen, wir freuen uns auf dich.«
Singen erreicht uns Menschen wie keine ande-

re Klangkraft. Es ist in seiner Wirksamkeit der schon mächtigen Klangschale weit überlegen. Säuglinge erkennen die Stimme ihrer Mutter. Sie hat einen beruhigenden Effekt auf das Kind. Singen produziert körpereigene Hormone und stärkt erwiesenermaßen die Abwehrkräfte des Singenden. Gemeinsames Singen fördert die Gemeinschaft und den sozialen Zusammenhalt. Es kann die kognitiven Fähigkeiten erheblich verbessern. Sind Menschen erkrankt, verkürzt es die Heilungsdauer. Singen führt uns zu uns selbst. Singende fühlen sich besser und es fällt uns leichter, mit der Welt in Harmonie zu leben. Den Wert des Singens zur Gesunderhaltung hat Wolfgang Bossinger in seinem Standardwerk *Die heilende Kraft des Singens* kompetent belegt.

Lege einmal die Hand auf dein Brustbein und singe mit lauter Stimme ein *Lilalu*, aber mit ganz langgezogenem *LiiiiiLaaaaaaLuuuuuu*. Versuche den Klang in deine Brust, deinen Bauch zu leiten. Spürst du die enorme Vibration in deinem Brustraum? Dein Baby bekommt dein Singen mit, wie natürlich auch all dein Sprechen.

Mehr als glücklich und auch ganz schön stolz bin ich, dir ein weiteres Geschenk anbieten zu können. Wolfgang und Katharina haben die Arbeit an ihrer Bestsellerreihe „Heilsame Lieder" für dieses Projekt unterbrochen und komponieren gerade gezielt für das „Der Klang der Liebe"-Projekt eine Mitsing-CD. Sie wird ganz einfache Lieder enthalten, die ihr ohne musikalische Vorkenntnisse mitsingen könnt. Und sollte dir jemand erzählt haben, du könntest nicht singen – das haben viele von uns zu hören bekommen. Wolfgang und Katharina brachten schon zehntausende Menschen zum Singen und Mitsingen, die angeblich nicht singen können. Die Welt ist im Wandel. Wir lassen uns nicht mehr erzählen, was wir können und was wir nicht können. Wir probieren es einfach ...

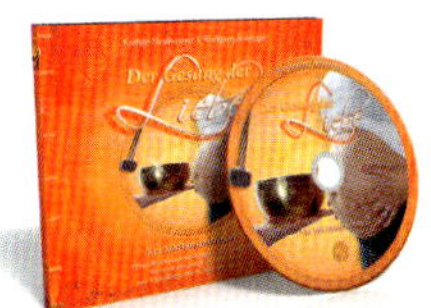

Die CD ist ab 2014 über den Buchhandel oder direkt beim Verlag erhältlich. Sie enthält bestärkende und liebevolle Lieder zur Geburt, Schwangerschaft und für die ersten Lebensjahre eures Kindes.

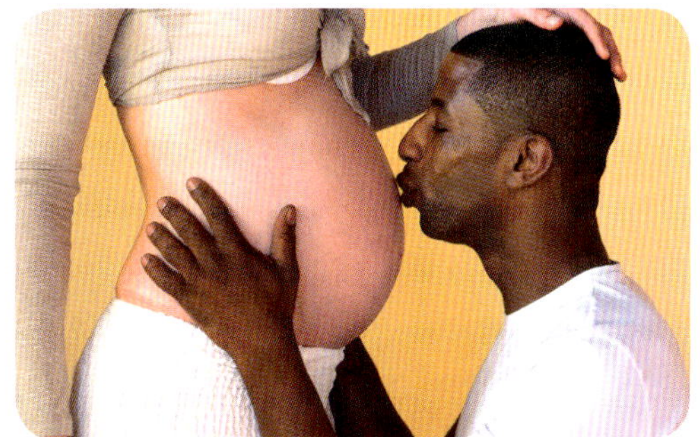

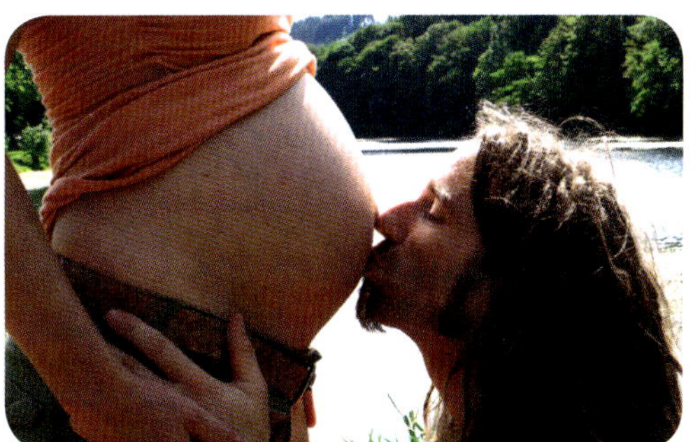

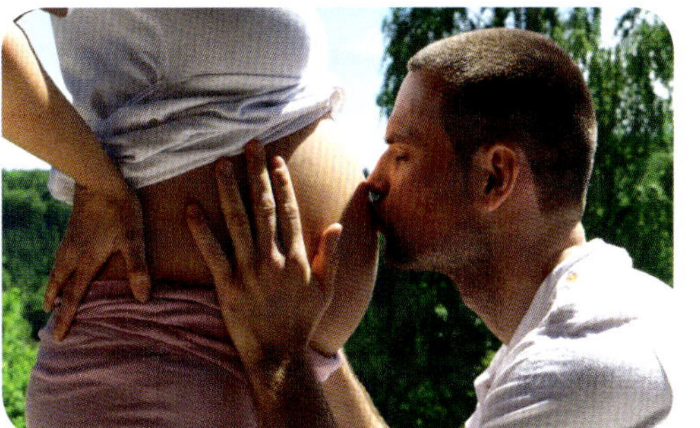

Babybäuche werden schrecklich gerne geküsst, bekommen Geschichten erzählt oder werden besummt und besungen. Die Stimme habt ihr immer dabei. In ihr ist nicht nur eure Liebe kodiert. In euer Stimme schwingt alles mit, was ihr seid ...

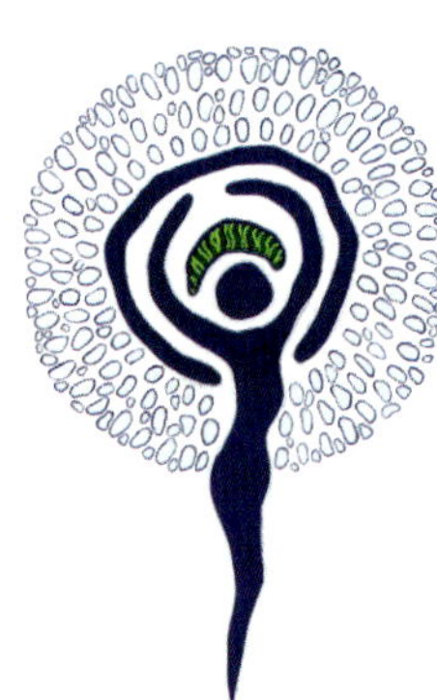

Impressum

Traumzeit-Verlag, Battweiler in der Südwestpfalz, ISBN 978-3-933825-95-7

Bibliografische Information der Deutschen Bibliothek
Die Deutsche Bibliothek verzeichnet diese Publikation in der Deutschen Nationalbiografie: detaillierte bibliografische Daten sind im Internet über
http://dnb.ddb.de abrufbar

Dieses Buch erscheint auch als Standardedition: Mit kleinerem Format und schwarzweißen Fotos.

Umschlag/Cover von Ansgar-Manuel Stein, Wien.
www.projectpan.de
Layout Buch: David Lindner mit Unterstützung von Anse.
Alle Fotos von David Lindner mit Ausnahme von S. 62 – Grafik von Ansgar-Manuel Stein, S. 106 – Fotos von Dr. Wolfram Lindner. Die herrliche gravierte Schale ist von Ansgar designt.
Medizinische Beratung und Lektorat:
Dr. med. Doris Lindner.
Lektorat und Korrektorat: Petra Zwerenz, Reutlingen.

Bitte beachte: Traumzeit ist ein unabhängiger Kleinverlag. Wir schalten keine Werbeanzeigen noch buchen wir als redaktionelle Beiträge getarnte Rezensionen oder Berichte. Stattdessen machen wir unsere Bücher mit hohem Aufwand so, dass sie dir als Leserin oder Leser hoffentlich gefallen und du sie weiterempfiehlst. Vielen Dank hierfür.

Originale respektieren Originale!

Die Akademie für Heilsame Klangkunst

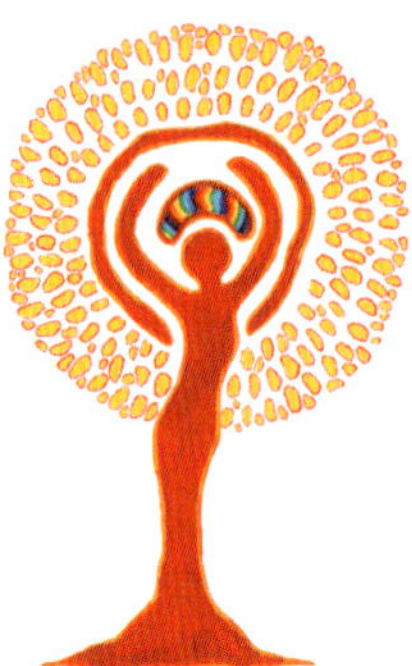

Ausbildungen in Klangmassage, Klangenergetik und Klangtherapie. Eineinhalbjährige Ausbildung zum Schwingungstherapeuten bei David und Dr. med. Doris Lindner. Seminare für Laien und Fachfortbildungen für Profis in Klang- und Lebenkunst. Workshops für schamanische Heilarbeit sowie Kurse für Salutogenese mit Klang: **www.heilsame-klangkunst.info**

Weiterführende Titel zum Thema

Wenn du tiefer in das Thema Klangschalen, Klangmassage und Klangerfahrungen eintauchen willst, empfehle dir, dich im Newsletter des Verlages einzutragen. Da kommt nur selten Post, nämlich wirklich nur dann, wenn wir ein neues Buch fertig haben.

Da ich mit meinen Büchern keine Werbeanzeigen finanzieren möchte, ist dies die einzige Möglichkeit, von neuen Veröffentlichungen zu erfahren. Oder du schaust auf unserer Webseite vorbei: **www.traumzeit-verlag.de**

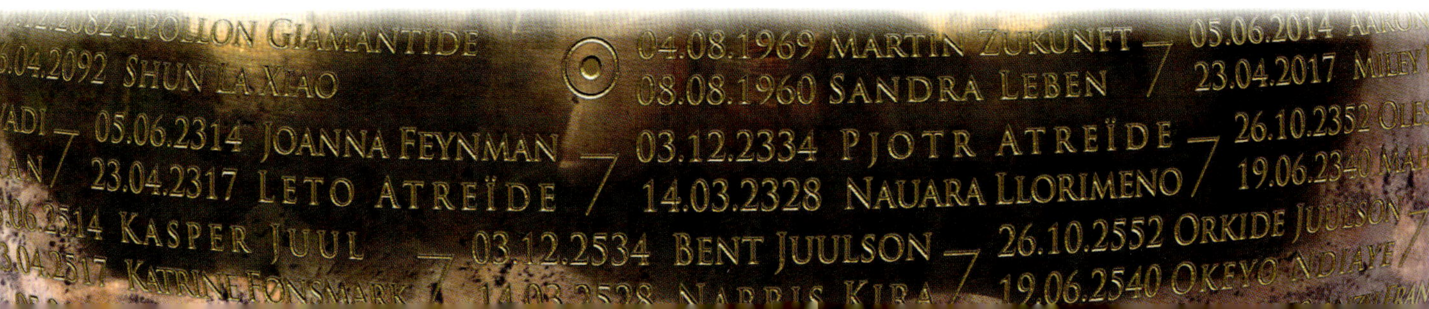